经络穴位按摩全图解

认识穴位的第一本书

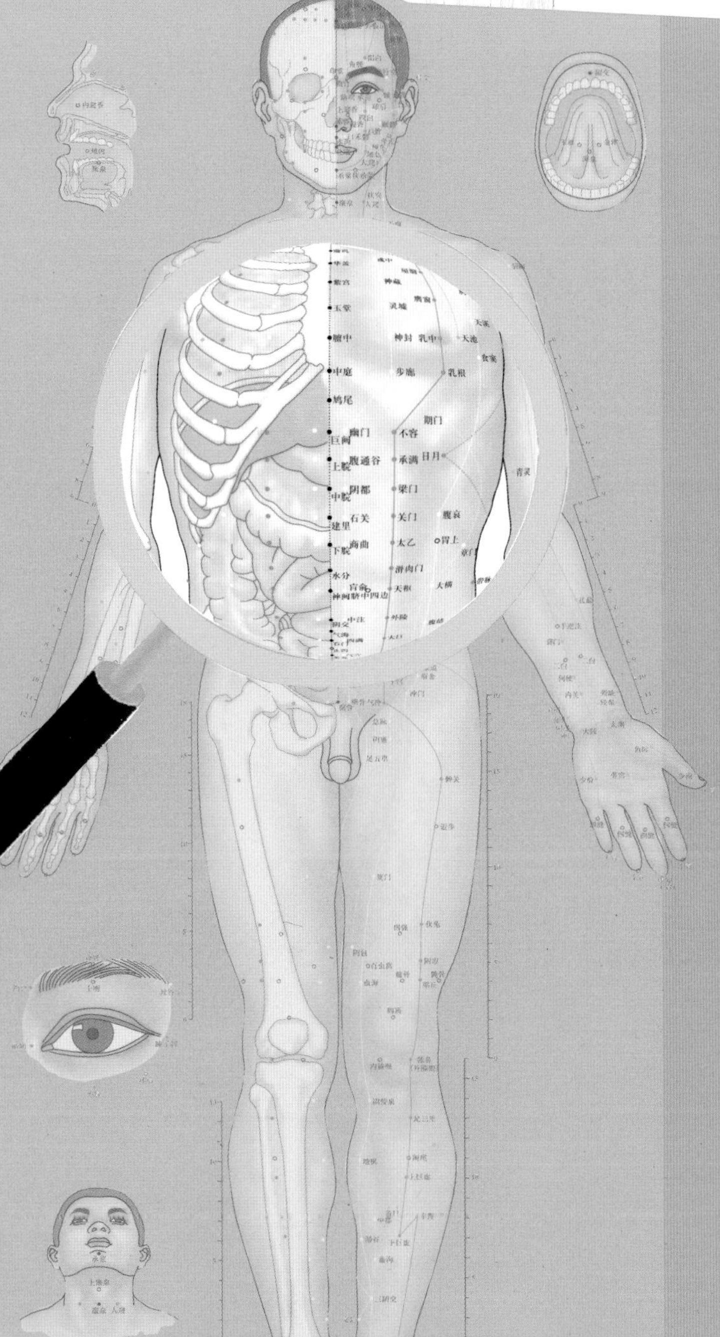

《健康大讲堂》编委会◎主编

黑龙江出版集团
黑龙江科学技术出版社

序言

指压穴位颐养天年

随着时代的进步，诸如失眠、肩颈酸痛、心悸等文明病逐渐浮现，加之现代人饮食疏于节制，从而造成体质趋向阴阳不调，致使大病小症一一出现。因此近年来，兴起一股天然养生热，流传至今的中医理论及先人的颐养之道，如太极拳养生、配合四季节气饮食、经络穴位按摩等，皆成为众人研究与奉行的养生原则。

本人从事教学研究数十载，推崇经络穴位按摩的天然养生法。人体正经正穴达三百六十一处，主治症状及对人体的保健功能虽看似通用，但实际上却各为互异。尽管穴位按摩对人体病症确有天然效果，但取穴位置是否到位、针灸深度是否精准、配穴治疗是否正确、力度推压是否合宜，皆关乎人体性命安危，因此熟知正确的穴位按摩知识，不仅自救，亦可救人。

本书所囊括之人体穴位，皆是人体临床常见特效穴，其详尽的穴位解说、主治、人体取穴部位与疾病配穴、按摩手法及力度皆配以精美图说和浅显文字，使读者一目了然，是家庭必备的自疗养生书。针对人体各经络的穴位名，引用先人医典，如《黄帝内经》《医宗金鉴》《针灸甲乙经》《针灸大成》等中医文献，逐一解释各穴之疗效。因此，敲通经络得以延年益寿，指压穴位得以改善病症。故各界中医师提倡“治病应药食同源，从根本治疗”，本人认为“治病可辅以穴位按摩来保健养生”，其不仅是人体健康立于不败之地的制胜筹码，而且也可成为各科疾病治疗的自然养生宗旨。

中国医药大学 中医学院教授
張永賢

以内养外的养生精华

现代人终日忙忙碌碌，疲于追求更美好的生活，殊不知忽略了对自我身体的保健。在中医养生观念里，宜顺应四季进食——“春温、夏热、秋燥、冬寒”，借此配合人体变化，进行体质调养。古人也配合天地、阴阳等，搭配十二时辰的经络运行，借此孕育出以时养生的原则，并建议人们应依照各个时辰的经络走向，顺应其养生原则。例如丑时（凌晨1：00～3：00）是肝经造血的时间，不宜熬夜加班或酗酒，否则将容易发病，以此可见中国养生智慧的博大精深。

身为京都同仁堂第十四代传人，我自小就看着父亲济世救人。根据我近几年对人体健康养生、饮食宜忌、经络穴位、中药百科等书籍的观察研究，加之自己之前也身受病痛折磨，才发觉健康与养生的重要，因而深入研究家族传承汉方医药精华与清宫御用的养生妙方。除了以药入餐的方法外，更发现清宫的妃嫔佳丽们借由穴位按摩以养颜美容、解忧安眠，甚至能起到休养生息、改善不适症的功效。现今网络、媒体热情地传播中国古人的养生之道，在国内外皆掀起一股养生热潮。

如今逐渐步入老龄化社会，人们平均寿命延长至78岁。若没在年轻时为身体打下厚实强健的基础，随之而来的就是各种恼人缠身的小病痛，此时除了投药根治、调整饮食之外，依循经络运行、搭配穴位按摩更能缓解身体不适。

书中提到当压力巨大、想减轻疲劳时，按摩风池穴和神门穴可达到安眠效果，能放松情绪。经确切实施后，果真舒缓不少，不仅我自己，甚至许多朋友按压后还出现神清气爽之感，思维也更加清晰、灵活，足见穴位按摩对人体的特别疗效。

京都同仁堂乐家老铺第十四代传人

樂覺心

Contents 目录

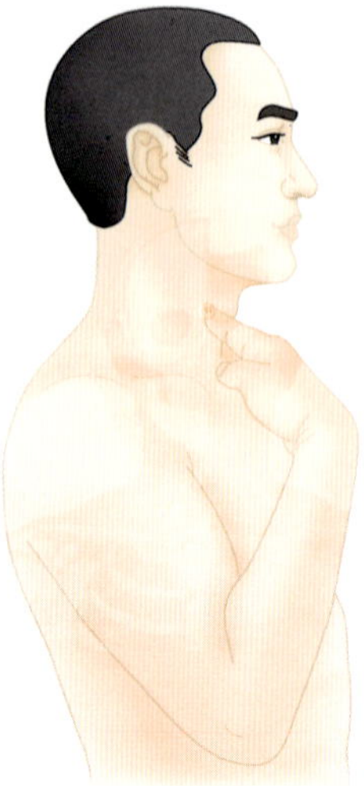

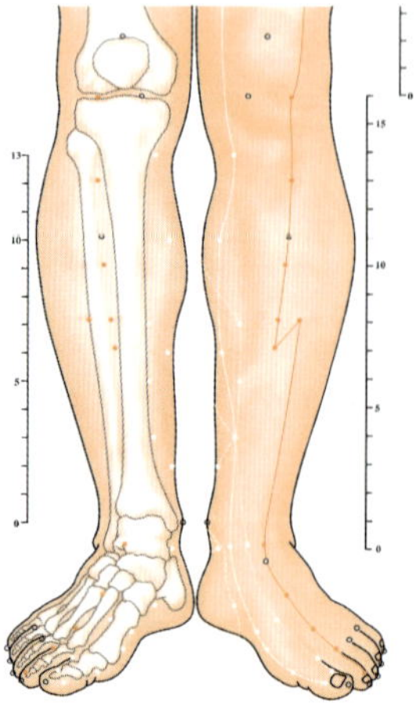

前言

第一章　手太阴肺经经穴

第二章　手阳明大肠经经穴

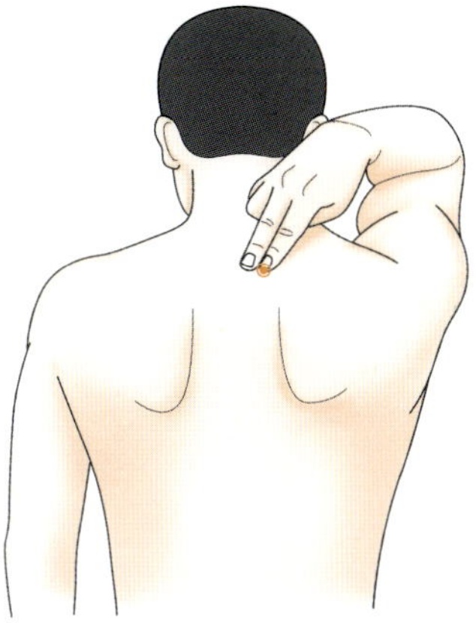

第三章 足阳明胃经经穴

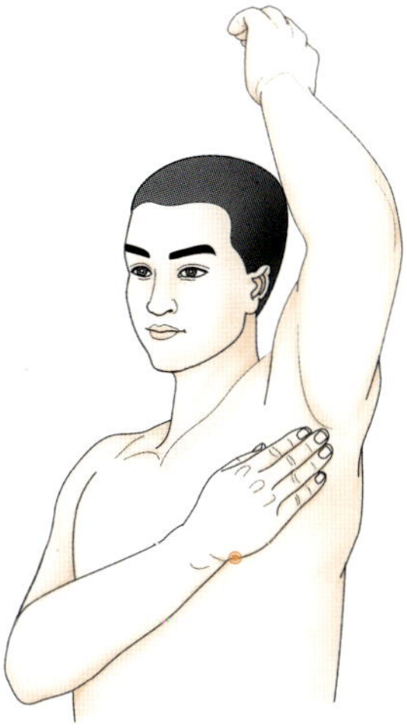

第四章 足太阴脾经经穴

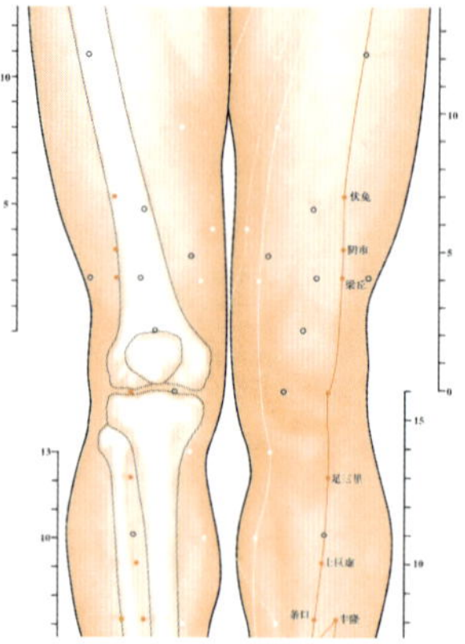

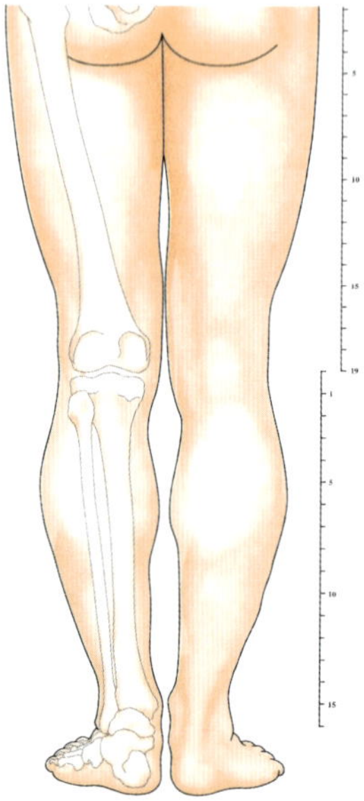

第五章　手少阴心经经穴

第六章　手太阳小肠经经穴

第七章　足太阳膀胱经经穴

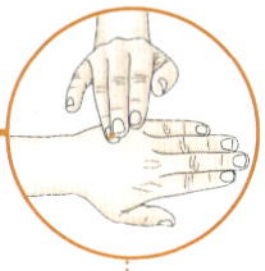

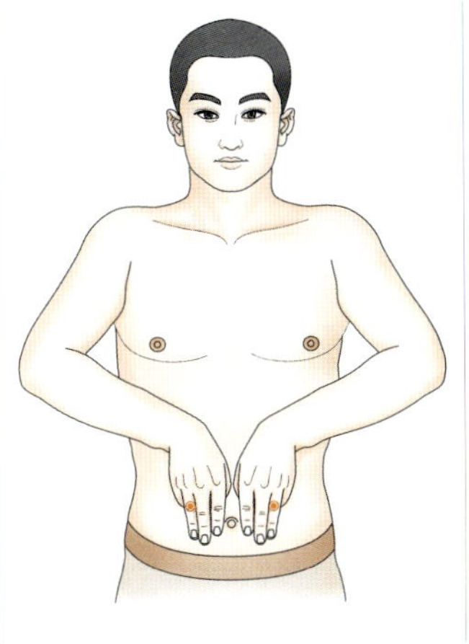

第八章　足少阴肾经经穴

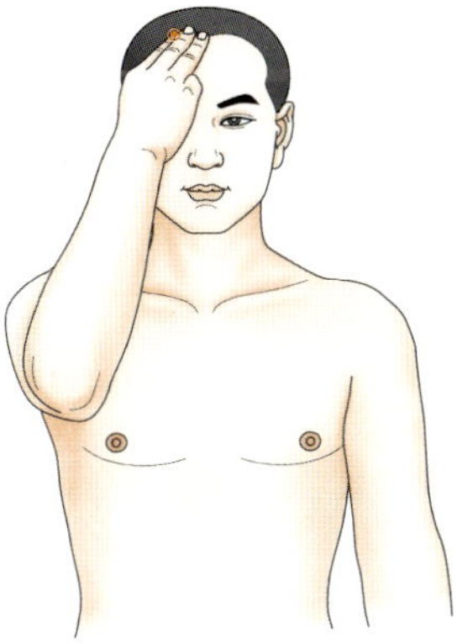

第九章　手厥阴心包经经穴

第十章　手少阳三焦经经穴

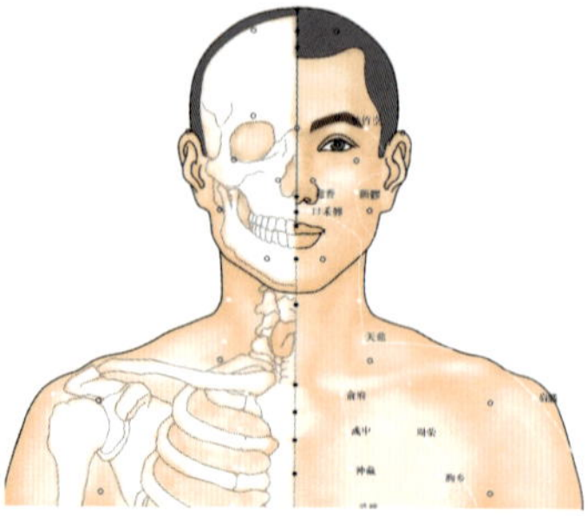

第十一章　足少阳胆经经穴

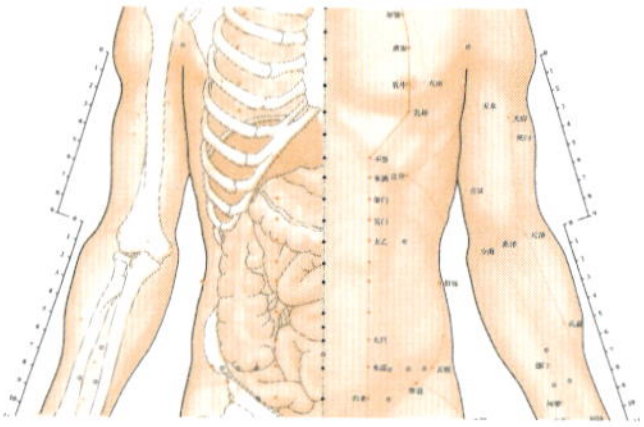

第十二章　足厥阴肝经经穴

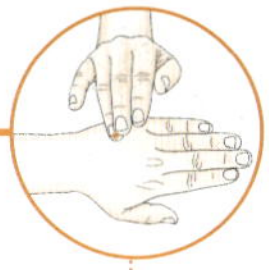

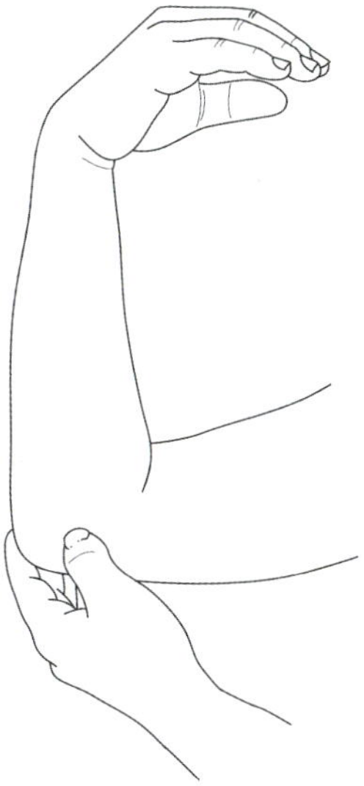

第十三章 督脉经穴

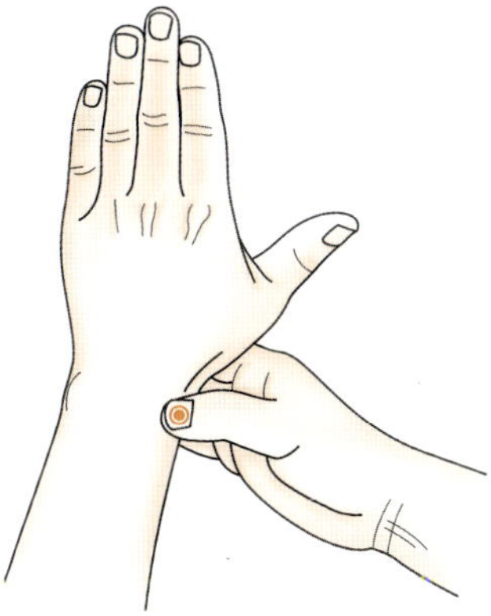

第十四章 任脉经穴

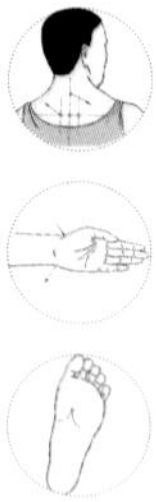

前言 阅读导航

本书选取了十四经络中的152个穴位，并介绍了每个穴位的疗效和按摩手法，几乎涵盖了所有常见疾病的穴位疗法。书中配有大量图标以展现精确的取穴方法。与其他穴位图书不同的是，本书还介绍了医学专家的私藏——简便的取穴技巧，并配有相关图示，可以让读者在几秒内准确地找到穴位。

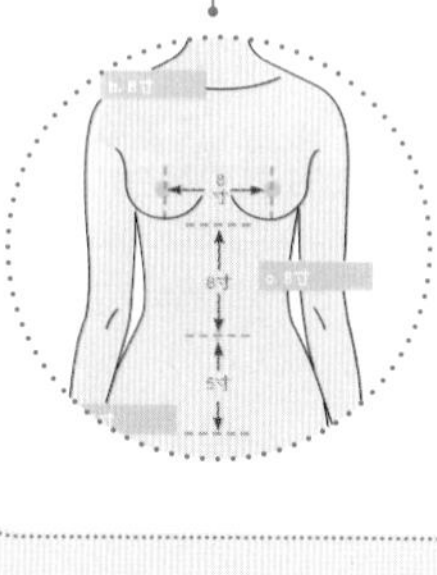

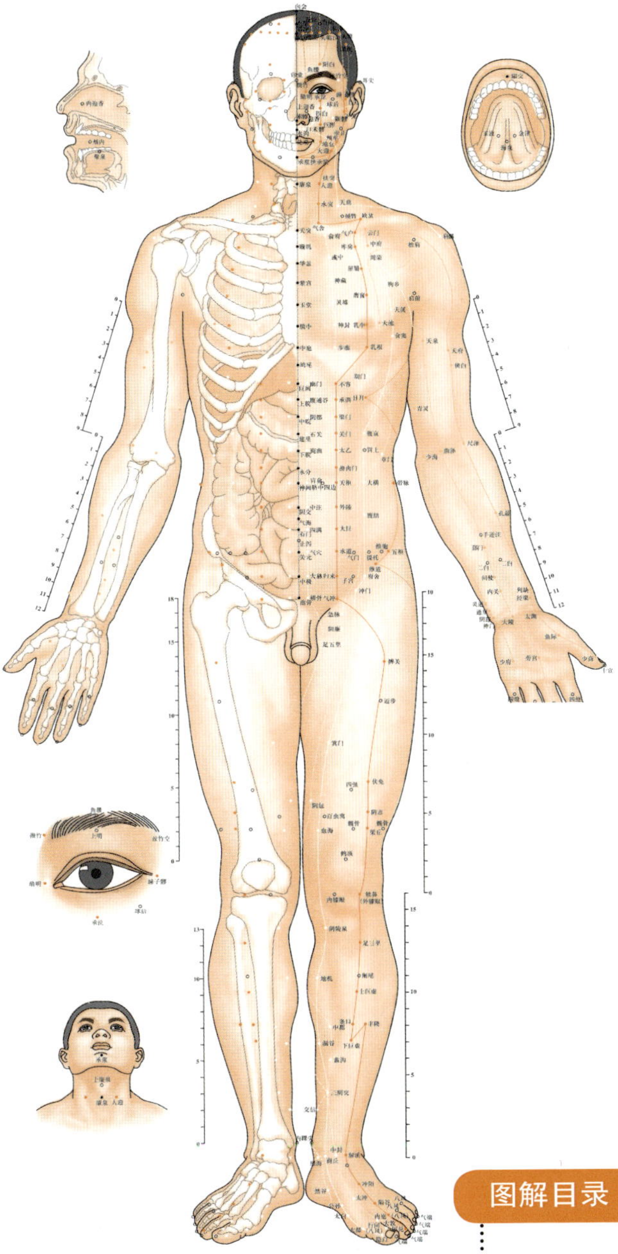

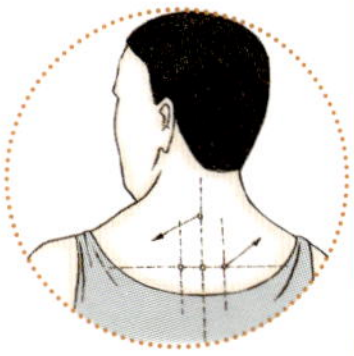

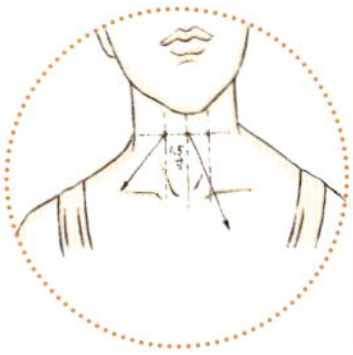

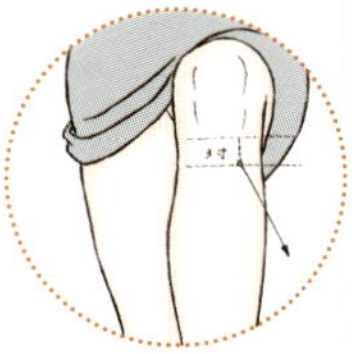

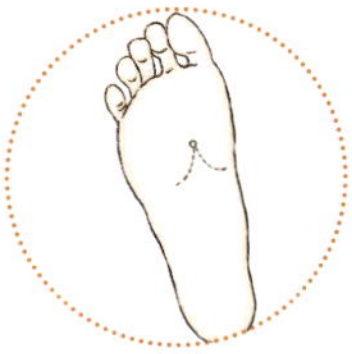

本章看点

图解目录

001 常见病的穴位治疗法

慢性胃炎

主要症状：轻微恶心感、食欲不振，胃部有持续性或阵发性的疼痛。饭后上腹部有微痛感或呕吐症状。

最有疗效的穴位：合谷穴和中脘穴。

注意事项：孕妇最好改用足三里穴，不用合谷穴，因合谷穴容易引发流产。

合谷

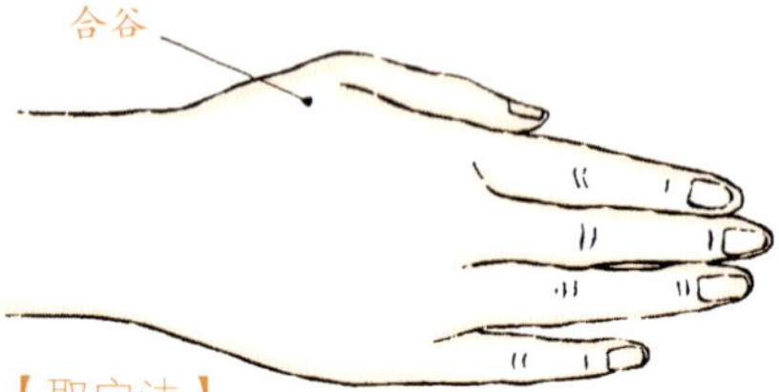

【取穴法】

拇指和食指合拢时，在肌肉隆起的最高处

中脘

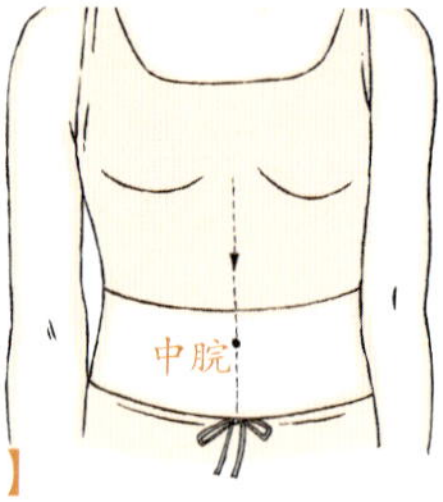

【取穴法】

脐上 4 寸或胸骨剑突与脐的中间点

胃溃疡

主要症状：脸色苍白、唇浅黄，疲倦虚弱，伴有胃胀气、呕逆、嗳气或吐酸水。严重时会出现胃出血、吐血、胃穿孔和突发性昏迷。

最有疗效的穴位：神门穴和足三里穴。

注意事项：神门穴不可用力过猛，要轻压快揉，否则会伤及手腕骨膜，造成骨膜炎。

神门

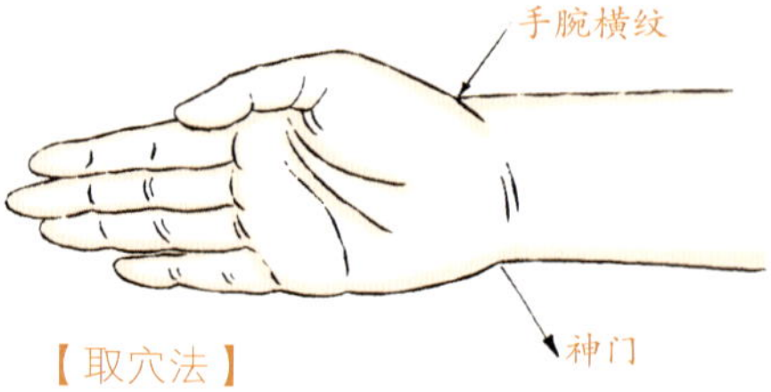

【取穴法】

腕骨与尺骨相交接处，左右两手，各有一穴

足三里

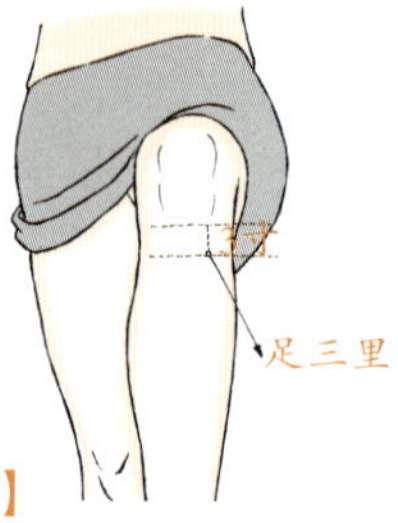

【取穴法】

膝眼下 3 寸，胫骨前，向外一横指处

便秘

主要症状：一周的排便次数少于三次，大便坚硬，不易排出，或粪便量少，排出困难，有时没有便意，或是解不干净。

最有疗效的穴位：支沟穴和天枢穴。

注意事项：支沟穴在手臂背部，中度指力即可，治疗儿童患者时应注意力度。

支沟

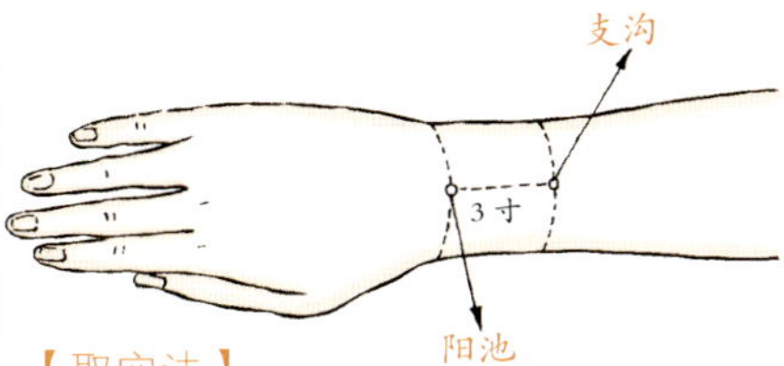

【取穴法】

手背腕横纹的中点为阳池穴，阳池穴上 3 寸为支沟穴

天枢

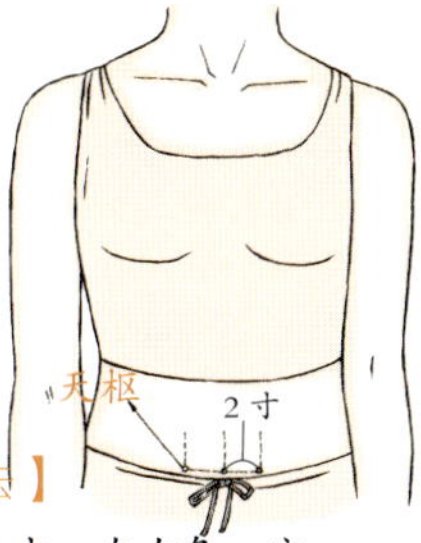

【取穴法】

脐旁开 2 寸，左右各一穴

痔疮

主要症状：大便时看到流血、滴血或者粪便中带有血液或脓血，多数是由痔疮引起的；排便时有肿物脱出肛门，伴有肛门潮湿或有黏液，多数是由内痔脱出或直肠黏膜脱出引起的；如果肛门有肿块，疼痛剧烈，肿块表面色暗，呈圆形，可能是患了血栓性外痔；肛门肿块伴局部发热疼痛，是肛周脓肿的症状。

最有疗效的穴位：二白穴和承山穴。

注意事项：二白穴为经外奇穴，两手共四穴，用指压棒较方便。指压承山穴时会有强烈酸、麻、痛、胀感，可用较强的力度刺激。

二白

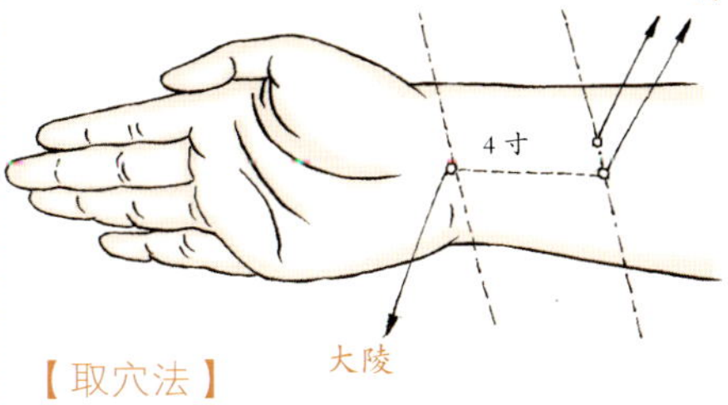

【取穴法】

掌后横纹中点为大陵穴，大陵穴直上 4 寸处，一穴在两筋间，一穴在大筋外，左右两手共计四穴

承山

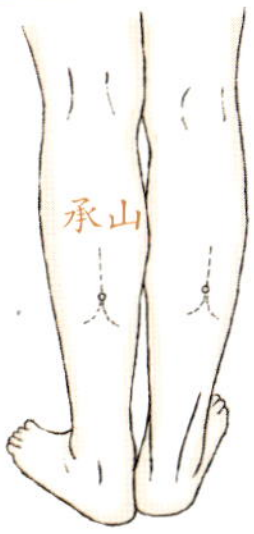

【取穴法】

小腿腹肌中点，“人”形凹陷处，左右脚各一穴

气　喘

主要症状： 发作时，呼吸急促，心跳加快，血压上升，咳嗽冒汗；静态时，胸部有紧迫感，呼吸困难，出现喘鸣声。秋冬季节温差大容易发作。

最有疗效的穴位： 膻中穴和天突穴。

注意事项： 膻中穴位于胸骨上，穴位深度浅，指尖用力即可达到。天突穴不宜用力过猛，恐引起剧烈咳嗽，或突发性呕吐。

膻　中

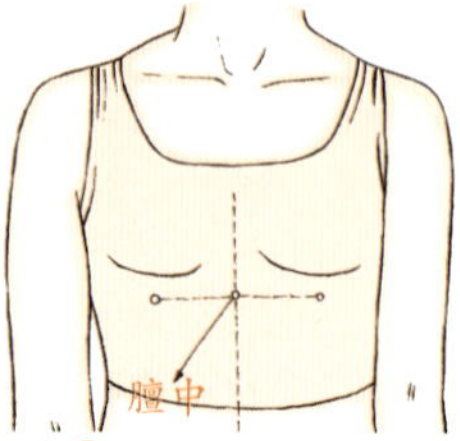

【取穴法】
两乳头连成一线，取中间点即是

天　突

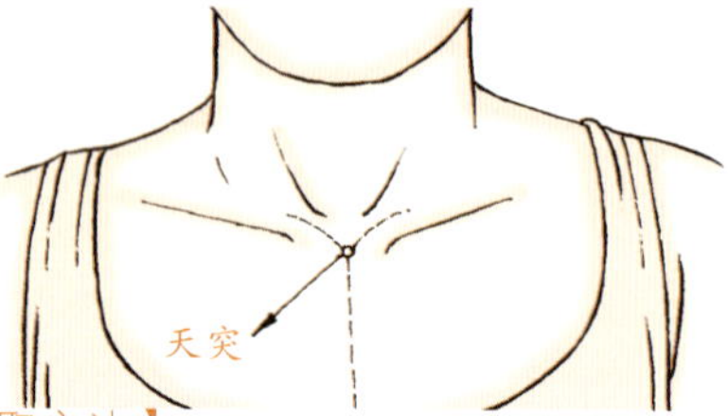

【取穴法】
在左右锁骨与胸骨交接点的凹陷处即是

流行性感冒

主要症状： 流行性感冒起病急骤，轻重不一。可有急起高热，全身症状较重，但呼吸道症状并不严重，表现为畏寒、发热、头痛、乏力、全身酸痛等。上呼吸道症状可有鼻塞、流涕、干咳、咽痛等。尚可见到以恶心、呕吐、腹泻为主（胃肠型）的流感患者。体检病人呈急病容，面颊潮红，眼结膜轻度充血和眼球压痛，咽充血，口腔黏膜可有疱疹，发热症状可持续3～5天，体温可高达40℃，肺部听诊仅有粗糙呼吸音，偶闻胸膜摩擦音。

最有疗效的穴位： 大椎穴和风门穴。

注意事项： 大椎穴指压力道不可过猛，并应注意患者是否长有骨刺或患有骨质疏松症。

大　椎

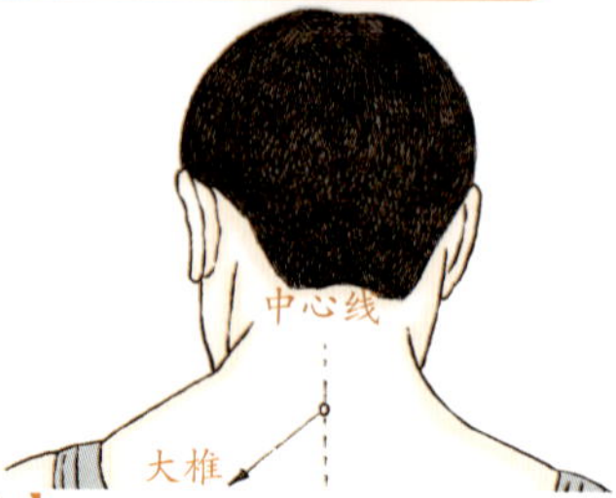

【取穴法】
头微向前低，后颈部凸出高点微第七颈椎，其下凹陷处即是

风　门

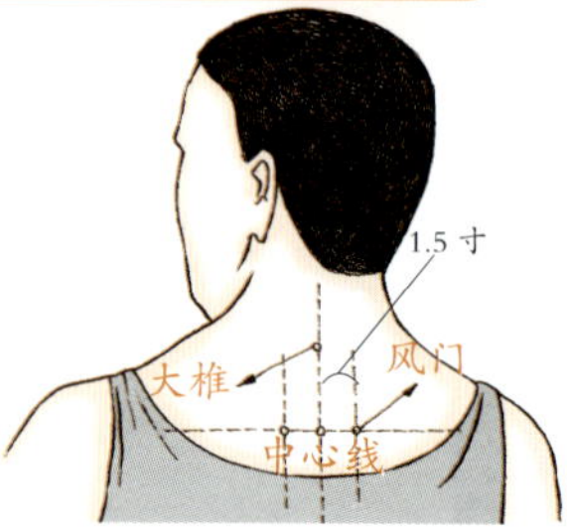

【取穴法】
在大椎穴下，第二胸椎棘突点，旁开 1.5 寸即是，左右各有一穴

高血压

主要症状：当血压突然升高到一定程度时会出现剧烈头痛、呕吐、心悸、眩晕等症状，严重时会发生神志不清、抽搐。这就属于急进型高血压和高血压危重症，多会在短期内发生严重的心、脑、肾等器官的损害和病变，如中风、心肌梗死、肾功能衰竭等。

最有疗效的穴位：涌泉穴和人迎穴。

注意事项：人迎穴在颈动脉附近，宜仰头伸颈，用中指和食指压穴往前推，要轻柔，切忌过猛。

涌泉

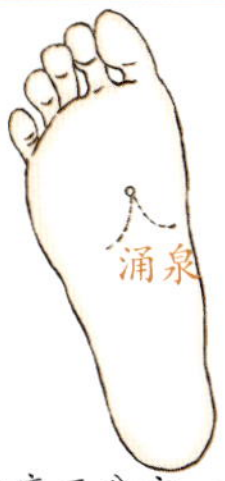

【取穴法】

弯曲脚趾，脚底三分之一位置，有凹陷处的中间点即是，左右脚各有一穴

人迎

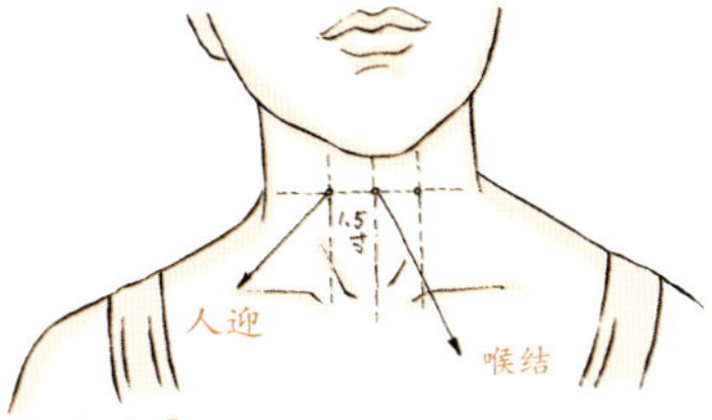

【取穴法】

在喉结外侧1.5寸处，左右各一穴

糖尿病

主要症状：初期没有明显症状。中期先出现口渴，容易疲劳，继而开始消瘦，接着出现多吃、多喝、多尿。晚期出现视网膜病变及周边神经症状如手脚麻木、肌肉萎缩或性功能退化，严重者出现尿毒症、急性心肌梗死及脑卒中。

最有疗效的穴位：脾俞穴和足三里穴。

注意事项：脾俞位于脊椎中心线旁，不宜过重，应注意患者是否患有骨质疏松症或脊椎病变。

脾俞

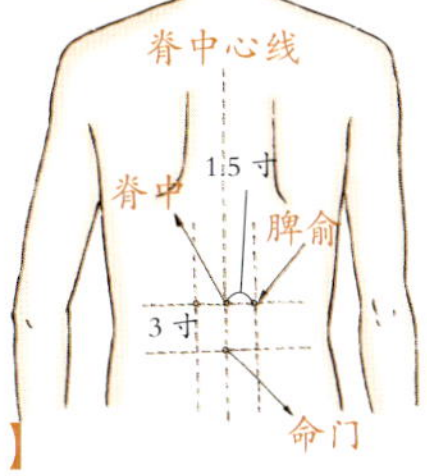

【取穴法】

肚脐正后面为命门穴，此穴往上3寸为脊中穴，脊中穴左右旁开1.5寸处即是

足三里

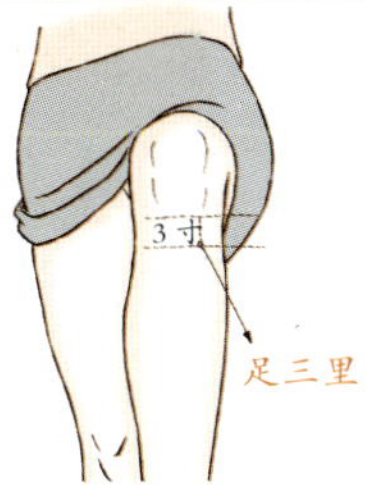

【取穴法】

膝眼下3寸，胫骨前外侧凹陷处即是，左右脚各有一穴

前言

002 穴位按摩常见四大手法

按法

这是最常用的按摩手法，动作简单易学。

按摩法	使用部位	说明	适用部位
指按法	手指	以大拇指指腹在穴位或局部做定点穴位按压。	全身。
掌按法	手掌	利用手掌根部按压、手指合并或双手交叉重叠按压的方式，针对定点穴位进行自上向下的按摩。	面积较大且平坦的部位，如腰背及腹部。
肘压法	手肘	将手肘弯曲，利用肘端针对定点穴位施力按压。	由于较刺激，适用于体形较胖、感觉神经较迟钝者及肌肉丰厚的部位，如臀部和腿部。

摩法

这是按摩手法中最轻柔的一种，仅仅限于皮肤及皮下的按摩。

按摩法	使用部位	说明	适用部位
指摩法	手指	利用食指、中指和无名指的指腹进行轻柔按摩。	胸部和腹部。
掌摩法	手掌	利用手掌掌面或根部进行轻柔按摩。	脸部、胸部和腿部。

推法

按摩法	使用部位	说明	适用部位
指推法	手指	用大拇指指腹及侧面在穴位或局部作直线推进，其余四指辅助，每次按摩可进行4～5次。	范围小的酸痛部位，如肩膀、腰及四肢。
掌推法	手掌	利用手掌根部或掌面按摩。面积较大或要加强效果时，可用双手交叉重叠的方式推压。	面积较大的部位，如腰背和胸腹部。
肘推法	手肘	将手肘弯曲，利用肘端施力推进。	由于较刺激，适用体形较胖及肌肉丰厚之处，如臀部和腿部。

捏拿法

以大拇指和其余手指的指端，像是要抓起东西的样子，稍用力提起肌肉，这是拿法；捏法是用拇指及食指把皮肤及肌肉捏起来。

按摩法	使用部位	说明	适用部位
捏拿法	手指	用大拇指、食指和中指的力量，在特定部位及穴位上，以捏掐及提拿的方式施力。力道要柔和，由轻而重，再由重而轻。	常用在颈部和肩部及四肢部位的按摩。

速查表

SU CHA BIAO

部位	病症	穴位	页码
头脸部	头痛	孔最穴	(P026)
		合谷穴	(P044)
		鱼际穴	(P034)
	鼻炎	列缺穴	(P028)
		合谷穴	(P044)
		风池穴	(P278)
	耳聋	商阳穴	(P040)
		合谷穴	(P044)
		阳溪穴	(P046)
	眼病	后溪穴	(P140)
		至阴穴	(P198)
		风池穴	(P278)
	口臭	大陵穴	(P232)
		劳宫穴	(P234)
		水沟穴	(P332)
肩颈部	肩背痛	中府穴	(P022)
		三间穴	(P042)
		天柱穴	(P174)
	肩关节炎	极泉穴	(P124)
		昆仑穴	(P194)
		阳陵泉穴	(P286)
	落枕	后溪穴	(P140)
		养老穴	(P144)
		中渚穴	(P244)
	肩胛疼痛	天宗穴	(P150)
		昆仑穴	(P194)
		肩井穴	(P280)
	颈项僵硬	天柱穴	(P174)
		风门穴	(P178)
		昆仑穴	(P194)
手足部	脚气病	足三里穴	(P090)
		承山穴	(P190)
		环跳穴	(P282)
	足踝痛	公孙穴	(P106)
		昆仑穴	(P194)
		三阴交穴	(P108)
	膝关节炎	伏兔穴	(P086)
		血海穴	(P112)
		阴陵泉穴	(P110)

- 胸部
  - 胸闷
    - 中府穴 (P022)
    - 太渊穴 (P032)
    - 乳根穴 (P076)
  - 心脏病
    - 中府穴 (P022)
    - 极泉穴 (P124)
    - 少冲穴 (P134)
  - 心绞痛
    - 少海穴 (P128)
    - 神门穴 (P130)
    - 少府穴 (P132)
  - 胸膜炎
    - 大包穴 (P120)
    - 俞府穴 (P222)
  - 心肌梗死
    - 极泉穴 (P124)
    - 曲泽穴 (P228)
  - 心悸
    - 少冲穴 (P134)
    - 内关穴 (P230)
    - 大陵穴 (P232)

- 腰腹部
  - 腹痛
    - 鱼际穴 (P034)
    - 天枢穴 (P080)
    - 归来穴 (P082)
  - 腰痛
    - 伏兔穴 (P086)
    - 后溪穴 (P140)
    - 委中穴 (P186)
  - 急性肠胃炎
    - 内庭穴 (P096)
    - 肓俞穴 (P216)
    - 太冲穴 (P298)
  - 便秘
    - 天枢穴 (P080)
    - 足三里穴 (P090)
    - 丰隆穴 (P092)
  - 胃痛
    - 足三里穴 (P090)
    - 公孙穴 (P106)
    - 曲泽穴 (P228)
  - 腹泻
    - 天枢穴 (P080)
    - 隐白穴 (P102)
    - 血海穴 (P112)

- 全身
  - 流行性感冒
    - 身柱穴 (P318)
    - 风府穴 (P324)
    - 少商穴 (P036)
  - 失眠
    - 百会穴 (P328)
    - 涌泉穴 (P202)
    - 太冲穴 (P298)
  - 高血压
    - 涌泉穴 (P202)
    - 百会穴 (P328)
  - 癫痫
    - 乳中穴 (P074)
    - 内关穴 (P230)
    - 长强穴 (P314)
  - 肥胖
    - 滑肉门穴 (P078)
    - 血海穴 (P112)
    - 承扶穴 (P182)
  - 食欲不振
    - 足三里穴 (P090)
    - 公孙穴 (P106)
  - 多梦
    - 厉兑穴 (P098)
    - 神门穴 (P130)
  - 神经衰弱
    - 三阴交穴 (P108)
    - 百会穴 (P328)
  - 糖尿病
    - 神门穴 (P130)
    - 阳池穴 (P246)
  - 健忘
    - 少海穴 (P128)
    - 神门穴 (P130)
    - 天柱穴 (P174)

第一章 手太阴肺经经穴

手太阴肺经是一条与呼吸系统功能密切相关的经络，而且它还关系到胃和大肠的健康。此经脉始于胃部，循行经大肠、喉部及上肢内侧，止于食指末端，脉气由此与手阳明大肠经相接。

本经所属腧穴主治有关『肺』方面所发生的疾病，如咳、喘、咳血、咽喉痛等肺系疾患及经脉循行部位的其他病症。《灵枢·经脉》中记载：『肺手太阴之脉，主肺所生病者：咳，上气，喘喝，烦心，胸满，臑臂内前廉痛厥，掌中热。』

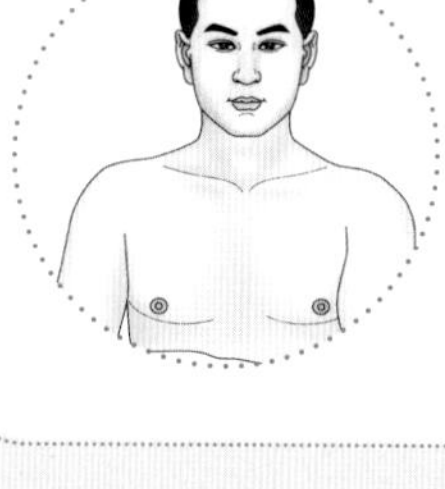

DI-YI ZHANG

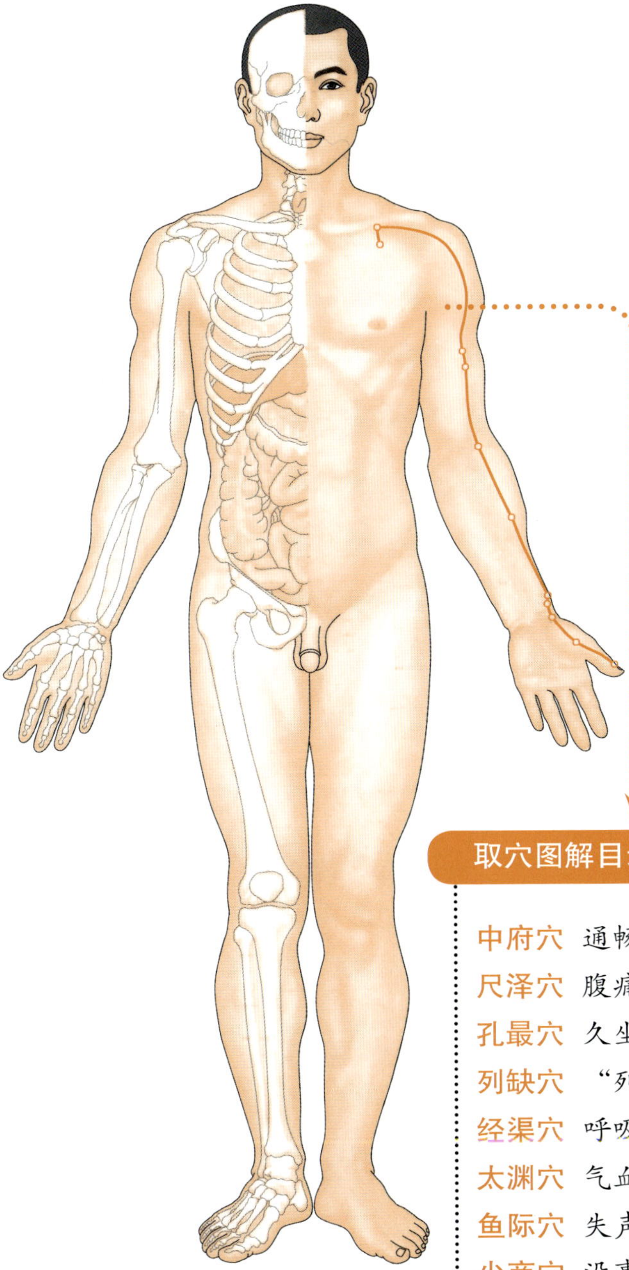

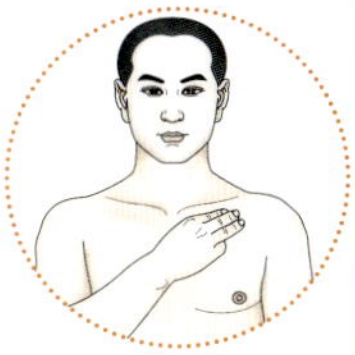

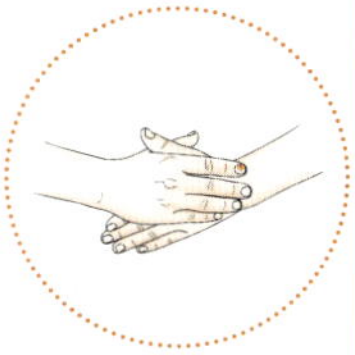

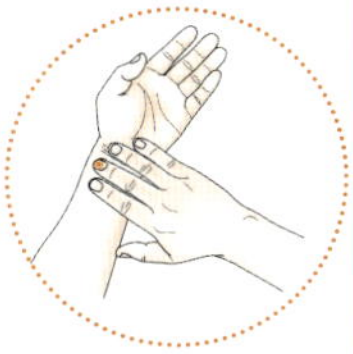

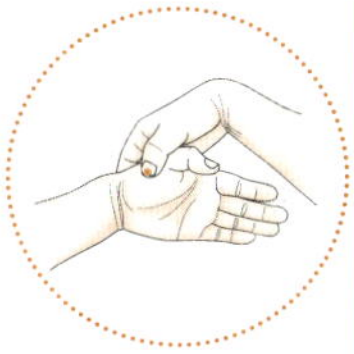

本章看点

取穴图解目录

001 中府穴 通畅肺腑无阻碍

主治 支气管炎 气喘 胸痛 肩背痛

长期郁闷不乐、心情烦躁，时时感到胸闷气短的人只要按压中府穴，就有立竿见影的效果。根据《针灸大成》中记载中府穴“治少气不得卧”最有效。从中医的病理来说，“少气”即气不足的人，此类人大多喜欢静卧休养，“不得卧”是因为气淤积在身体上半部分，所以，按摩此穴位可以使淤积之气疏利升降而通畅，对于通畅内脏抑郁淤积之气，即现在说的“郁卒”最为有效。

命名：中，指中焦；府，是聚集的意思。手太阴肺经之脉起于中焦，此穴为中气所聚，又为肺之募穴，藏气结聚之处。肺、脾、胃合气于此穴，所以名为中府。又因位于膺部，为气所过的腧穴，所以又称膺俞。

部位：属于手肺经脉的穴位。（1）两手叉腰立正，锁骨外侧端下缘的三角窝中心即是云门穴，由此三角窝正中垂直往下推一条肋骨（平第一肋间隙）处即是本穴；（2）男性乳头外侧旁开两横指，往上直推三条肋骨处即是本穴（平第一肋间隙）；（3）胸前壁的外上方，云门穴下1寸，前正中线旁开6寸，平第一肋间隙处。

主治：（1）《针灸大成》记载：“主腹胀，四肢肿，食不下，喘气胸满，肩背痛，呕秽，呃逆上气，肺气急，肺寒热，胸悚悚，胆热呕逆，嗑唾浊涕，风汗出，皮痛面肿，少气不得卧，伤寒胸中热，飞尸遁疰，瘿瘤。”（2）中府穴在针灸经络上是肺与脾脏经络交会的穴道，所以还可以泻除胸中及体内的烦热，是支气管炎及气喘的保健特效穴；（3）对于扁桃腺炎、心脏病、胸肌疼痛、头面及四肢浮肿等症也有保健功效；（4）长期按压此穴，对于支气管炎、肺炎、咳嗽、气喘、胸肺胀满、胸痛、肩背痛等病症，也具有很好的调理保健功效。

自我取穴按摩法

① 正坐或仰卧；
② 以右手食、中、无名三指并拢，用指腹按压左胸窝上，锁骨外端下，感到有酸痛闷胀之处；
③ 向外顺时针按揉1~3分钟；
④ 再用左手以同样的方式，逆时针按揉右胸中府穴。

取穴 按摩

精确取穴

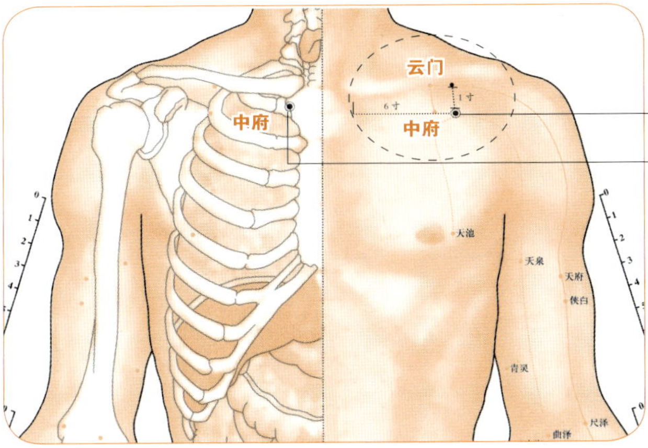

取穴技巧

功用

肃降肺气，和胃利水

配伍治病

胸热：中府配大杼、缺盆、背俞

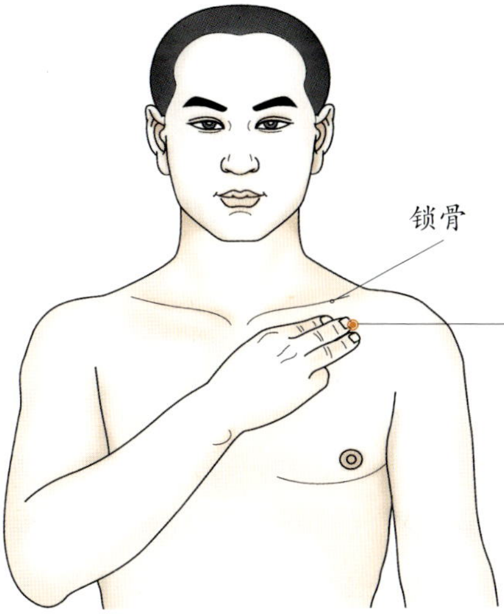

自我按摩

右手食、中、无名三指并拢，向外顺时针揉按左胸中府穴，再用左手以同样方式，逆时针揉按右胸中府穴，各揉按 1 ~ 3 分钟。

程度	摩揉法	时间/分钟
适度	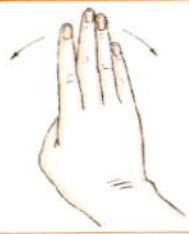	1 ~ 3

002 尺泽穴 腹痛发热首选穴

主治 咳嗽 气喘 肾虚 过敏

属于手太阴肺经，出自《灵枢·本输》，又名鬼受、鬼堂，为肺经的合穴。“合”即有汇合的意思，经气充盛，由此深入，进而汇合于脏腑，恰似百川汇合入海，故称为“合”。尺泽穴为肺经合穴，既具有合穴的共性，又有自己的特性。考证古代针灸医籍，治疗半身不遂多取阳经穴，如《针灸大成·治证总要》中说：“阳证中风不语，手足瘫痪者，合谷，肩髃，手三里，百会，肩井，环跳，足三里，委中，阳陵泉。”“阴证中风，半身不遂，拘急，手足拘挛，此是阴证也。亦依治之，但先补后泻。”但近年来，天津中医学院第一附属医院采用以内关、尺泽等阴经穴为主，阴阳经穴配合的方法治疗脑卒中，取得了很好的效果，弥补了古代针灸医籍的不足。

命名：尺，长度的单位；泽，指水之聚处。在“考骨度法”中，有从腕至肘定为一尺者，穴当肘窝深处，为肺经合穴，属水，扬上善指出水井泉，流注行已，便于入海，因名尺泽。

部位：尺泽穴位于手臂肘部，取穴时先将手臂上举，在手臂内侧中央处有粗腱，粗腱的外侧即是此穴。

主治：（1）按摩此穴对无名腹痛有特效；（2）对咳嗽、气喘、肺炎、支气管炎、咽喉肿痛有一定疗效；（3）尺泽穴是最好的补肾穴，通过降肺气而补肾，最适合上实下虚的人，高血压患者多是这种体质。肝火旺，肺亦不虚，脾气大但很能克制自己不发火（金能克木）的人常会感到胸中堵闷，喘不上气来。此时可点揉肺经的尺泽穴。尺，此字在这里不指尺寸，而是暗指肾脏（中医诊脉讲“寸、关、尺”，而“尺”正是肾脉之反映点）；泽，是雨露，引申为灌溉，由此可知，此穴有补肾之意；（4）肘臂肿痛、皮肤痒、过敏等病症，长期按压此穴，会有很好的调理保健功效。

自我取穴按摩法

① 伸臂向前，仰掌，掌心朝上；
② 微微弯曲约35°；
③ 用另一只手，手掌自下而上轻托肘部；
④ 弯曲大拇指，以指腹按压，有酸痛的感觉；
⑤ 每次左右两手各按压1～3分钟。

取穴 按摩

精确取穴

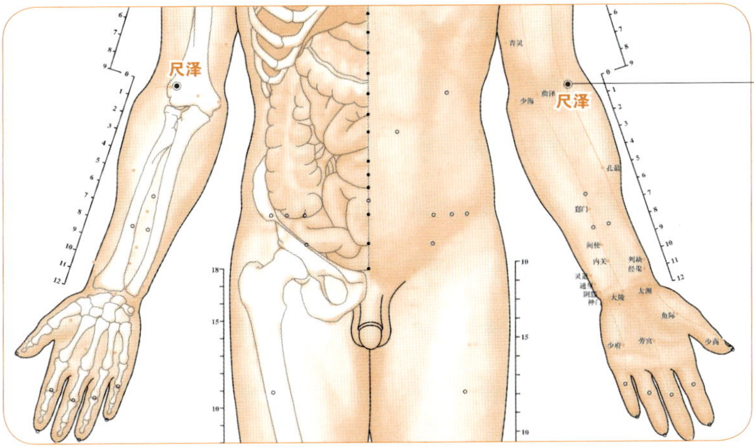

肘横纹中，肱二头肌肌腱桡侧凹陷处

取穴技巧

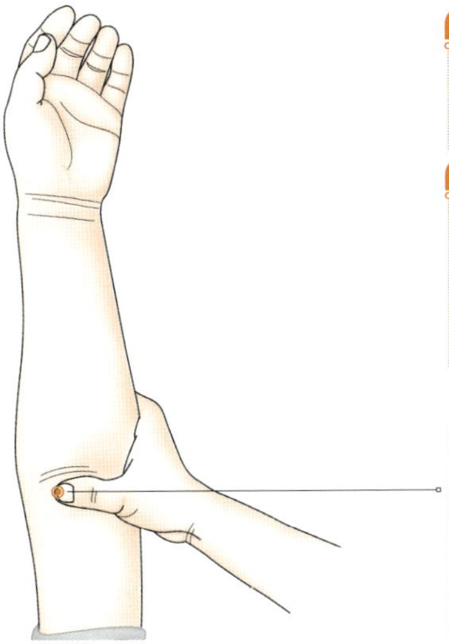

功用

肃降肺气，清泄肺热，滋阴润肺，通经强筋

配伍治病

咳嗽、气喘：尺泽配列缺、中府

急性吐泻：尺泽配委中

伸臂向前，仰掌，掌心朝上。微微弯曲约 35°。以另一只手的手掌自下而上轻托肘部。弯曲大拇指，指腹所在的肘窝中一大凹陷处即是

自我按摩

以大拇指指腹按压尺泽穴，每次左右手各按压 1 ~ 3 分钟。

程度	拇指压法	时间/分钟
适度	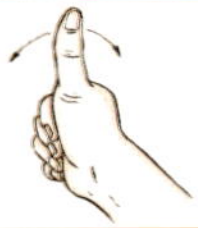	1 ~ 3

003 孔最穴 久坐不痔的秘诀

主治 大肠炎 痔疮 头痛 支气管炎 肺结核

在针灸经穴的应用上，孔最穴有调降肺气、清热止血的功效，确实是调理痔疮的特效穴，尤其是久年老痔。相传孔子喜欢读书，久坐不愿动弹，久而久之便患了痔疮，后来，按摩孔最穴治好了孔子的痔疮，而且效果非常显著。这虽然只是一个传说，不过也说明从那时开始，人们已经开始关注孔最穴的功效。对现代上班族来说，孔最穴能够帮不少大忙。由于脑力劳动者长时间坐着从事脑力工作，运动的机会相当少，这类人群非常容易患痔疮，长期按压孔最穴不仅可以缓解痔疮的疼痛，而且可以调理肺气、清热止血。

命名：孔，孔隙的意思；最，多的意思。此处穴位是肺经之穴。从四季时序上讲，肺与秋对应，性燥，肺经所过之处其土（肌肉）亦燥（肺经之地为西方之地），从尺泽穴流来的地部经水大部分渗透漏入脾土之中，脾土在承运地部的经水时就像过筛一般，所以此处穴位名叫孔最穴。它是肺脏气血聚集的地方，所以能够开窍通瘀，是调理孔窍疾病的最有效的穴位。

部位：属手肺经经脉上的穴位，在尺泽穴下约5寸处。手臂前伸，手掌向上，从肘横纹（尺泽穴）直对腕横纹脉搏跳动处（太渊穴）下行5寸处。

主治：（1）能治疗大肠炎及痔疮；（2）稍出力强压（或灸）二十分钟即可出汗；（3）对于身体热病、头痛、吐血、肺结核、手指关节炎、咳嗽、嘶哑失声、咽喉痛等病症都有很好的调理保健功效；（4）能治疗支气管炎、支气管哮喘、肺结核、肺炎、扁桃腺炎、肋间神经痛等。（5）配鱼腥草行穴位注射，主治由于支气管扩张等引起的咯血；配肺俞穴、尺泽穴主治咳嗽、气喘；用电针刺激可治疗哮喘；配少商穴主治咽喉肿痛。

自我取穴按摩法

① 手臂向前，仰掌向上，以另一只手握住手臂中段处；
② 用拇指指甲垂直下压揉按，有强烈的酸痛感；
③ 左右两手各有一穴，先左后右，每次各揉按 1 ~ 3 分钟。

取穴 按摩

精确取穴

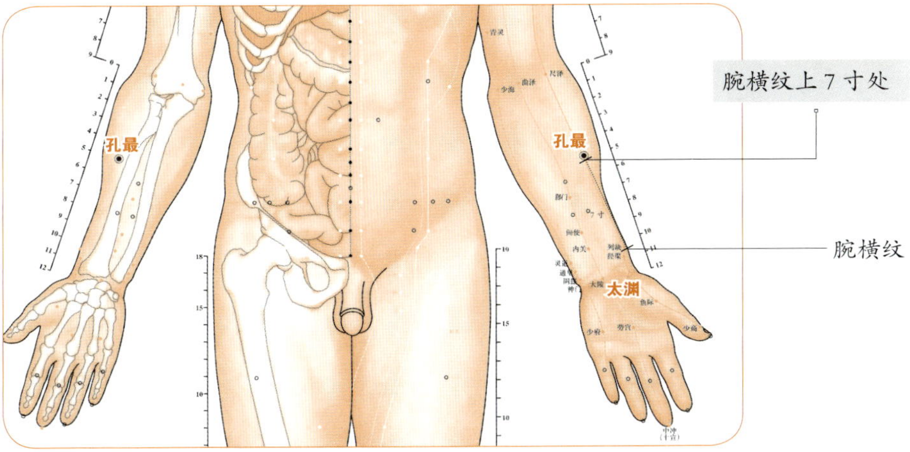

取穴技巧

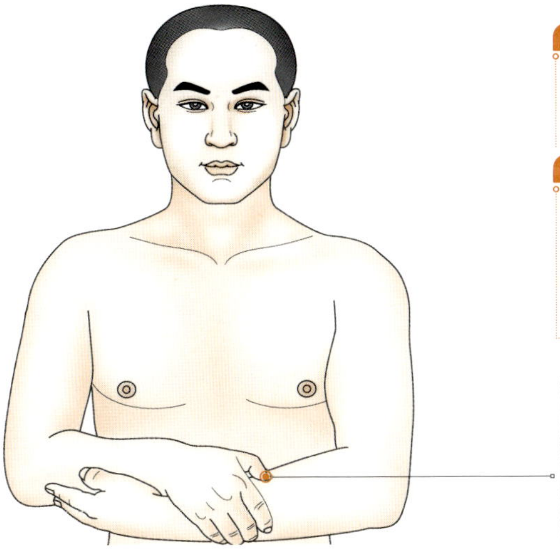

功用

开窍通瘀，调理肺气，清热止血

配伍治病

咳嗽，气喘：孔最配肺俞、尺泽

咳血：孔最配鱼际

手臂向前，仰掌向上，以另一只手握住手臂中段处。用拇指指甲垂直下压处即是该穴。左右各有一穴

自我按摩

用拇指指尖垂直下压揉按，先按左臂穴位，再按右臂，每次各揉按1～3分钟。

程度	拇指压法	时间/分钟
适度	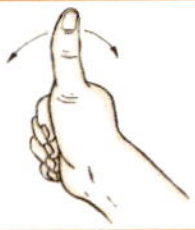	1～3

004 列缺穴 “列缺”霹雳，阴霾消散

主治 三叉神经痛 神经性头痛 鼻炎 感冒

列缺穴属于手太阴肺经，出自《灵枢·经脉》，又名“童玄”。此处穴位是手太阴肺经的络穴，手太阴肺经从此穴分支走向手阳明大肠经。列缺穴也是八脉交会穴之一，通于任脉，同时又是四总穴、马丹阳天星十二穴之一，古籍中有“头项寻列缺”的口诀。列缺穴是肺经与大阳经的络穴，在临床诊断上，具有可以辨证虚实的特点。脉气实的时候，此穴会显现肿块或隆起状态；脉气虚时，便会有陷下的现象。各种头痛、头晕、目眩或是兼有咳嗽、咽喉肿痛等颈项部位病症的人，按压列缺穴都有立竿见影之功效。

命名：列，是指“分解”；缺，就是“器破”的意思；列缺，指的是“天闪”，中国古代称闪电，天上的裂缝（天门）为列缺。肺脏位于胸中，居五脏六腑之上，象征“天”。手太阴肺经从此处穴位分支，而另通手阳明大肠经脉，脉气由此分裂而去，像是天庭的裂缝。

部位：属手肺经经脉的穴位，在桡骨茎突的上方，腕横纹上1.5寸处，即左右两手虎口相互交叉时，当一手的食指压在另一手腕后桡骨茎突上之小凹窝处，约距腕关节1.5寸处。

主治：（1）主治头部、颈项各种疾病，对所有热病均有良好的退热效果；（2）可以调理食道痉挛；（3）经常掐按此穴，对于三叉神经痛、颜面神经麻痹、桡骨部肌炎、咳嗽、哮喘、鼻炎、齿痛、脑贫血、健忘、惊悸、半身不遂等病症，可以起到显著的保健调理的效果；（4）现代常用于治疗感冒、支气管炎、神经性头痛、落枕、腕关节及周围软组织疾患等。（5）配风池穴、风门穴等主治感冒、咳嗽、头痛等；配合谷穴、外关穴主治项强等；配照海穴主治咽喉疼痛。

自我取穴按摩法

①两只手的拇指张开，左右两手的虎口接合成交叉形；
②右手食指压在左手的桡骨茎状突起的上部，食指尖到达处；
③用食指的指腹揉按，或者用食指的指甲尖掐按，会有酸痛或酥麻的感觉；
④先左手后右手，每次各揉（掐）按1～3分钟。

取穴 按摩

精确取穴

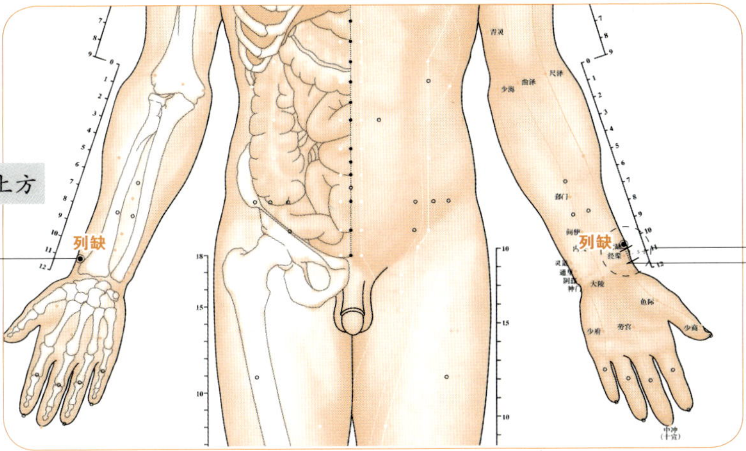

取穴技巧

功用

宣肺理气，利咽宽胸，通经活络

配伍治病

感冒、咳嗽、头痛：列缺配风池、风门

咽喉疼痛：列缺配照海

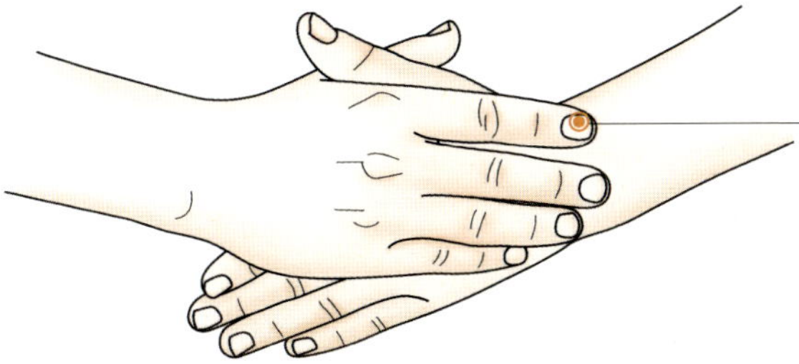

两手拇指张开，两虎口接合成交叉形。再用右手食指压在左手桡骨茎状突起上部，食指尖到达的位置即是

自我按摩

用食指指腹揉按，或用食指指甲尖掐按，先左手后右手，每次各揉（掐）按1～3分钟。

程度	食指揉法	时间/分钟
适度	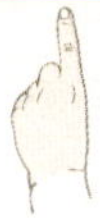	1～3

005 经渠穴 呼吸畅通的法宝

主治 气管炎 支气管炎 膈肌痉挛 食道痉挛

这个穴位属于手太阴肺经上的穴位，它是五腧穴中的经穴，是肺经经水流经的渠道。经，就是动而不居的意思，因为肺经的经水从这里经过，动而不居，所以被称为经穴。从五行(金、木、水、土、火)上来说，这个穴位属金。据《针灸甲乙经》记载，此穴位“不可灸，灸之伤人神明”，意思就是说对这个穴位不能用针灸，否则会损伤神明；《针灸资生经》中云：“治足心痛。”也就是说它能医治脚心的疼痛。这些都说明了这个穴位的作用和特点。经常按摩这处穴位，有宣肺利咽、降逆平喘的作用，现代临床中医学经常利用它来治疗各种呼吸系统的疾病。

命名：经，经过、路经的意思；渠，指水流的道路。经渠穴，顾名思义，就是“肺经的经水流过的渠道”。因为它位于列缺穴的下面，列缺穴外溢的水在此处回流肺经，所以名为“经渠穴”。

部位：位于前臂掌侧，腕横纹上1寸，桡动脉外侧处，正当桡侧腕屈肌肌腱外侧。

主治：(1)按摩这个穴位，对咳嗽、喉痹、咽喉肿痛具有良好的治疗效果；(2)按摩这个穴位，还对胸痛、手腕痛也有一定的治疗效果；(3)长期坚持按摩这处穴位，对精神神经系统的疾病也具有一定的疗效，如膈肌痉挛、食道痉挛、桡神经痛或麻痹等；(4)现代中医常用它来治疗呼吸系统的疾病，如气管炎、支气管炎、哮喘、肺炎、扁桃腺炎、肺部发热等；(5)配丘墟穴，有肃降肺气、宽胸利气的作用，能治疗咳嗽胸满、胸背痛；配丘墟穴、鱼际穴、昆仑穴、京骨穴，有通经活络止痛的作用，能治疗背痛；配肺俞穴、尺泽穴治疗咳嗽。

自我取穴按摩法

① 伸出一手，掌心向上，用另一手给此手把脉；
② 中指指腹按压其所在之处，稍微用力，会有轻微的酸胀感；
③ 用中指指腹揉按左右两穴，每次各1~3分钟。

取穴 按摩

精确取穴

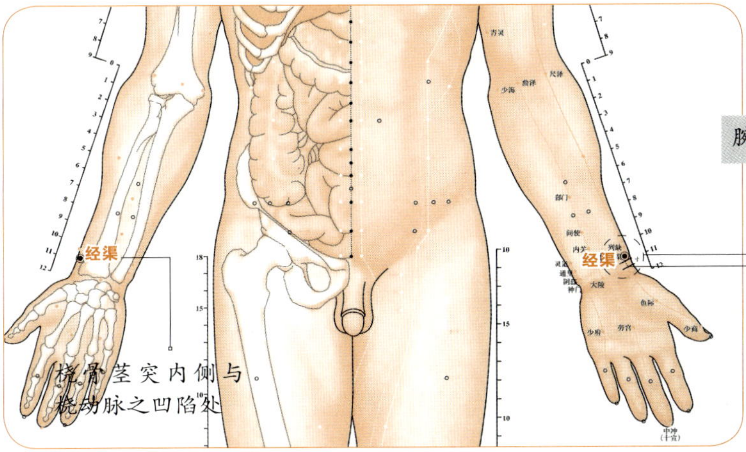

取穴技巧

伸出左手，掌心向上，用右手给左手把脉，中指所在位置即是

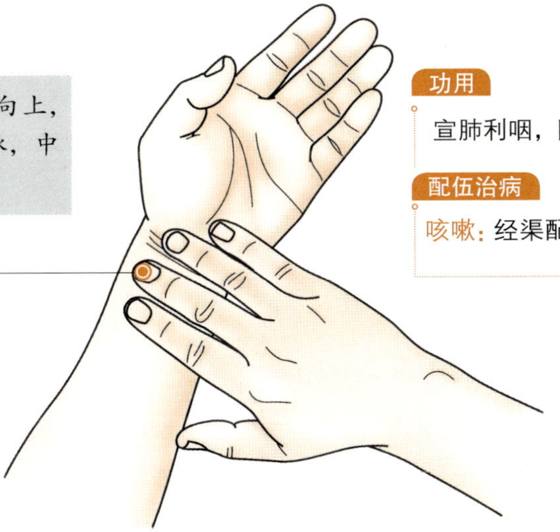

功用

宣肺利咽，降逆平喘

配伍治病

咳嗽：经渠配肺俞、尺泽

自我按摩

用中指指腹揉按该穴，每次左右各1～3分钟。

程度	中指折叠法	时间/分钟
适度	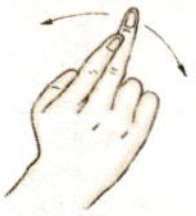	1～3

006 太渊穴 气血不足太渊相助

主治　流行性感冒　支气管炎　失眠　肋间神经痛

太渊穴属于手太阴肺经上的腧穴。肺朝百脉，脉会太渊；肺主气、主呼吸，气为血之统帅，此处穴位开于寅，得气最先，所以在人体的穴位中占有非常重要的地位。太渊穴的形态犹如山涧深渊，而此处穴位的气血就犹如流淌在山涧的溪水。溪水的寒热温凉以及其溪水的多少变化，直接影响并导致穴位局部环境的改变，而这种改变是通过从深渊中散发出来的水汽来实现的。局部环境的改变会进一步影响到更大的环境，这就是太渊穴的内在作用原理。太渊穴对于身体虚弱、气不足、讲话有气无力、面色苍白、脉搏微弱，严重时甚至几乎无法触摸到脉象的“无脉症”，具有很好的改善效果。

命名：太，大并达到了极致的意思；渊，深涧、深洞的意思，此处是指穴位的形态。这个穴位的名称来自于从类似的角度描述穴位在微观下的形态特征，指肺经水液在这个地方散化成为凉性水湿。因为此处穴位在手内横纹的凹陷处，经水的流向是从地之天部流向地之地部的，就如同经水从山的顶峰流进地面深渊的底部，所以名叫太渊穴。

部位：属于手肺经经脉上的穴位。手掌心朝上，腕横纹的桡侧，大拇指立起时，有大筋竖起，筋内侧凹陷处就是这处穴位。

主治：（1）能够治疗气不足、无脉症；（2）对流行性感冒、咳嗽、支气管炎、气喘、胸痛、咽喉肿痛等具有良好的疗效；（3）患有失眠、腕关节及周围软组织疾病、肋间神经痛等病症的人，长期按压这处穴位，有很好的调理保健的效果。

自我取穴按摩法

① 取穴的时候，应该让患者采用正坐的姿势，手臂前伸，手掌心朝上。太渊穴位于人体的手腕横纹上，拇指的根部；

② 用一只手的手掌轻轻握住另一只手手臂；

③ 握住手臂的那只手，大拇指弯曲，用大拇指的指腹和指甲尖垂直方向轻轻掐按，会有酸胀的感觉；

④ 分别掐按左右两手，每次各掐按1～3分钟。

取穴 按摩

精确取穴

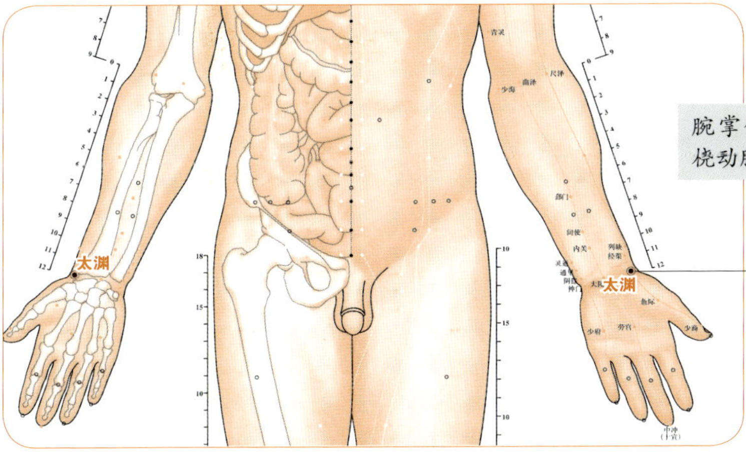

腕掌侧横纹桡侧，桡动脉搏动处

取穴技巧

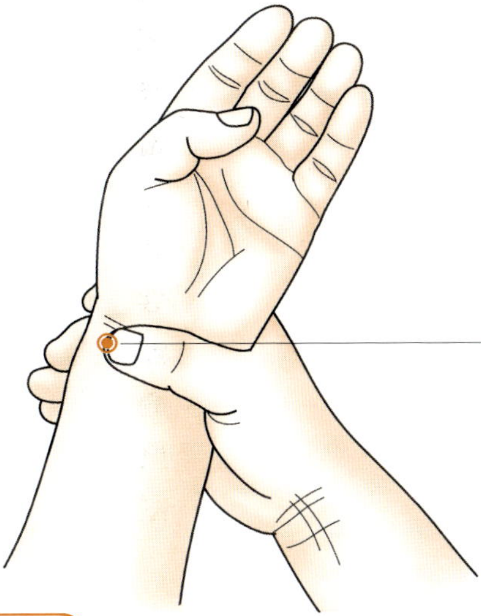

功用

止咳化痰，通调血脉

配伍治病

咳嗽，咳血，胸痛：太渊配尺泽、鱼际、肺俞

无脉症：太渊配人迎

以一手手掌轻握另一只手臂，弯曲大拇指，大拇指指腹及指甲尖垂直下按处即是

自我按摩

以拇指指腹及指甲尖垂直轻轻掐按，每次左右各掐按 1 ～ 3 分钟。

程度	拇指切压法	时间/分钟
适度	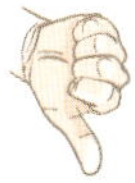	1 ~ 3

007 鱼际穴 失声莫担心，鱼际在手边

主治 失音 头痛 眩晕 胃出血 脑充血

在课堂上讲课，很多老师都喜欢在讲台上放一杯水，讲了一阵课后，喝一点水，润润嗓子，可是，还是有很多老师在讲完一堂课后，觉得嗓子干燥，喉咙嘶哑。鱼际穴对于那些由于讲话太多，引起了声带发炎，从而导致失声的人，具有良好的疗效。《灵枢·厥病》云："肺心痛也，取之鱼际、太渊。"《针灸甲乙经》曰："凡唾血，泻鱼际，补尺泽。"《医宗金鉴》云："惟牙痛可灸。"

命名：鱼，比喻水中之物，阴中之阳；际，际会、会聚的意思。因为鱼际穴位于大拇指后内侧，在隆起犹如鱼形的肌肉边际的凹陷处，所以名叫鱼际穴。这处穴位的气血物质是从太渊穴传来的地部经水。因为肺经经水流经列缺穴时分流，流至太渊穴后又失散，所以，传到此处穴位时，地部经水已经变得稀少了。而这处穴位处于西方之地，地性干燥，所以，经水吸收脾土之热后，大量蒸发上达于天。鱼际的意思就是指穴位内的气血由阴向阳的变化。

部位：属于手肺经经脉上的穴位。手掌心朝上，在第一掌骨中点之桡侧，赤白肉的交际处。

主治：（1）古籍中有"鱼际主治谌歌失音"的记载，在调理声带疾患、长茧、失音上有很好的功效；（2）对于头痛、眩晕、神经性心悸亢进症、胃出血、咽喉炎、咳嗽、汗不出、腹痛、风寒、脑充血、脑贫血等病症，长期按压此穴会有很好的调理保健功能；（3）现代中医临床常利用此穴治疗支气管炎、肺炎、扁桃体炎、咽炎、小儿单纯性消化不良等；（4）经常按摩鱼际穴还可以缓解口干舌燥的症状；（5）配合孔最穴、尺泽穴，治疗咳嗽、咳血；配合少商穴治疗咽喉肿痛；配合合谷穴主治肺热所致的咳嗽、咽喉肿痛、失音；配合孔最穴、天突穴等主治哮喘。

自我取穴按摩法

① 用一只手的手掌轻握着另一只手的手背；

② 大拇指弯曲，用指甲尖以垂直方向轻轻掐按第一掌骨桡侧中点处，会有痛感及强烈的酸胀感；

③ 分别掐揉左右两手的同一穴位，每次1～3分钟。

取穴 按摩

精确取穴

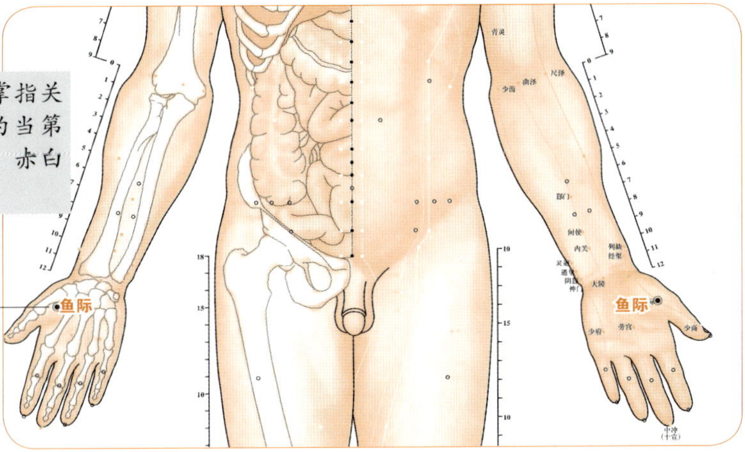

拇指本节（第一掌指关节）后凹陷处，约当第一掌骨中点桡侧，赤白肉际处

取穴技巧

功用

调理肺气，清热泻火，止咳平喘，解表宣肺

配伍治病

咳嗽、咽喉肿痛、失音：鱼际配合谷

哮喘：鱼际配孔最、天突

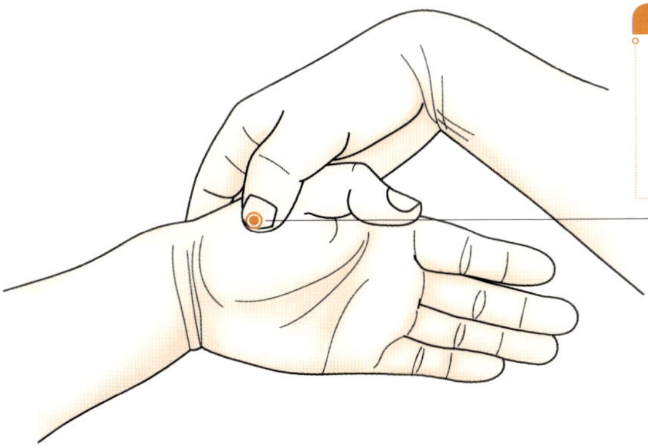

以一手手掌轻握另一手手背，弯曲大拇指，以指甲尖垂直下按第一掌骨桡侧中点的肉际处即是该穴

自我按摩

以指甲尖垂直轻轻掐按，每次左右手各掐按 1 ~ 3 分钟。

程度	拇指切压法	时间/分钟
轻	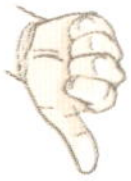	1 ~ 3

008 少商穴 没事常掐，感冒不来烦

主治 流行性感冒 扁桃腺炎 小儿慢性肠炎 昏厥

每年春秋两季都是流行性感冒的高发期，不管老人、儿童还是成人，只要冷热不均、稍感风寒就有可能会喷嚏连天，严重的甚至还会不断地流眼泪与流鼻涕，既有损于外在形象，也影响了学习和工作。还有一些人由于免疫力比较低，也经常感冒。你可能会说，感冒根本就不能算什么大病。是的，感冒看似平常，然而，正是这样的小病却极有可能对我们的身体造成严重损害。那么，我们该怎么做呢？有没有既有效、又简单的办法，可以帮助我们防治感冒呢？其实办法很简单，只需要经常掐按少商穴就可以了。《备急千金要方》曰："主耳前痛。"《铜人腧穴针灸图经》曰："忽腮颔肿大如升，喉中闭塞。"《类经图翼》云："泄诸脏之热，项肿，雀目不明，中风。"

命名：少，阴中生阳的意思。中国古代的五音，分宫、商、角、徵、羽。在中医上，"商"属肺经之根，所以称少商。

部位：属于手肺经经脉上的穴位，在拇指的桡侧，距离指甲角约0.1寸处。

主治：（1）流行性感冒、腮腺炎、扁桃体炎或者小儿惊风、喉部急性肿胀、呃逆等，都可以用少商穴来调治；（2）可以开窍通郁。据古籍中记载：对于治疗小儿食滞吐泻、唇焦、小儿慢性肠炎，都具有良好的功效，能够散邪清热；（3）在昏厥、癫狂、拇指痉挛时，按压少商穴可以使症状得到舒缓，并且能够收缩脑部的血管，活化淤积的气血；（4）现代临床医学利用此处穴位治疗一些呼吸系统疾病，如支气管炎、肺炎、咯血等；（5）对于精神神经系统的疾病，如休克、精神分裂症、癔病、失眠都具有疗效；（6）能治疗一些消化系统疾病，如食道狭窄、黄疸；（7）能治疗齿龈出血、舌下肿瘤、口颊炎等五官科系统疾病；（8）还可以治疗脑出血、盗汗、小儿惊风、手指挛痛等。

自我取穴按摩法

① 伸出大拇指；
② 用一只手的食指和中指轻轻握住此大拇指；
③ 另一手大拇指弯曲，用指甲的甲尖垂直掐按，有刺痛感；
④ 依次掐按左右两手，每次各1～3分钟。

取穴 按摩

精确取穴

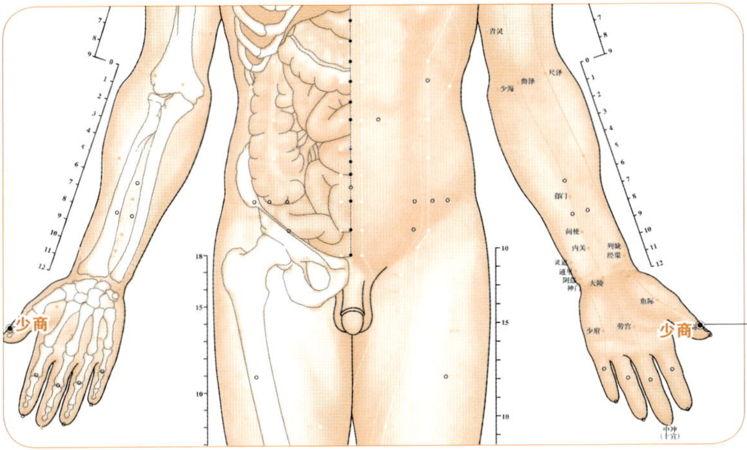

双手拇指末节桡侧，距指甲角 0.1 寸处

取穴技巧

功用

清肺止痛，解表退热

配伍治病

咽喉肿痛：少商配商阳

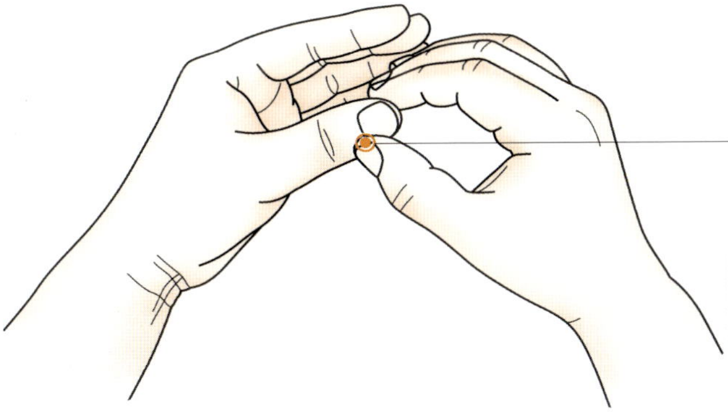

将大拇指伸出，以另一手食、中两指轻握，再将另一手大拇指弯曲，以指甲尖垂直掐按拇指指甲角边缘即是

自我按摩

以大拇指指甲尖垂直掐按，每次轻轻掐按左右手各 1 ~ 3 分钟。

程度	拇指切压法	时间/分钟
轻	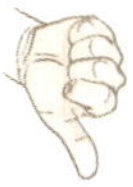	1 ~ 3

第二章 手阳明大肠经经穴

手阳明大肠经和肺经的关系非常密切，它是肺和大肠的保护者。黄帝内经上说：『阳明经多气多血。』疏通此经气血，可以预防和治疗呼吸系统和消化系统的疾病。手阳明经起于食指末端，循行于上肢外侧的前缘，经过肩，进入锁骨上窝，联络肺脏，通过膈肌，入属大肠。又经颈部入下齿，过人中沟，止于鼻侧。

手阳明大肠经主要治疗头面五官疾患、热病、皮肤病、肠胃病、神志病等及经脉循行部位的其他病症。灵枢·经脉中记载：『大肠手阳明之脉……是主津液所生病者：目黄，口干，鼽衄，喉痹，肩前臑痛，大指次指痛不用。』

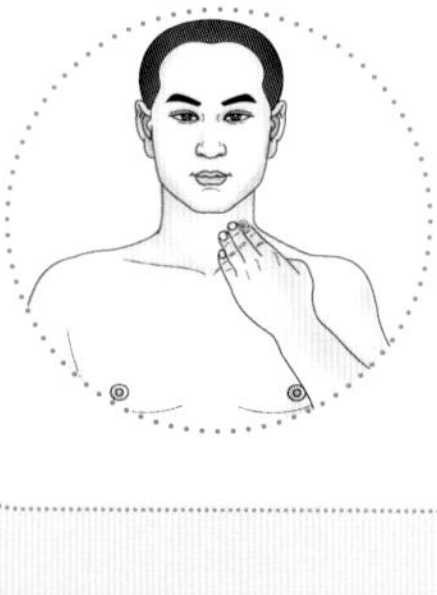

本章看点

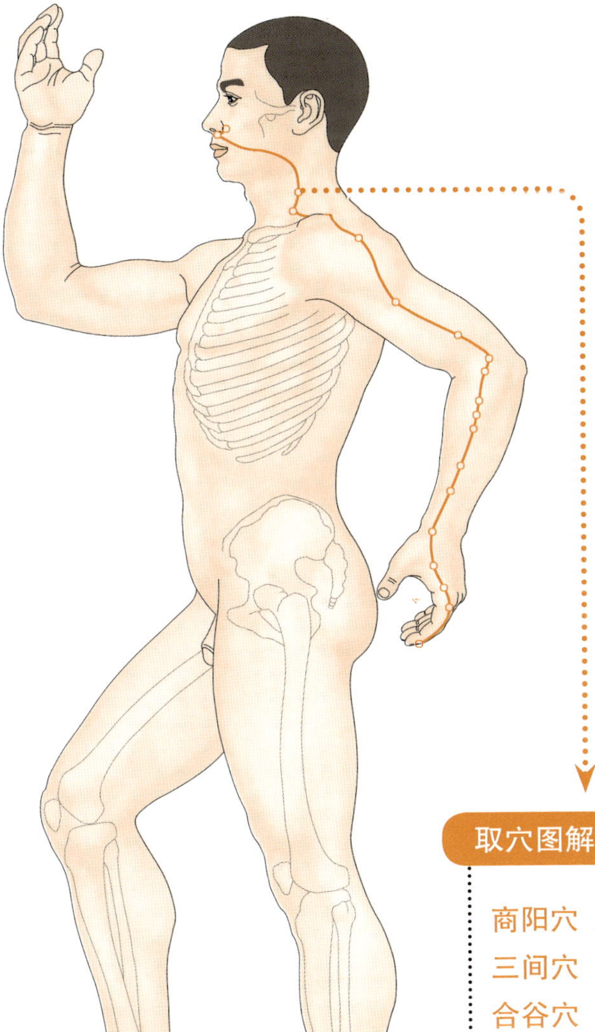

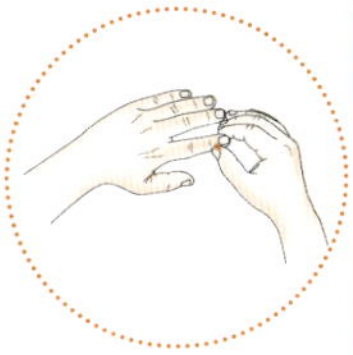

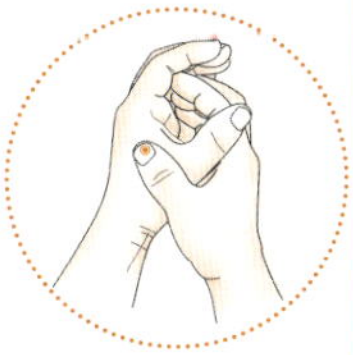

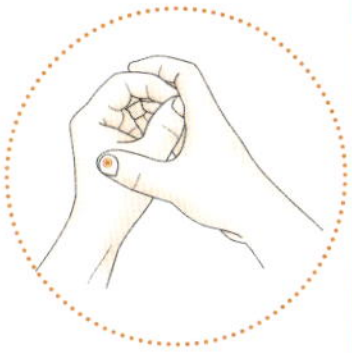

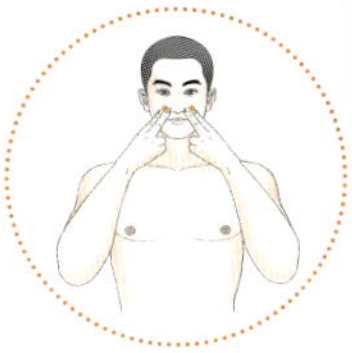

取穴图解目录

009 商阳穴 胸中气闷找商阳

主治 胸中气满 四肢肿胀 中风昏迷 喘咳 耳鸣

不知道你是否遇到过这样的情况，那就是当你偶尔受到了一点风寒后，或者当你感到胸中气闷、咳嗽、全身发热、皮肤滚烫的时候，不知道怎么回事，你的全身就是不会出汗。此时，你全身感到又热又胀，身体极其不舒服，真渴望能够大汗淋漓，让你浑身能够感到舒舒服服的。其实，如果你遇到了这种情况，根本不用担心自己是否患上了什么大病，此时，你只须稍微用力地掐按商阳穴，就能使身体感到很舒服。关于这个穴位，《备急千金要方》云："商阳、巨髎、上关、承光、瞳子髎、络却，主青盲无所见。"《铜人腧穴针灸图经》曰："喘咳支肿。"《循经》曰："指麻木。"《医宗金鉴》曰："中风暴仆昏沉，痰塞壅。"

命名：根据《易经》和阴阳五行的原理，肺和大肠都属"金"。而商阳穴位于手大肠经脉的开始之处，承受手肺经的经脉之气，并且由阴侧转入阳侧。在五行之中，金的音属商，所以被称为商阳。

部位：属于手大肠经脉上的穴位，在食指的桡侧，距离指甲角旁大约0.1寸处。

主治：（1）对于治疗胸中气闷、哮喘咳嗽、四肢肿胀、热病无汗，都有特殊的疗效；（2）患有咽喉肿痛、牙痛、脑卒中昏迷、手指麻木、耳鸣、耳聋等病症的人，长期按压这处穴位，具有很好的调理保健功能；（3）还能治疗齿痛、颌肿、青盲；（4）现代临床医学常用它来治疗咽炎、急性扁桃体炎、腮腺炎、口腔炎、急性胃肠炎、脑卒中昏迷等；（5）配合少商穴、中冲穴等，主要治疗脑卒中、中暑；配合合谷穴、少商穴，主要治疗咽喉肿痛。

自我取穴按摩法

① 采用正坐的姿势；

② 用右手轻轻握住左手的食指尖，左手的掌背朝上，掌心朝下；

③ 右手的大拇指弯曲，用指甲尖沿垂直方向，掐按靠着拇指旁侧的穴道，会有一种特殊的刺痛感。注意：轻轻掐压，并不需要用大力气；

④ 分别掐按左右两手，每天各掐按1～3分钟。

取穴　按摩

精确取穴

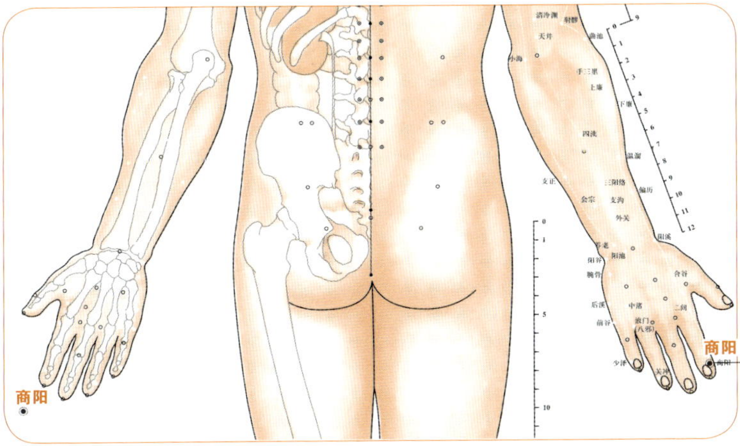

食指末节桡侧，距指甲角 0.1 寸处

取穴技巧

以右手轻握左手食指，左手掌背朝上，屈曲右手大拇指，以指甲尖垂直掐按靠拇指侧的位置即是该穴

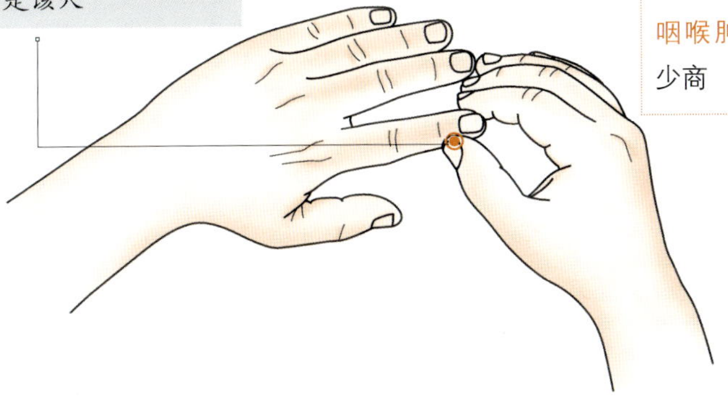

功用

理气平喘，消肿退热，活血止痛

配伍治病

中暑：商阳配少商、中冲

咽喉肿痛：商阳配合谷、少商

自我按摩

以大拇指指甲尖垂直掐按靠拇指侧的穴位，轻轻掐压不需大力，每天左右各掐按 1 ～ 3 分钟。

程度	拇指切压法	时间/分钟
轻	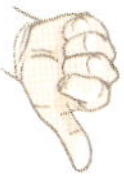	1～3

010 三间穴 五官病痛全拿下

主治 风火牙痛 眼睑痒痛 三叉神经痛 扁桃腺炎

白领们大多在写字楼里工作，白天八小时长时间在办公室中久坐，缺乏必要且适量的运动。再加上激烈的社会竞争，使得大多数人脑力劳动过度，精神紧张，久而久之，就很容易发生便秘，并会由便秘导致肛门静脉血液循环障碍，使静脉曲张而形成静脉团，于是就患上了痔疮。痔疮通常会奇痒或者疼痛，令人坐卧不安，既影响心情，又影响工作学习。痔疮疼痛难忍时，又该怎么办呢？不要急，告诉你一个窍门，只要掐按三间穴，就能预防痔疮，还能快速止痛。这是一个非常有用的穴位，有关它的作用，《针灸甲乙经》云：“多卧善睡，胸满肠鸣，三间主之。”《备急千金要方》云：“三间、前谷，主目急痛。”《医宗金鉴》云：“主治牙齿疼痛，食物艰难，及偏风眼目诸疾。”

命名：“三”是一个概数，与“二”相比稍大；间，间隔、间隙的意思。因为此处穴位的气血物质是从二间穴传来的天部清气，性温热，上行到三间穴后所处的天部位置比二间穴高，所以称为三间穴。三间穴也名“少谷”“小谷”。

部位：属手大肠经脉上的穴位，微微握拳，在食指的桡侧，第二掌骨小头后的凹陷处，合谷穴前。

主治：（1）对治疗风火牙痛、眼睑痒痛、嗜卧、咽喉肿痛，扁桃腺炎、肠鸣下痢、手指及手背红肿等症，都可以发挥疗效。（2）因为肺与大肠互为表里，如果肺气不畅，津液不能下达，会导致大便秘结；如果大肠实热，腑气不通，也可能会引发呼吸困难。上述两种状况都可以通过按摩三间穴得到改善。（3）此处穴位也能治疗肩背神经痛、肱神经痛、呼吸困难、口干气喘、热病等病症。（4）按摩三间穴，还可以治疗五官科的一些疾病，如急性结膜炎、青光眼等。（5）对三叉神经痛、扁桃腺炎、手指肿痛、肩关节周围炎也有一定疗效。

自我取穴按摩法

① 一只手平放，稍稍侧立；
② 用另一只手轻轻握住，大拇指弯曲，用指甲垂直掐按穴位，有酸痛感；
③ 分别掐按左右两手，每次各1～3分钟。

取穴 按摩

精确取穴

在第二掌指关节后，第二掌骨小头上方处

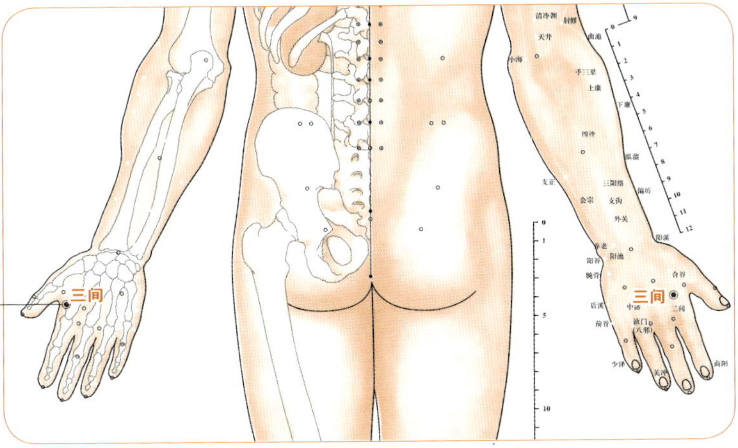

取穴技巧

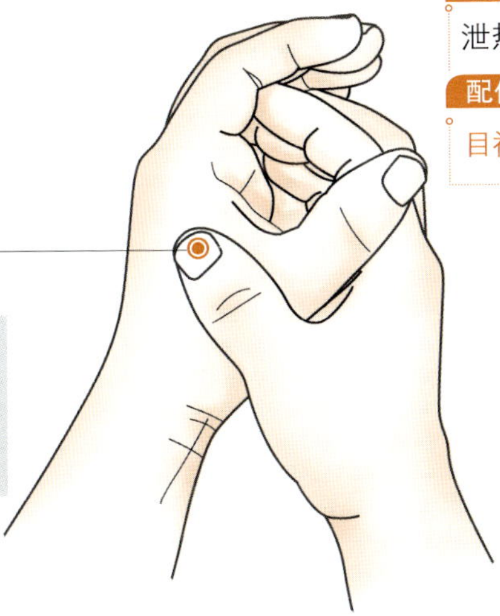

将手平放，稍稍侧立，用另手轻握，弯曲大拇指，用指甲垂直掐按另一手食指指节后边缘凹陷处即是该穴

功用

泄热止痛，利咽

配伍治病

目视不清：三间配攒竹

自我按摩

用大拇指指甲垂直掐按穴位，每次左右手各掐按 1 ～ 3 分钟。

程度	拇指切压法	时间/分钟
轻	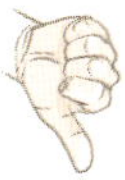	1～3

011 合谷穴 牙疼是病也不怕

主治 高血压 气喘 头痛 扁桃腺炎 疔疮

俗话说"牙疼不是病，疼起来真要命！"据说蒋介石从小锻炼身体，身体对疾病的免疫力极好，几乎百病不生，唯一让他烦恼的就是牙疼的毛病。大概因为他深知牙疼的痛苦，所以，凡遇到部属请假，只要在请假单上的请假缘由一栏里填上"牙疼"，他立刻批准。由此，我们可以知道牙疼有多厉害。不过不要紧，我们这里告诉你一个小窍门。当你被牙疼折磨得苦不堪言时，只要按压合谷穴，就会立即止痛。有关这个穴位，《铜人腧穴针灸图经》云："妇人妊娠不可刺之，损胎气。"《针灸资生经》云："风疹，合谷、曲池。"《针灸大成》云："疔疮生面上与口角，灸合谷；小儿疳眼，灸合谷（二穴），各一壮。"

命名：这个穴位名出自《灵枢·本输》，也称虎口，属于手阳明大肠经，原穴。它是古代全身遍诊法三部九候部位之一，即中地部，以候胸中之气。因为它位于大拇指与食指之间的陷凹处，犹如两山之间的低下部分，拇指与食指的指尖相合时，在两指骨间有一处低陷如山谷的部位，所以称"合谷"。虎口是指手张开之后它的形状就像大大的虎口一样。

部位：属于手大肠经脉上的穴位，当拇指和食指伸张时，在第一、第二掌骨的中点，稍微偏向食指处。

主治：（1）合谷穴为全身反应的最大刺激点，可以降低血压、镇静神经、调整功能、开关节而利痹疏风，行气血而通经清瘀；（2）能治头面的各种症状，不但对牙齿、眼、喉都有良好的功效，还能止喘、疔疮等；（3）长期按压此穴，对反射性头痛、耳鸣、耳聋、鼻炎、蓄脓症、扁桃腺炎、视力模糊、呼吸困难、肩胛神经痛、痰阻塞、窒息、虚脱、失眠、神经衰弱等症都有很好的调理保健效能；（4）能治疗一些妇科系统的疾病，如痛经、闭经等。

自我取穴按摩法

① 一只手轻握空拳，拇指和食指弯曲，两指的指尖轻触、立拳；
② 另一只手掌轻轻握在拳头外，用大拇指的指腹垂直按压穴位，有酸痛胀感；
③ 分别按压左右两手，每次各按压1～3分钟。

取穴 按摩

精确取穴

手背第一、第二掌骨间，第二掌骨桡侧的中点处

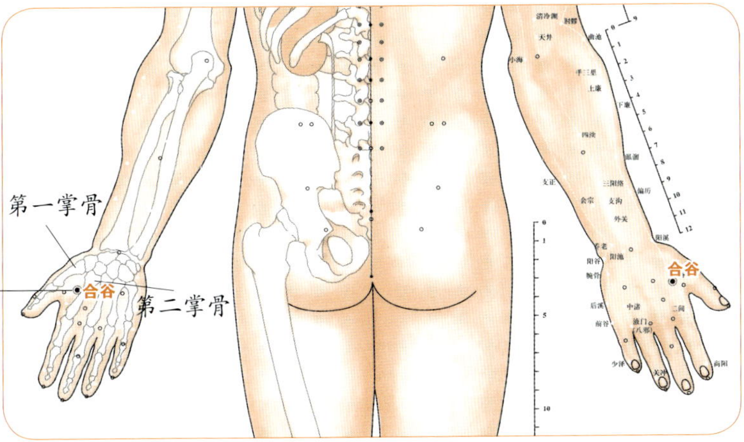

取穴技巧

手轻握空拳，弯曲拇指与食指，两指指尖轻触、立拳，以另一手掌轻握拳外，以大拇指指腹，垂直下压处即是该穴

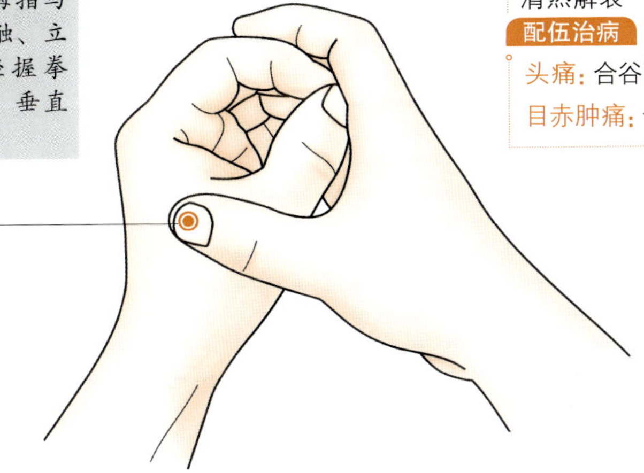

功用

镇静止痛、通经活络、清热解表

配伍治病

头痛：合谷配太阳

目赤肿痛：合谷配太冲

自我按摩

手掌轻握拳，以大拇指指腹垂直按压穴位，每次左右手各按压 1 ～ 3 分钟。

程度	拇指压法	时间/分钟
重	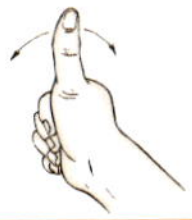	1～3

012 阳溪穴 头痛耳鸣一扫光

主治 头痛 耳鸣 扁桃腺炎 手腕痛 肩臂不举

你是否曾经因为头痛而辗转难眠？你是否曾经因为耳朵内部总在轰隆轰隆地响，或者像虫鸣鸟叫一样让你异常难受，可是你却不知道是什么原因？你是否曾经因为运动过度，或者频繁使用电脑，导致手腕疼痛不已？想想看，上述这些体验你是否都曾经有过？如果你有这些毛病的话，可以经常按摩阳溪穴。按摩阳溪穴能够让你的这些症状迅速得到改善。《针灸甲乙经》曰："痂疥，阳溪主之。"《备急千金要方》曰："主臂腕外侧痛不举。"《医宗金鉴》云："主治热病烦心，瘾疹痂疥，厥逆头痛，咽喉肿痛及狂妄，惊恐见鬼等证。"

命名：阳，热，有热气的意思，指此处穴位的气血物质为阳热之气；溪是路径的意思。大肠经的经气在此处吸收热气后，蒸腾上升行到天部。阳溪穴在手腕上侧横纹前两筋的凹陷中，形似小溪，其穴又属于阳经，故名"阳溪"。此穴又名中魁穴，指此处穴位的气血物质为阳热之气。"中魁"的意思就是指此处穴位向大肠本经输送阳热之气。因为从合谷传来的水湿云气在这里吸热后上升于天部，表现出火的特征，所以在五行中，此穴属火。

部位：属于手大肠经脉上的穴位，手掌侧放，跷起拇指，在手腕背侧，腕横纹两筋间凹陷中。

主治：（1）阳溪穴有疏通气血、通经清瘀的功能；（2）对于头痛、耳鸣、耳聋、扁桃腺炎、牙齿痛、结膜炎、寒热疟疾等症，皆有调理保健的功效；（3）对于手腕痛、肩臂不举、小儿消化不良等病症，长期按压此穴会有很好的调理保健效果；（4）配合谷穴治头痛；（5）现代中医临床学上常利用此穴治疗腱鞘炎、脑卒中、半身不遂、腕关节及其周围软组织疾患等。

自我取穴按摩法

① 将手掌侧放，拇指伸直向上跷起，在腕背的桡侧，手腕横纹上侧有一凹陷处；
② 用另一只手轻握手腕，大拇指弯曲，用指甲垂直掐按穴位，会产生颇为酸胀的感觉；
③ 分别掐按左右手，每次各掐按1～3分钟。

取穴 按摩

精确取穴

腕背横纹桡侧，拇指向上跷起时，拇短伸肌肌腱与拇长伸肌肌腱之间的凹陷中

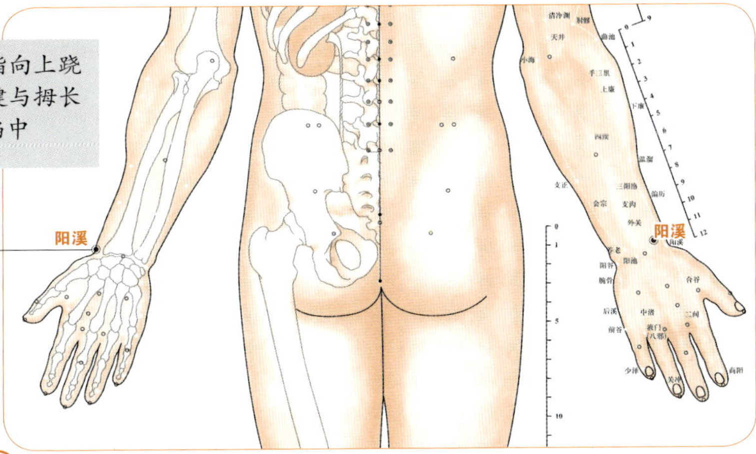

取穴技巧

将手掌侧放，拇指伸直向上跷起，在腕背桡侧，手腕横纹上侧有一凹陷处，用另一手轻握手腕，弯曲大拇指，用指甲垂直下按此凹陷处即是该穴

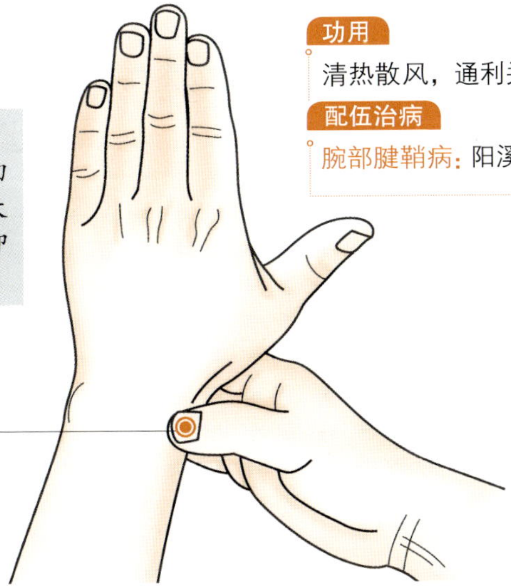

功用

清热散风，通利关节

配伍治病

腕部腱鞘病：阳溪配列缺

自我按摩

用一手轻握另一手手背，用大拇指指甲垂直掐按穴位，每次左右手各掐按 1 ~ 3 分钟。

程度	拇指切压法	时间/分钟
重	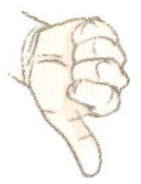	1 ~ 3

013 下廉穴 肠胃健康，一身轻松

主治 肘关节炎 腹痛 肠鸣音亢进 急性脑血管病

下，与上相对，指下部或下方的意思；“廉”是廉洁清明的意思。因为这个穴位位于手部，所以也称“手下廉”，就是说这个穴位下部层次的气血物质洁净清明。关于这个穴位，《铜人腧穴针灸图经》曰：“头风，臂肘痛。”《针灸资生经》曰：“胸胁小腹痛，偏风，热风，冷痹不遂，风湿痹。”《循经》曰：“脑风眩晕，腹痛如刺，狂言狂走。”上面这些描述，都指明了这个穴位的重要作用。其实对我们现代人来说，这个穴位还有一个作用非常好，就是它能够帮助我们调理肠胃。

命名：大肠经的经气在天之天部，天之下部的气血则廉洁清净。下廉的天部之气就像气象学中所说的在西北方向刚刚形成的高空冷湿气流，它不断从西北方的高空向东南方的低空移动，即横向下行。从温溜穴传来的水湿云气在此处的位置犹如天之天部，天之下部的气血物质相对廉洁清净，所以取名叫“下廉穴”。此穴的气血物质为天之天部的水湿云气。水湿云气大部分散热冷却横向下行上廉穴，小部分则横向下行手五里穴。

部位：在前臂背面桡侧，当阳溪穴与曲池穴连线上，肘横纹下4寸处。

主治：（1）此处穴位能够吸附并聚集天之天部的浊重之物并使其沉降，可以调理肠胃、通经活络；（2）能够治疗头痛、眩晕、目痛等病症；（3）对运动系统疾病具有一定的疗效，如网球肘、肘关节炎、肘臂痛等；（4）能够治疗消化系统疾病，如腹痛、腹胀、肠鸣音亢进等；（5）对急性脑血管病也具有一定的疗效；（6）配头维穴、神庭穴，有清利头目的作用，能够治疗头痛、眩晕、目痛等病症；配丘墟穴，有清热泄火的作用，能够治疗狂言等病症；配合足三里穴，可以治疗腹胀、腹痛。

自我取穴按摩法

① 侧腕屈肘，用一只手的手掌按住另一只手的手臂，大拇指位于肘弯处，小指按压所在部位，有酸胀感；
② 食指和中指并拢，用指腹垂直按压穴位；
③ 分别按压左右臂两侧穴位，每次各按压1～3分钟。

取穴 按摩

精确取穴

前臂背面桡侧，当阳溪穴与曲池穴连线上，肘横纹下 4 寸处

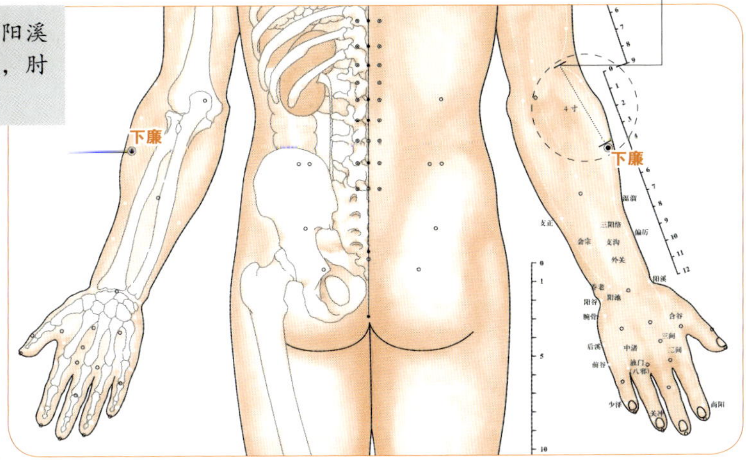

取穴技巧

侧腕屈肘，以手掌按另一手臂，拇指位于肘弯处，小指所在位置即是

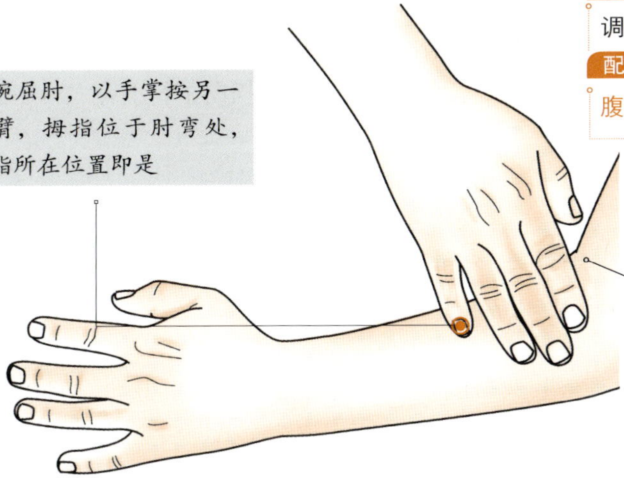

功用

调理肠胃，通经活络

配伍治病

腹胀、腹痛：下廉配足三里

自我按摩

食指与中指并拢，以指腹垂直按压穴位，每次左右臂各 1 ～ 3 分钟。

程度	二指压法	时间/分钟
适度	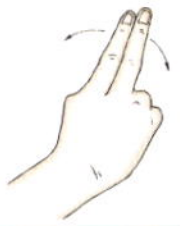	1 ~ 3

014 曲池穴 腹痛吐泻不用愁

主治 肠炎 肚腹绞痛 皮肤过敏 结膜炎

我们有时由于饮食不慎、风寒感冒，或者别的原因，遇到腹疼如绞、上吐下泻等情况。此时，只要按摩曲池穴，就能够使症状得到缓解。关于曲池穴，《针灸甲乙经》云："伤寒余热不尽。胸中满，耳前痛，齿痛，目赤痛，颈肿，寒热，渴饮辄汗出，不饮则皮干热。目不明，腕急，身热，惊狂，躄痿痹重，瘈疭，癫疾吐舌，曲池主之。"《备急千金要方》云："耳痛。举体痛痒如虫噬，痒而搔之，皮便脱落作疮，灸曲池二穴，随年壮，发即灸之神良。"《医宗金鉴》云："主治中风，手挛筋急，痹风疟疾，先寒后热等症。"

命名：曲，隐秘、不太察觉的意思；池，指水的围合之处、汇合之所。"曲池"指此处穴位的气血物质为地部之上的湿浊之气。此穴物质为手三里穴的降地之雨汽化而来，位于地之上部，性湿浊滞重，犹如雾露，为隐秘之水。它也被称为鬼臣穴、洪池穴、阳泽穴。

部位：属手大肠经脉的穴位，屈肘成直角，在肘弯横纹尽头筋骨间凹陷处。

主治：（1）此穴对大肠功能障碍、肠炎、肚腹绞痛等，有很好的保健调理效果；（2）可以清热解毒，缓解皮肤过敏、奇痒难忍，或被蚊虫叮咬之后的红肿状况，并能够凉血润燥；（3）长期按压此穴，对结膜炎、眼睑炎、荨麻疹、湿疹，齿槽出血、甲状腺肿等疾病，有很好的调理保健效果；（4）现代中医临床常用来治疗肩肘关节疼痛、上肢瘫痪、流行性感冒、扁桃腺炎、急性胃肠炎等；（5）配血海穴、足三里穴，治疗瘾症，配手三里穴治疗上肢不遂症，配太冲穴、大椎穴治疗高血压；（6）配合谷穴、外关穴等治疗感冒发热、咽喉炎、扁桃腺炎；配合谷穴、血海穴等治疗荨麻疹；配肩髃穴、外关穴等治疗上肢痿痹。

自我取穴按摩法

① 正坐，轻抬左臂与肩高，手肘内屈，大约成直角；

② 右手轻握左手肘下，大拇指弯曲，用指腹垂直掐按，有酸痛感；

③ 先按压左手，再按压右手，每次各按压1～3分钟，早晚各一次。

取穴 按摩

精确取穴

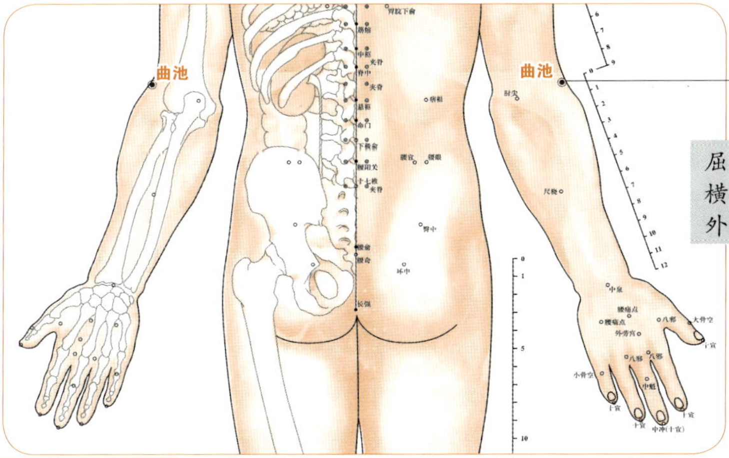

屈肘成直角，在肘横纹外侧端与肱骨外上髁连线中点处

取穴技巧

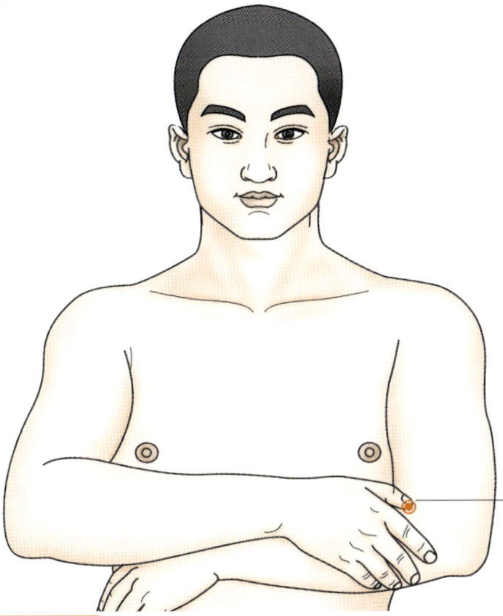

功用

清热和营，降逆活络

配伍治病

感冒发热、咽喉炎、扁桃体炎：曲池配合谷、外关

上肢痿痹：曲池配肩髃、外关

正坐，轻抬左臂，屈肘，将手肘内弯，用另一手拇指下压此处凹陷处即是

自我按摩

用一手轻握另一手肘下，以大拇指指甲垂直掐按穴位。每次按压时先左手后右手，每天早晚各一次，每次各按压 1 ~ 3 分钟。

程度	拇指切压法	时间/分钟
适度	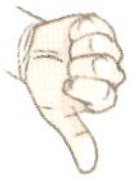	1 ~ 3

015 肩髃穴 肩膀的保健医生

主治 肩胛关节炎 脑卒中 偏瘫 高血压

甄权是隋末唐初的著名医学家，擅长针灸治疗。公元621年，李世民平定河南，派李袭誉出任潞州地方官。当时，朝廷征召了一批医生，甄权就是其中跟随李袭誉的医生之一。有一天，鲁州刺史受风患之苦，双手无力，没法拉开弓箭，四处遍寻名医都没有人能治这种病。后来，在别人的介绍下，鲁州刺史找到甄权，要求甄权为他治病。甄权仔细检查了病情后，便在刺史的肩髃穴上扎针，没想到一针扎下去，刺史马上就能够拉弓射箭了。肩髃穴是"五十肩"的特效穴。那么，什么是"五十肩"呢？原来，长年累月在办公室里久坐，或者长期伏案工作，或者长时间坐在电脑前的上班族，经常都会遇到肩膀酸痛、颈项僵硬的问题。等到了五十岁左右时，如果不注意身体的健康状况，又受到了风寒，那么在举手、抬头的时候，就有可能会拉伤肩膀，这就是俗称的"五十肩"。此外，天气的变化也会间接影响人体的健康。当天气的冷热在剧烈变化或者季节的交替之时，也往往是风湿性关节炎肆虐横行的时候。那么，如何缓解这样的症状呢？其实，要解决这个问题并不难，经常按揉肩髃穴，对于肩膀的酸、疼、僵、硬等各种病变，均有良好的疗效。

命名：髃，骨间凹陷的意思，因为此处穴位位于肩端关节的凹陷处，所以称肩髃穴。

部位：属于手大肠经脉上的穴位。屈肘抬臂平肩，在肩端关节之间有两个凹陷，其中前方的小凹陷就是穴位所在的地方。

主治：（1）此处穴位对于治疗肩胛关节炎（五十肩）有特殊疗效；（2）长期按压此处穴位，对于脑卒中、偏瘫、高血压、多汗症、不能提物、手臂无力等病症，有很好的调理保健效能。

自我取穴按摩法

① 正坐，左手屈肘抬臂，与肩同高；
② 用右手中指的指腹垂直按压穴位，有酸、痛、胀、麻的感觉；
③ 用同样的方法按摩右肩；
④ 分别按揉左右穴位，每天早晚各一次，每次左右各按揉1～3分钟。

取穴 按摩

精确取穴

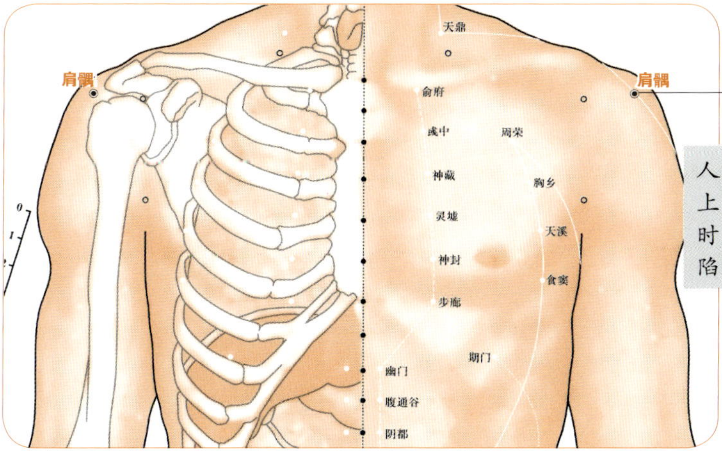

人体的臂外侧，三角肌上，臂外展或向前平伸时，当肩峰前下方向凹陷处

取穴技巧

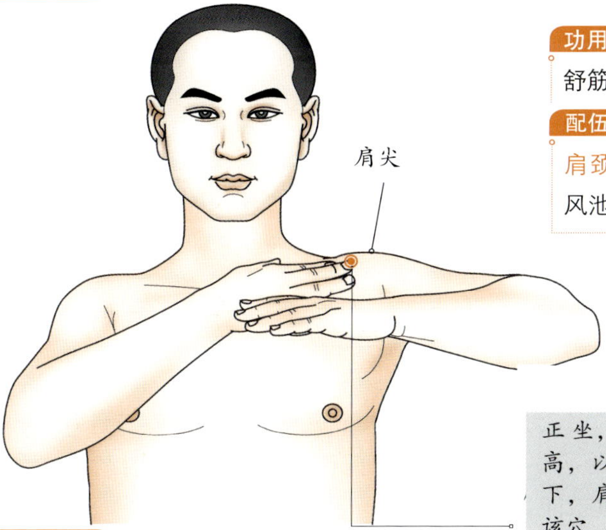

功用

舒筋通络，祛风活血

配伍治病

肩颈部肌肉酸痛：肩髃配风池、肩井

正坐，屈肘抬臂，与肩同高，以另一手中指按压肩尖下，肩前呈现的凹陷处即是该穴

自我按摩

中指和食指并拢，以指腹垂直按压穴位，两肩按摩方法相同，每日早晚各一次，左右各按揉 1 ~ 3 分钟。

程度	二指压法	时间/分钟
适度	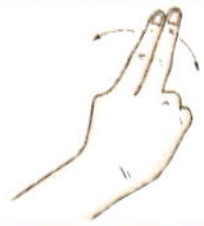	1 ~ 3

016 扶突穴 止咳平喘有奇效

主治 咳嗽 气喘 咽喉肿痛 暴喑

这个穴位的名称出自《灵枢·本输》，也称水穴、水泉穴，属于手阳明大肠经穴位。大肠经的经气在此处穴位吸热后上行至头、面部，并为头、面部的水湿之源，性滞重。《外台秘要》中记载：扶突穴能治疗“咳逆上气、咽喉鸣、喝喘息、暴喑、气哽。”《备急千金要方》中也说：“扶突、大钟、窍阴、主舌本出血。”这个穴位，能治咽喉肿痛、吞咽困难、甲状腺肿大、声带小结、声音嘶哑，尤其是对于止咳平喘更具有奇效。

命名：“扶”是扶持、帮助的意思；“突”的意思是冲。这个穴位的意思是大肠经的经气在外部热气的帮助下上行天部。因为此穴的物质是天鼎穴蒸发上行的水湿之气，水湿之气滞重，行到这里时无力上行于天，于是在心的外散之热的扶持下得以上行，所以名为“扶突穴”。它的别名之所以为水穴、水泉穴，是因为从此穴上行的水湿之气是头、面部的水湿之源。

部位：这个穴位在人体的颈外侧部，结喉旁边，当胸锁乳突肌前、后缘之间。周围有耳大神经、颈皮神经、枕小神经及副神经，其里层内侧有动脉、静脉。

主治：（1）此穴位为天部层次提供水湿，能够清润肺气、平喘宁嗽、理气化痰，治疗原理为寒凉则补之，湿热则泻之；（2）经常按摩这个穴位，能够治疗咳嗽、气喘、咽喉肿痛、吞咽困难、暴喑、瘿气、瘰疬等；（3）长期按摩这个穴位，对甲状腺肿大还具有治疗、调理作用；（4）配合谷穴治疗瘿气；配大椎穴、合谷穴，有清热利咽的作用，主治暴喑、咽喉肿痛；（5）配天突穴、天溪穴，有行气利咽的作用，主治暴忤气哽。

自我取穴按摩法

① 正坐，一手拇指弯曲，其余四指并拢，手心向内，小指位于结喉旁；
② 以食指的指腹垂直向下按揉其所在之处，有微胀及痛感；
③ 中指和食指并拢，以指腹按揉左右两侧穴位，早晚各一次，每次1～3分钟。

取穴 按摩

精确取穴

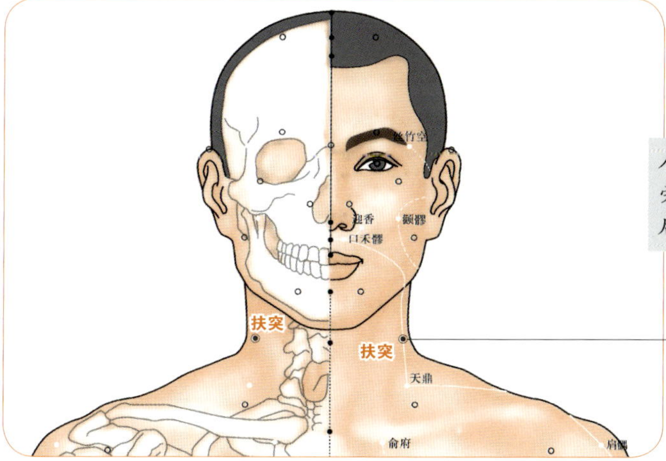

人体的颈外侧部，结喉旁，当胸锁乳突肌前、后缘之间处即是

取穴技巧

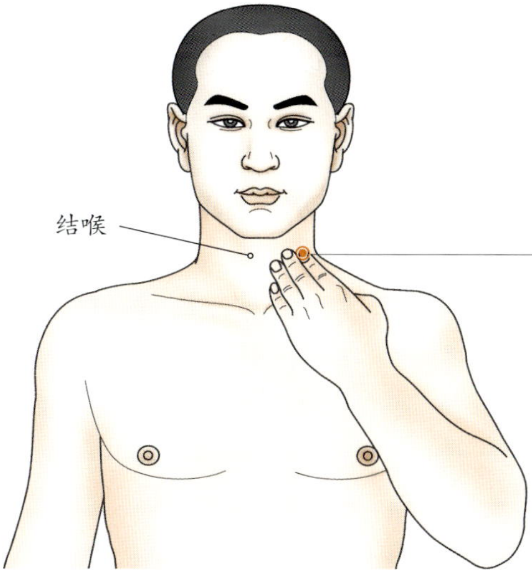

功用

理气润肺，清热祛火

配伍治病

瘿气：扶突配合谷

一手拇指弯曲，其余四指并拢，手心向内，小指位于结喉旁，食指所在位置即是。依此法找出另一穴位

自我按摩

食指和中指并拢，以指腹按压穴位，每次左右各按压 1 ～ 3 分钟。

程度	二指压法	时间/分钟
适度	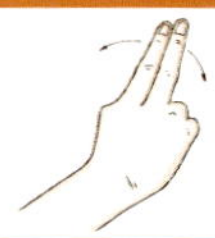	1 ~ 3

017 迎香穴 抛掉鼻炎鼻塞的烦恼

主治 鼻塞 鼻出血 颜面神经麻痹 颜面痒肿

《针灸甲乙经》云："鼻鼽不利，窒洞气塞，㖞僻多涕，鼽衄有痈，迎香主之。"《太平圣惠方》曰："鼻息不闻香臭，偏风面痒及面浮肿。"这说的是迎香穴的作用。鼻塞、流鼻涕、打喷嚏，鼻头红肿得如同小丑一般，这都令人感到懊恼。我们现在身处一个污染严重的工业环境中，鼻窦炎在人群中早已司空见惯。要解决鼻病的烦恼，并不是能够立竿见影的。如果我们经常按摩迎香穴的话，就能使鼻子保持舒畅。北方入秋后，天气越来越干，尤其是冬季房里的暖气，更让人感觉干燥。人体内的燥热之气也逐渐旺盛。在燥气"入侵"之下，人体肺部很容易受伤，不少人也会出现咳嗽、喉咙干痛等情况，原本就有呼吸系统慢性病的人更容易旧病复发。此时，如果能够多按摩鼻翼两侧的迎香穴，就能提升肺卫之气，起到预防肺部疾病的作用。

命名：迎，迎受的意思；香，脾胃五谷之气的意思。此处穴位接受来自胃经的气血，大肠经和胃经都属于阳明经，其气血物质所处的天部层次都相近，迎香与胃经相邻，所以又为低位，于是，胃经的浊气就会下传到此处穴位，所以称为"迎香穴"，它还有一个别名是冲阳穴。

部位：属手大肠经脉的穴位，在鼻翼外缘中点旁，当鼻唇沟中间。

主治：（1）经常按压迎香穴，能够治疗各种鼻症，如鼻腔闭塞、嗅觉减退、鼻疮、鼻内息肉、鼻炎、鼻塞、鼻出血等；（2）按压迎香穴，对口歪、面痒、胆管蛔虫等也有一定疗效；（3）在中医临床中，还利用此穴位治疗面部神经麻痹或痉挛、面部痒肿、面部组织炎、喘息、唇肿痛等；（4）配印堂穴、合谷穴，主治急慢性鼻炎；配四白穴、地仓穴治疗面部神经麻痹、面肌痉挛，配阳陵泉穴治胆管蛔虫病。

自我取穴按摩法

① 正坐或仰卧，双手轻握拳，食指伸直；
② 用食指的指腹垂直按压穴位，有酸麻感；
③ 也可单手拇指与食指弯曲，直接垂直按压穴位；
④ 每天早晚各按一次，每次按压1～3分钟。

取穴 按摩

精确取穴

人体的面部，在鼻翼旁开约 0.1 寸皱纹中

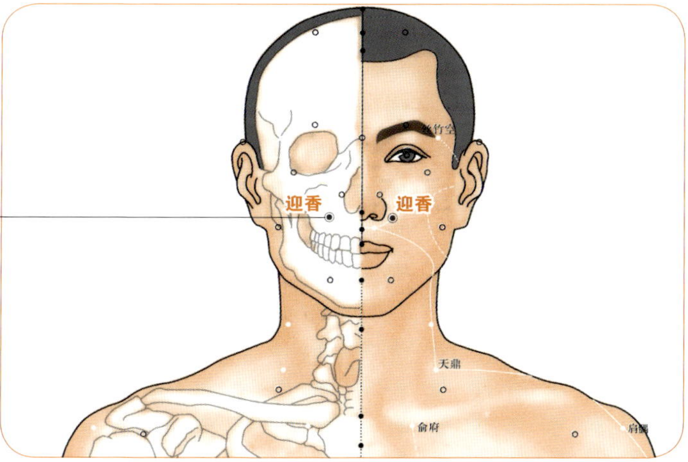

取穴技巧

正坐，双手轻握拳，食指中指并拢，中指指尖贴鼻翼两侧，食指指尖所在的位置即是

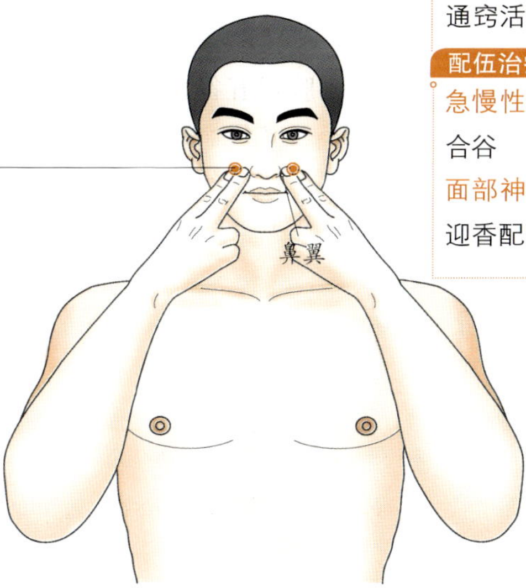

功用

通窍活络，止血驱虫

配伍治病

急慢性鼻炎：迎香配印堂、合谷

面部神经麻痹、面肌痉挛：迎香配四白、地仓

自我按摩

以食指指腹垂直按压，也可用单手拇指与食指弯曲，直接垂直按压穴位。每天按压两次，每次各按压 1 ~ 3 分钟。

程度	食指压法	时间/分钟
适度	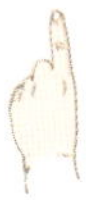	1 ~ 3

第三章 足阳明胃经经穴

足阳明胃经属于胃，络于脾，所以它和胃的关系最为密切，是消化系统非常重要的经穴，同时也和脾有关，维系着人的后天之本。它始于头部鼻旁，循行经额颅中部、颈部，进入锁骨上窝部，再向下经胸、腹、下肢以至足尖，是一条非常长的经脉。

本经主治胃肠病、神志病和头、面、眼、鼻、口、齿疾患，以及经脉循行部位的病症。灵枢·经脉中记载：『是主血所生病者：狂，疟，温淫，汗出，鼽衄，口喎……其有余于胃，则消谷善饥，溺色黄；气不足，则身以前皆寒栗，胃中寒，则胀满。』

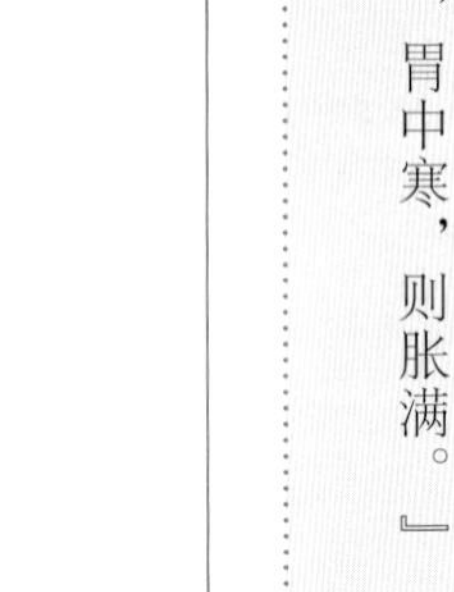

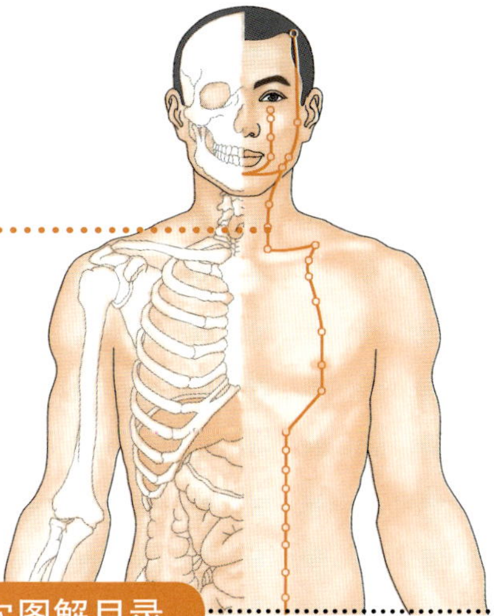

本章看点

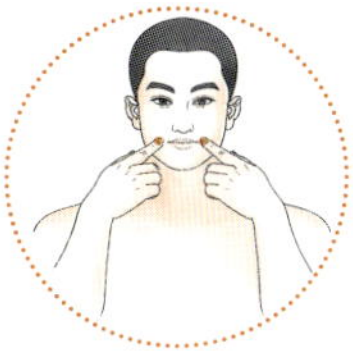

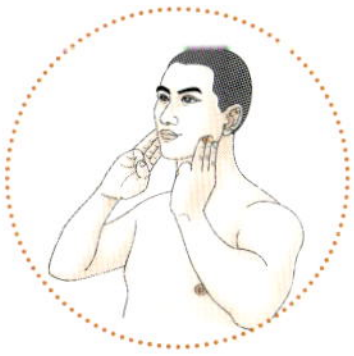

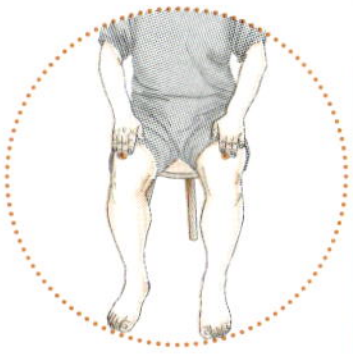

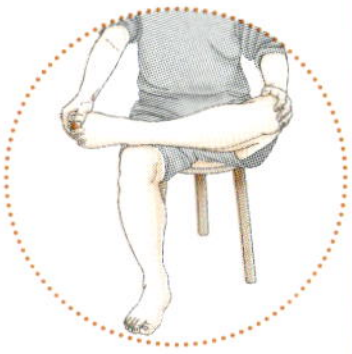

取穴图解目录

承泣穴　还您一双明亮的眼睛
四白穴　明目养颜的好帮手
地仓穴　祛风、治感冒，地仓有疗效
颊车穴　口眼歪斜按颊车
下关穴　要想口耳好，按摩下关少不了
头维穴　头痛不可怕，头维赶走它
人迎穴　咽喉肿、高血压，人迎有办法
乳中穴　祛除目瘤，一个不留
乳根穴　让乳房更健康
滑肉门穴　身材美丽的秘密
天枢穴　天枢帮忙，肠胃健康
归来穴　帮您解决难言之隐
气冲穴　疝气不用怕，气冲医治它
伏兔穴　常按伏兔，腰腿都舒服
犊鼻穴　肛肠病患者的福音
足三里穴　按摩足三里，胃病远离你
丰隆穴　丰隆在手，咳痰不忧
解溪穴　解开您心中的烦恼
内庭穴　手脚冰冷找内庭
厉兑穴　常按厉兑睡眠好

018 承泣穴 还您一双明亮的眼睛

主治 目赤肿痛 流泪 口眼歪斜 夜盲

这个穴位能够治疗各种眼、口、鼻、舌、牙的毛病。《备急千金要方》中记载此穴位能够治疗“目不明，泪出，目眩瞢，瞳子痒，远视漠漠，昏夜无见，目瞤动，与项口参相引。喎僻口不能言”。《外台秘要》云：“禁不宜灸，无问多少，三日以后眼下大如拳，息肉长桃许大，至三十日即定，百日都不见物，或如升大。”《铜人腧穴针灸图经》曰：“禁不宜针，针之令人目乌色，可灸三壮，炷如大麦，忌如常法。”

命名：“承”的意思是受；“泣”指泪、水液。“承泣”的意思是胃经体内经脉的气血物质都是从这里出来的。胃经属阳明经，阳明经多气多血，多气就是指多气态物，多血，血是受热后变成的红色液体，即多液又多热。胃经体表经脉的气血运行是由头走足，为下行。胃经体表经脉和胃经体内经脉构成无端循环。胃经体内经脉气血物质的运行方式是散热上行。此处穴位的物质就是由胃经体内经脉气血上行所化。体内经脉中，气血物质以气的形式上行，并由体内经脉出体表经脉后，经气冷却液化成经水。经水位于胃经的最上部，处于不稳定状态，就像泪液要滴下来一样，所以称“承泣穴”。

部位：承泣穴位于面部，瞳孔直下，当眼球与眶下缘之间。

主治：（1）主要治疗各种眼部疾病，如近视、远视、夜盲、眼颤动、眼睑痉挛、角膜炎、视神经萎缩、眼睛疲劳、迎风流泪、老花眼、白内障、急慢性结膜炎、散光、青光眼、色盲、睑缘炎、视神经炎、视网膜色素变性、眶下神经痛等；（2）对精神神经系统疾病也有一定疗效，如面肌痉挛、面神经麻痹等；（3）配太阳穴治疗目赤肿痛，配阳白穴治疗口眼歪斜。

自我取穴按摩法

① 正坐、仰靠或者仰卧，眼睛直视前方，食指和中指伸直并拢，中指贴在鼻侧；
② 用食指的指尖按压下眼眶的边缘处，有酸痛感；
③ 双手的食指伸直，用食指的指腹按揉左右穴位，每次各按揉1～3分钟。

取穴 按摩

精确取穴

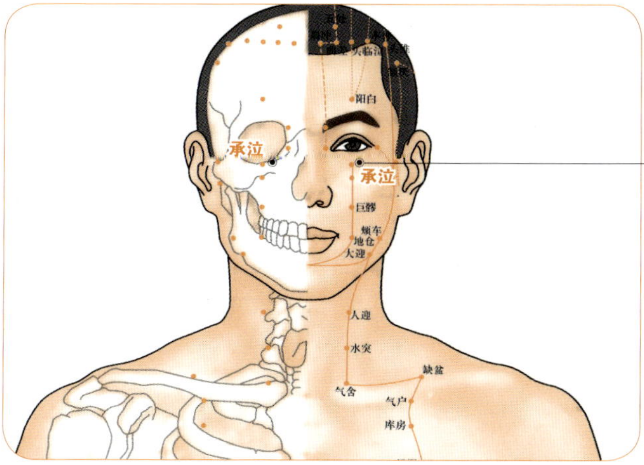

人体面部，瞳孔直下，眼球与眼眶下缘之间

取穴技巧

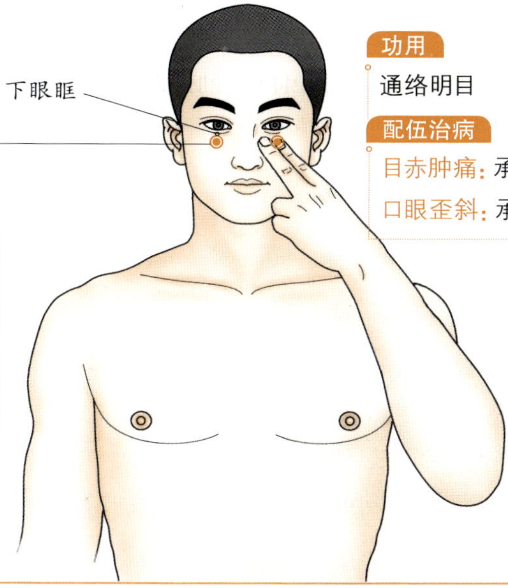

功用

通络明目

配伍治病

目赤肿痛：承泣配太阳

口眼歪斜：承泣配阳白

正坐、仰靠或仰卧，眼睛直视前方，食指与中指伸直并拢，中指贴于鼻侧，食指指尖位于下眼眶边缘处，则食指指尖所在的位置即是该穴

自我按摩

双手食指伸直，以食指指腹揉按左右两穴位，每次各揉按 1 ~ 3 分钟。

程度	食指压法	时间/分钟
轻	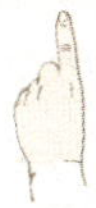	1 ~ 3

019 四白穴 明目养颜的好帮手

主治 目赤痛痒 目翳 眼睑动 口眼歪斜 头痛眩晕

在中小学眼保健操中，有一节是“揉四白穴”，四白穴在眼眶下方的凹陷处。按揉这个穴位，对眼部保健极有好处。《针灸甲乙经》曰：“目痛口僻，戾目不明，四白主之。”《类经图翼》云：“头痛目眩，目赤后翳，瞤动流泪，眼弦痒，口眼喎僻不能言。”《铜人腧穴针灸图经》曰：“凡用针稳审方得下针，若针深，即令人目乌色。”这些记载，都说明了这个穴位的作用和特点。

命名：四，数词，四面八方之意，也指此穴位所在的周围空间；白，可见的颜色，脉之色。胃经的经水在此处穴位迅速汽化成天部之气。此穴的物质是从承泣穴传来的地部之水，性温热，从地部流到四白穴时，因为吸收脾土之热而在此处穴位迅速汽化，汽化后形成的白雾之状充斥四周，清晰可见，所以名“四白穴”。

部位：四白穴位于人体面部，瞳孔直下，眼眶下凹陷处。

主治：（1）按揉四白穴对眼睛保健、治疗近视较有疗效；（2）经常按摩此穴位，还可以有效治疗目赤痛、目翳、眼睑动、口眼歪斜、头痛眩晕等；（3）按揉四白穴，还可以在一定程度上缓解精神神经系统疾病，如三叉神经痛、面神经麻痹、面肌痉挛等；（4）对角膜炎、青光眼、夜盲、结膜瘙痒、角膜白斑、鼻窦炎、胆管蛔虫症等，也有一定疗效；（5）配阳白穴、地仓穴、颊车穴、合谷穴，可以有效治疗口眼歪斜；配攒竹穴可以治疗眼睑动；配涌泉穴、大杼穴，能够治疗头痛；配颊车穴、攒竹穴、太阳穴，有通经活络的作用，能治口眼歪斜、角膜炎。

自我取穴按摩法

① 正坐、仰靠或仰卧，先以两手中指和食指并拢伸直，不要分开，然后中指指肚贴两侧鼻翼；

② 以食指指尖垂直按压所在之处，有酸痛感；

③ 以食指指腹揉按左右穴位，每次1～3分钟。

取穴 按摩

精确取穴

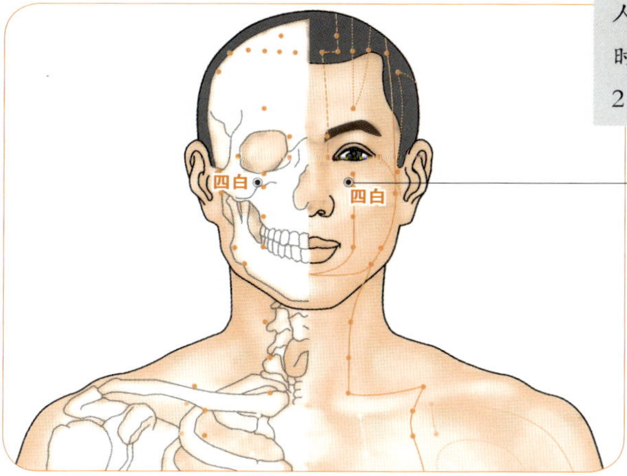

人体面部，双眼平视时，瞳孔正中央下约2厘米处

取穴技巧

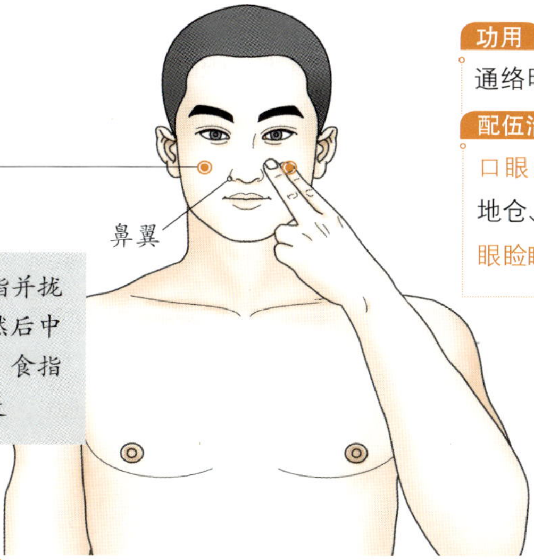

先以两手中指和食指并拢伸直，不要分开，然后中指指肚贴两侧鼻翼，食指指尖所按的位置即是

功用

通络明目，活血养颜

配伍治病

口眼歪斜：四白配阳白、地仓、颊车、合谷

眼睑瞤动：四白配攒竹

自我按摩

双手食指伸直，以食指指腹揉按左右两穴位，每次1～3分钟。

程度	食指压法	时间/分钟
适度	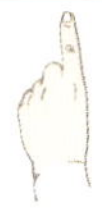	1～3

第三章 足阳明胃经经穴

020 地仓穴 祛风、治感冒，地仓有疗效

主治 颜面神经麻痹 痉挛 疼痛 口歪 三叉神经痛

当你在受了风寒、感冒或者脑卒中时，眼睛、眼皮、脸颊上的肌肉都会跳动不已，严重的时候甚至还有可能口歪眼斜、不能远视、不能闭眼、不能言语；讲话时口齿不清、流口水；吃东西的时候无法咀嚼、眼肌痉挛。一旦出现了这些情形，不但不雅观，还可能会严重影响到患者的心理。遇到这种情况时，可以一边配合中西医师的诊治，一边自己每日按压地仓穴，早晚各按压一次，就会收到良好的治疗和保健效果。《铜人腧穴针灸图经》云："失音，牙齿疼痛，颔颊肿，项强不得回顾。"上述症状都可以用这个穴位来治疗。

命名：地，脾胃之土的意思；仓，五谷存储聚散之所。地仓穴的意思就是指胃经地部的经水在此处聚散。此处穴位的物质是胃经上部各穴位的地部经水聚集而成，再由此处穴位分流输配，具有仓储的聚散作用。因为地仓是一身之粮仓，国家之粮库，由君皇管辖，头为君皇之位，所以，这处穴位在头部而不在腹部。地仓穴也被称为会维穴、胃维穴。这个穴位的气血输配的正常与否，直接维系着人体的各种生理功能是否正常，所以称会维、胃维。

部位：属于足胃经经脉的穴位，位于口角外侧旁开约0.4寸处。

主治：（1）这个穴位对颜面神经麻痹、颜面神经痉挛、疼痛有一定的疗效；（2）经常按压这个穴位，能缓解口歪、流涎、三叉神经痛、眼睑跳动等症状；（3）长期按压这个穴位，对口渴、失音、目昏等病症具有很好的调理保健功效；（4）配颊车穴、合谷穴，有祛风通络活血的作用，能够治疗口歪、流涎、齿痛、唇缓不收等症状；配颊车穴、承浆穴、合谷穴，有通气滞利机关的作用，能治疗口噤不开。

自我取穴按摩法

① 正坐或仰卧，轻轻闭口；

② 举起两手，用食指指甲垂直下压口角两旁的穴位，稍用力掐揉穴位，有酸痛胀麻的感觉；

③ 每天按揉两次，每次1～3分钟。

取穴 按摩

精确取穴

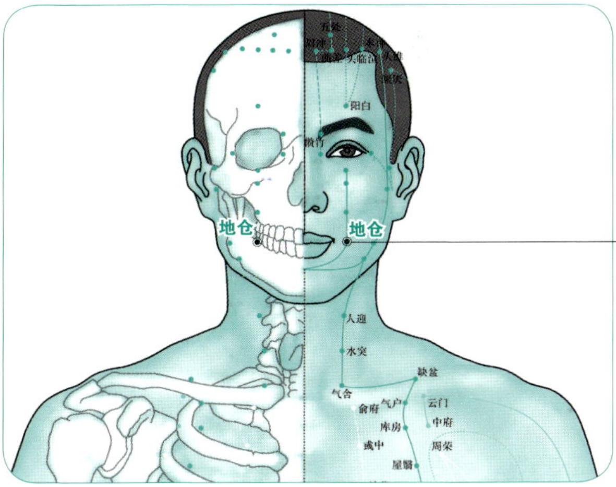

人体的面部，口角外侧旁开 0.4 寸，上直对瞳孔处

取穴技巧

正坐或仰卧，轻闭口，举两手，用食指指甲垂直下压唇角外侧两旁即是

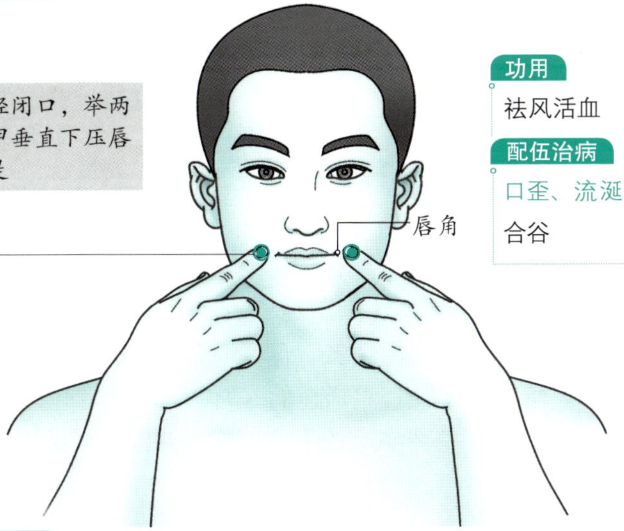

功用

祛风活血

配伍治病

口歪、流涎：地仓配颊车、合谷

自我按摩

用食指指甲垂直下压口角两旁穴位，稍用力掐揉，每次 1 ~ 3 分钟。

程度	食指压法	时间/分钟
重	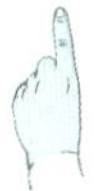	1 ~ 3

021 颊车穴 口眼歪斜按颊车

主 治 口眼歪斜 腮腺炎 颜面神经麻痹 颈部痉挛

做恶作剧的时候，人们经常都会扮个鬼脸，博得大家一笑。而此时，大家也往往会一笑置之。可是，如果遇到的不是扮鬼脸，而是下面这些情况，那么估计谁也笑不出来。例如因病导致的口歪、眼斜，使得面部肌肉看起来极不协调，甚至扭曲变形，还有像患感冒引发的后遗症，或者在脑卒中后导致的口眼歪斜等。那么，遇到这种情况该怎么办呢？其实，只要坚持按摩颊车穴，就具有特殊的疗效。《针灸甲乙经》曰：“颊肿，口急，颊车痛，不可以嚼。”《类经图翼》云：“颊车、地仓、水沟，承浆、听会、合谷，主口眼歪斜。”

命名：颊，指该穴位所在的部位是面颊；车，指运载的工具。“颊车”的意思就是指此处穴位的作用是将胃经的五谷精微气血循着运脉运上头部。此处穴位的物质是从大迎穴传来的五谷精微气血，到达此处穴位后，由于受内部心火的外散之热，气血物质就循着胃经输送到头部，就像用车载一样，所以名叫“颊车”。此处穴位另外还有几个别名，分别是曲牙穴、机关穴、鬼床穴、牙车穴。

部位：属于足胃经经脉的穴位，位于下颌角前上方大约一横指处，按之凹陷处（大约在耳下1寸左右），用力咬牙时，咬肌隆起的地方。

主治：（1）颊车穴对于口眼歪斜具有特殊的疗效；（2）按摩此处穴位对于治牙关不开、颜面神经麻痹、声嘶沙哑、颔颊炎、颈部痉挛等毛病都有良好的效果；（3）长期按压此处穴位，对腮腺炎、下牙痛等病症，也具有良好的保健和治疗功效；（4）配下关穴、阳白穴、合谷穴，可以缓解三叉神经痛，配地仓穴可以治疗口眼歪斜。

自我取穴按摩法

① 正坐或者仰卧，双手的大、小指稍屈，中间三指伸直。
② 用中间三指按压下巴颊部，主要用中指指腹压在咬肌隆起处，有酸胀感；
③ 可以同时左右揉按（也可单侧揉按）；
④ 每次按压1～3分钟。

取穴 按摩

精确取穴

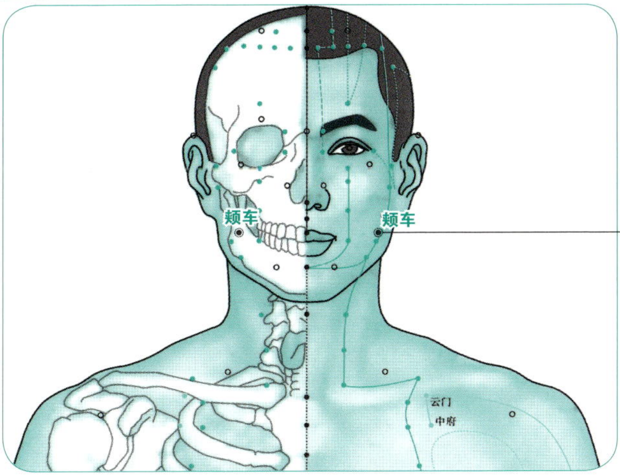

人体的头部侧面下颌骨边角上

取穴技巧

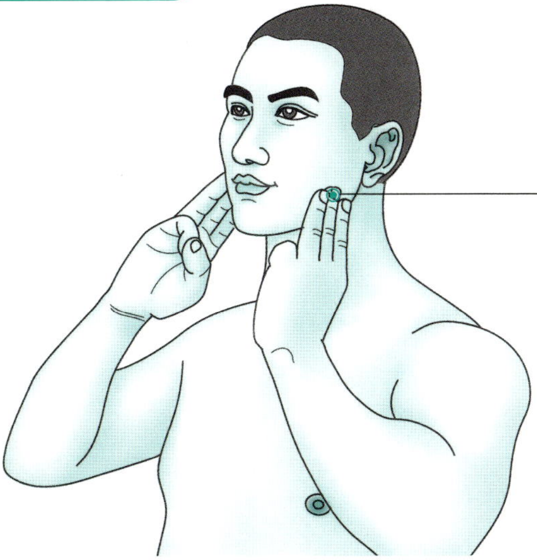

正坐或仰卧，轻咬牙，双手大、小指稍曲，中间三指伸直，中间三指放于下巴颊部，中指指腹压在咬肌隆起处即是

功用

祛风通络，消肿止痛

配伍治病

口眼歪斜、齿痛、颊肿：颊车配地仓、合谷

颞颌关节炎：颊车配下关、合谷

自我按摩

用中间三指揉按两旁穴位，主要用中指指腹用力，每次按压 1 ~ 3 分钟。

程度	三指压法	时间/分钟
适度	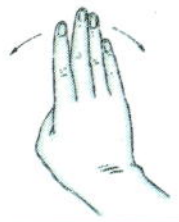	1 ~ 3

第三章 足阳明胃经经穴

022 下关穴 要想口耳好，按摩下关少不了

主治 耳聋 耳鸣 聤耳 牙痛 口眼歪斜

《类经图翼》中说下关穴治“耳鸣耳聋，痛痒出脓”。《铜人腧穴针灸图经》中说下关穴主治“偏风，口目歪，牙车脱臼”。《备急千金要方》中说：“牙齿痛配下关、大迎、翳风、完骨；口失欠、下牙齿痛配下关、大迎、翳风。”《针灸甲乙经》中说“耳鸣耳聋配下关、阳溪、关冲、腋门、阳关。”由此可见，如果能够在现代临床医学中灵活运用下关穴，并辨证选择不同的配穴，将具有非常好的疗效。

命名：下，指此处穴位调节的气血物质属阴、属下的浊重水湿；关，关卡的意思。“下关”的意思就是说，此处穴位对胃经上输头部的气血物质中的阴浊部分具有类似关卡的作用。因为本穴的物质是来自颊车的天部水湿之气，上行至此处穴位后，水湿之气中浊重的部分冷降归地，此处穴位就犹如对上输头部的气血具有严格把关的作用，所以名叫“下关穴”。

部位：下关穴位于人体的头部侧面，耳前一横指，颧弓下陷处，张口时隆起，闭口取穴。

主治：（1）此处穴位具有消肿止痛、聪耳通络、疏风清热、通关利窍的作用。（2）经常按摩下关穴，能够有效治疗耳聋、耳鸣、聤耳等疾病。（3）长期按压下关穴对于齿痛、口歪、面痛、牙关紧闭、面神经麻痹都有良好的疗效。（4）下颌脱臼、颞下颌关节炎、颞下颌关节功能紊乱综合征等，也可利用下关穴进行治疗。（5）按摩下关穴，还能缓解眩晕、颈肿等症状；（6）配合谷穴，能够清热止痛，主治由阳明热邪上扰导致的牙痛；配大迎穴、颊车穴、地仓穴、巨髎穴、风池穴，能够疏风通络，主治风痰阻络造成的面瘫；配听宫穴、太冲穴、中渚穴，能疏风清热降火，聪耳利窍，主治肝胆火旺、耳聋。

自我取穴按摩法

① 正坐、仰卧或者仰靠，闭口，手掌轻轻握拳，食指和中指并拢，食指贴在耳垂旁边；
② 以中指的指腹按压所在部位，有酸痛感；
③ 用双手食指的指腹按压两侧穴位，每次1～3分钟。

取穴 按摩

精确取穴

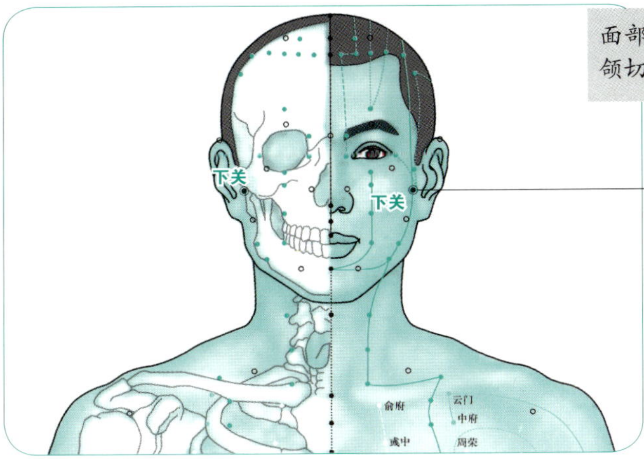

面部耳前方，当颧弓与下颌切迹所形成的凹陷中

取穴技巧

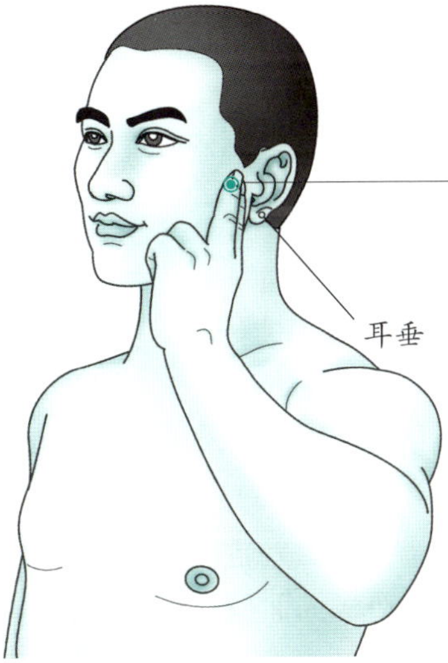

正坐、仰卧或仰靠，闭口，手掌轻握拳，食指和中指并拢，食指贴于耳垂旁，中指指腹所在位置即是

功用

祛风活血，通窍止痛

配伍治病

耳疾：下关配翳风

自我按摩

用双手食指、中指指腹按压穴位，每次1～3分钟。

程度	二指压法	时间/分钟
适度	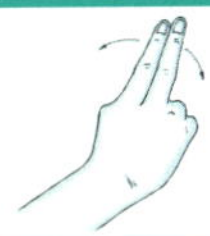	1～3

023 头维穴 头痛不可怕，头维赶走它

主治 头痛 目眩 口痛 流泪 脸部痉挛

关于这个穴位，《黄帝内经素问》王冰注：“足少阳、阳明之会。”《针灸甲乙经》曰：“寒热头痛如破，目痛如脱，喘逆烦满，呕吐，流汗难言。”《医宗金鉴》云：“头维、攒竹二穴，主治头风疼痛如破，目痛如脱，泪出不明。”这些描述，说明了此穴位的性质和用处。人脸上的皮肤和身体的皮肤是不一样的。脸上之所以能够呈现出快乐、悲哀，那是因为面部神经在起作用。如果脸上感到疼痛或者痉挛，不但影响生活，患者也会感到非常痛苦；即使能够忍受痛苦，也会表现出非常不自然的表情，让别人感到奇怪。对这些情况都要尽快治疗。治疗的方法并不难，只要经常按摩头维穴就可以了。

命名：“头”是指穴位所在的位置，也指穴内物质调节的人体部位是头；“维”是维持、维系的意思。“头维”的意思就是说此处穴位的气血物质具有维持头部正常秩序的作用。头部乃诸阳之会，要依靠各条经脉不断输送阳气及营养物质才能够维持正常运行。“头维穴”也被称为额大穴。

部位：头维穴位于头侧部的发际中，在发际点向上一指宽处，嘴动时该处肌肉也会动（当额角发际上0。5寸，头正中线旁开4。5寸）。

主治：（1）经常按摩头维穴，可以治疗寒热头痛、目痛多泪、喘逆烦满、呕吐流汗、眼睑瞤动不止、面部额纹消失、迎风泪出、目视不明等症；（2）对偏头痛、前额神经痛、血管性头痛、精神分裂症、面神经麻痹、脑卒中后遗症、高血压、结膜炎、视力减退等，都具有一定的疗效。（3）配大陵穴，治疗头痛如破、目痛如脱；配攒竹穴、丝竹穴，治眼睑瞤动；配临泣穴、风池穴，治疗迎风流泪之症；配角孙穴、百会穴，治疗血管性头痛；配后溪穴、太冲穴、涌泉穴，治疗精神分裂症等。

自我取穴按摩法

① 正坐、仰靠或仰卧，食指与中指并拢，中指指腹位于头侧部发际里发际点处；
② 用食指指腹按压所在之处，有酸胀感；
③ 在瞬间吐尽空气的同时，用双手拇指指腹强压，每秒钟按压1次，如此重复10～20次。

取穴 按摩

精确取穴

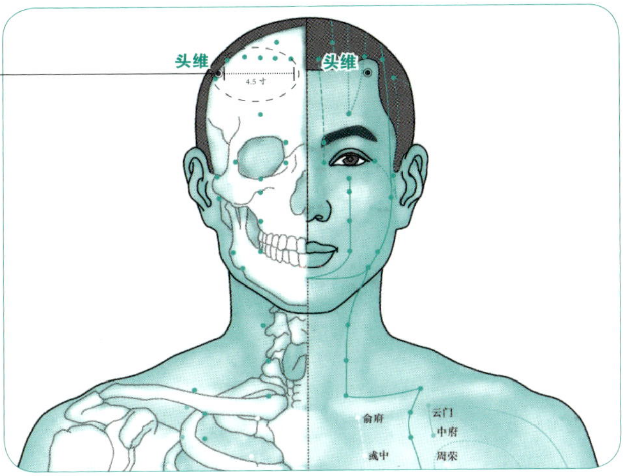

头侧部，当额角发际上 0.5 寸，头正中线旁 4.5 寸处

取穴技巧

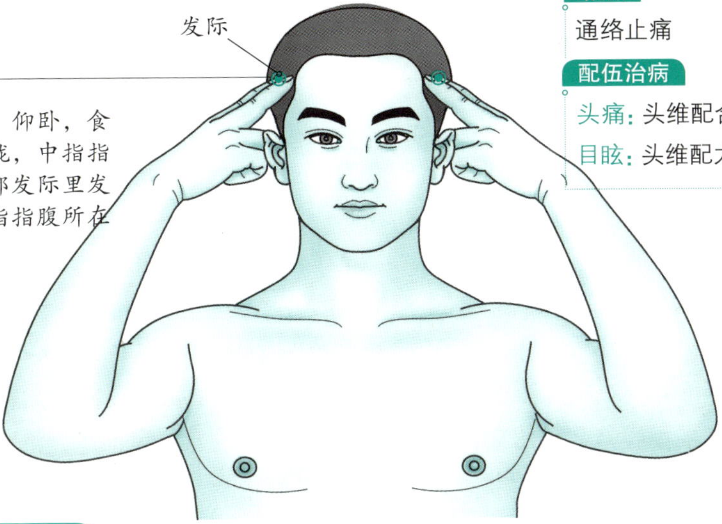

正坐或仰靠、仰卧，食指与中指并拢，中指指腹位于头侧部发际里发际点处，食指指腹所在处即是

功用

通络止痛

配伍治病

头痛：头维配合谷

目眩：头维配太冲

自我按摩

在瞬间吐尽空气的同时，用双手拇指指腹强压，每秒钟按压 1 次，如此重复 10 ~ 20 次。

程度	拇指压法	时间/秒
重	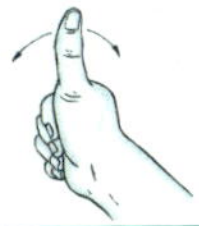	10 ~ 20

024 人迎穴 咽喉肿、高血压，人迎有办法

主 治 咽喉肿痛 气喘 瘰疬 瘿气 高血压

现代女性以脸瘦为美，以面部皮肤紧缩为美，以单下巴为美。反之，双下巴被视为肥胖的标志，皮肤松弛被视为衰老的象征。为此，很多女性不惜重金购买各种各样的高档美容品，或者定期前往美容院做美容、按摩，有的甚至采用动手术等方式。其实，根本不必把美容弄得如此复杂，根据中医临床理论，只要我们找准了相关的穴位，每天能够坚持不懈地按压此穴位，就可以轻轻松松达到美容的效果，既能节省大量钱财，也不用忍受不必要的痛苦。而这个可以帮助我们紧缩皮肤、除去双下巴的穴位，就是人迎穴。关于这个穴位，《针灸甲乙经》说："禁不可灸，刺入四分，过深不幸杀人。"《铜人腧穴针灸图经》云："治吐逆霍乱，胸满喘呼不得息。"

命名：人，民众的意思，此处指人体的胸腹部；迎，迎受的意思。"人迎"的意思就是指胃经气血由此处穴位向胸腹以下的身体部位传输。因为此穴物质是由地仓穴分流传来的地部经水，其传输部位是头部以下的胸腹手足，与大迎穴传送上头的气血相比，头部为君，其所受气血为大、为尊；胸腹手足部为臣，气血物质的配送方式不同，所以称"人迎"。此穴位也被称为天五会穴、五会穴，指穴内气血包含着人体五脏六腑等各个部位所需要的各种营养物质。

部位：位于颈部，在前结喉外侧大约0.9寸处。

主治：（1）长期按摩人迎穴，对咽喉肿痛、气喘、瘰疬、瘿气、高血压具有良好的疗效；（2）配大椎穴、太冲穴治疗高血压；（3）经常用手指按压人迎穴，还有利于增进面部的血液循环，能够使脸部的皮肤紧缩，并且可以去除双下巴。

自我取穴按摩法

① 正坐或者仰靠，大拇指和小指弯曲，中间三指伸直并拢，将无名指放在结喉旁边；
② 用食指的指腹按压所在部位，有酸胀感；
③ 用大拇指的指腹上下轻轻按压穴位，每天早晚按压左右两侧穴位，每次1～3分钟。

取穴 按摩

精确取穴

颈部，结喉旁，当胸锁乳突肌的前缘，颈总动脉搏动处

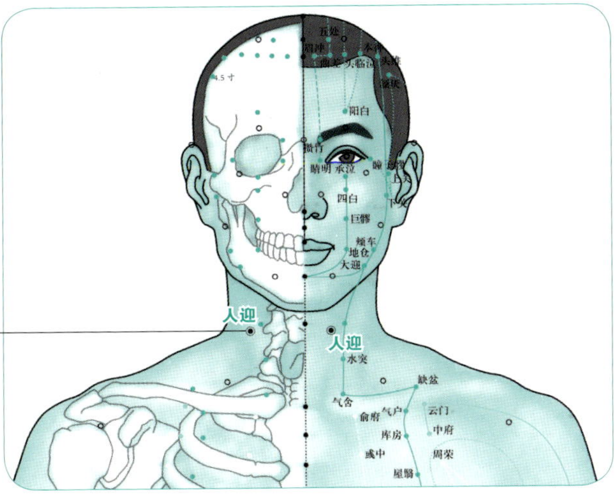

取穴技巧

正坐或仰靠，拇指与小指弯曲，中间三指伸直并拢，将无名指置于结喉旁，食指指腹所在的位置即是

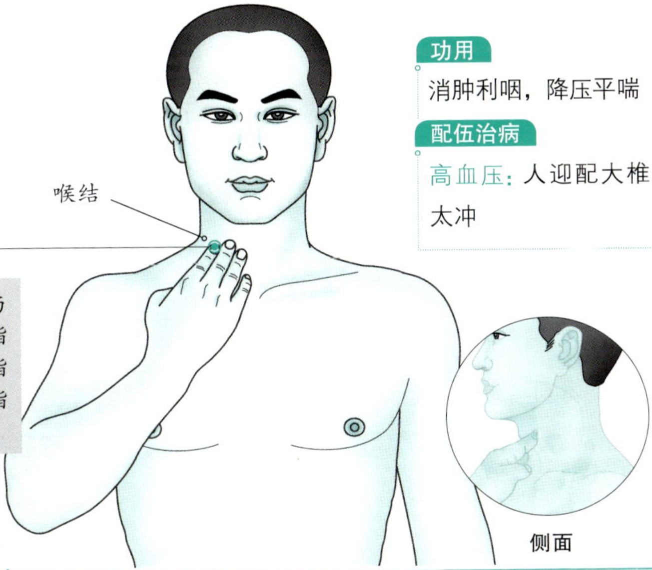

侧面

功用

消肿利咽，降压平喘

配伍治病

高血压：人迎配大椎、太冲

自我按摩

以拇指指腹轻轻上下按压人迎穴，左右各 1 ~ 3 分钟。

程度	拇指压法	时间/分钟
轻	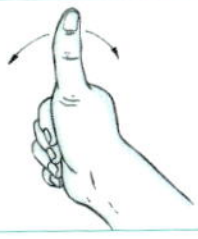	1 ~ 3

025 乳中穴 祛除目瘤，一个不留

主治 目瘤 癫痫 月经不调

关于乳中穴，《黄帝内经素问》云："刺乳上，中乳房，为肿根蚀。"《针灸甲乙经》曰："禁不可灸刺，灸刺之，不幸生蚀疮，疮中有脓血清汁者可治。疮中有息肉，若蚀疮者死。"这个穴位位于乳头，母亲产后的乳汁就是从乳头中出来的。乳汁是液态物质，乳头却在人体坐标系中处于高位，那么，为什么乳汁能从人体那么高的地方流出来呢？因为乳汁是人体精血所化，精血性热，在人体内的变化是一个汽化的过程。汽化之气从地部升到天部，然后在天部冷却液化，液化后的乳汁在人体内部高压的作用下，就从乳头流了出来。而乳头除了能够给孩子喂奶，也是性敏感部位。夫妻在行房事时，在前戏调情中，抚摸揉按乳头能够挑起性欲，并促进爱液的分泌。除了在性和哺乳方面的作用，我们的眼睛也在某种程度上受乳头的影响。说到这里你可能会觉得奇怪，眼睛怎么能跟乳头联系起来呢？是的。不知你有没有遇到这样的情况，就在偶尔会发现在眼睛的内眼角或者眼皮上有一些细细的小疙瘩或者肉瘤，看着不仅影响美观，严重的时候甚至还会影响到视力，在这种情况下，只要每天早晚各按揉乳头上的乳中穴一次，就有很好的调理保健效果。

命名：乳指乳房；中的意思是正。乳中穴就是指此处穴位在乳头的正中之处。乳中穴也名乳首穴、当乳穴。

部位：属于足胃经经脉的穴位，在乳头的正中央。

主治：（1）经常按揉此穴位，能够治疗目瘤。朱丹溪说："乳房，胃经经气所经，乳头，肝经经气所经，肝开窍于目，所以能够治疗目瘤。"（2）按摩乳中穴，还可以治疗癫痫，对月经也有调理作用；（3）按摩乳中穴具有隆乳健胸的作用；（4）按摩乳中穴，还能够治疗性冷淡，在夫妻行房事的时候，是前戏调情的重要穴位。

自我取穴按摩法

① 正坐或仰卧；

② 用大拇指或者食指，轻捏揉转乳头，或者用食指的指腹按压乳头，会有一种又麻又痒的感觉；

③ 同时按揉左右两乳头，每次轻揉1～3分钟。

取穴 按摩

精确取穴

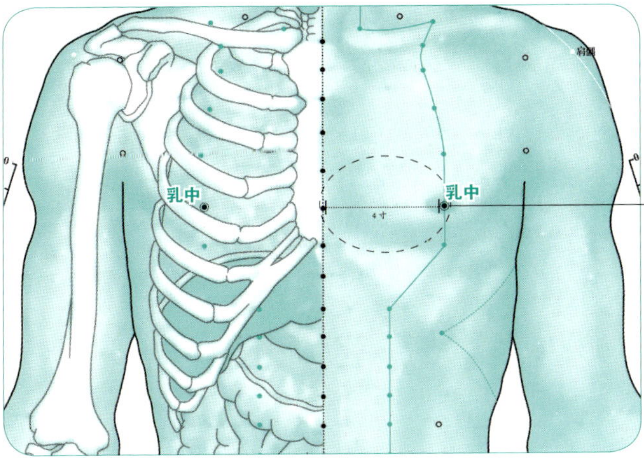

人体的胸部，当第四肋间隙，乳头中央，距前正中线4寸处

取穴技巧

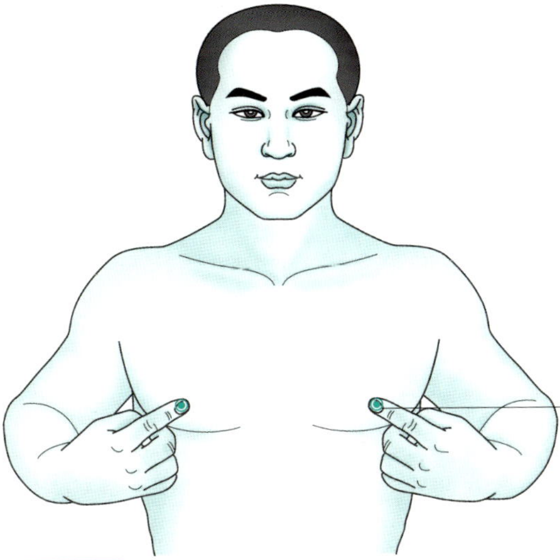

功用

通窍明目

配伍治病

产后乳少：乳中配乳根

将食指指腹放于胸部乳头中央，则食指指腹所在的位置即是

自我按摩

大拇指和食指轻捏揉转乳头或以食指指腹按压，每次轻揉1～3分钟。

程度	食指压法	时间/分钟
轻	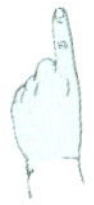	1～3

026 乳根穴 让乳房更健康

主治 乳痛 乳腺炎 乳汁不足 胸痛 心闷

快节奏的生活，紧张的工作，竞争带来的压力，以及由于生活水平的提高，大量食用高脂肪高蛋白饮食，致使成年女性患上乳腺增生、乳房纤维囊肿、乳瘤、乳癌的概率不断升高。乳房一旦发生病变，就会影响到健康，严重的甚至必须做手术切除，不仅对身心是严重的打击，也会影响到女性身体曲线的美感。还有的女性嫌弃自己的乳房太小，为了拥有傲人挺立的乳房，做隆胸手术，人为地使乳房增大。其实，要保证乳房的健康和美丽，平时的自我保健非常重要。每天早晚各花三分钟按摩乳根穴，能使胸部的各种血凝气滞得到缓解，对乳房能起到良好的自我保健的作用，也具有增大乳房的效果。《针灸甲乙经》云：“胸乳下满痛，膺肿，乳根主之。”《医宗金鉴》中说这个穴位能治疗“小儿龟胸”。

命名：乳，乳房，即此处穴位所在的部位；根，本的意思。“乳根”的意思就是说此处穴位是乳房发育的根本。因为穴在乳根部，故名乳根。此处穴位的物质是胃经上部经脉气血下行而来，由于气血物质中的经水不断汽化，再加上从膺窗穴传到体表的心部之火，所以，此穴中的气血物质实际上已无地部经水，而是火生之土。由于穴中的脾土微粒干硬结实，对乳房上部的肌肉具有承托作用，是乳房肌肉承固的根本，所以称为“乳根”，也称薜息穴。

部位：属足胃经经脉的穴位，在人体胸部，乳头直下，乳房根部凹陷处。

主治：（1）经常按揉此处穴位，对乳痈、乳痛、乳腺炎、乳汁不足等病症具有很好的疗效；（2）长期按压此处穴位，还能够治疗胸痛、心闷、咳嗽、气喘、呃逆、肋间神经痛、狭心症等病症，具有很好的调理保健作用；（3）配少泽穴、膻中穴，治疗乳痈；配乳中穴，治疗乳汁不足。

自我取穴按摩法

① 仰卧或正坐；
② 轻举两手，覆掌于乳房，大拇指在乳房上，其余四指在乳房下；
③ 用中指和无名指的指腹稍微用力按压穴位，有痛感；
④ 每天早晚各揉按一次，每次3～5分钟。

取穴 按摩

精确取穴

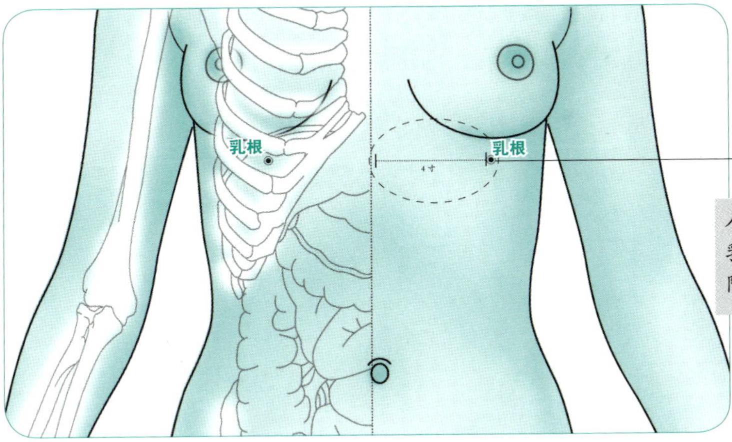

人体胸部，乳头直下，乳房根部，当第五肋间隙，距前正中线4寸处

取穴技巧

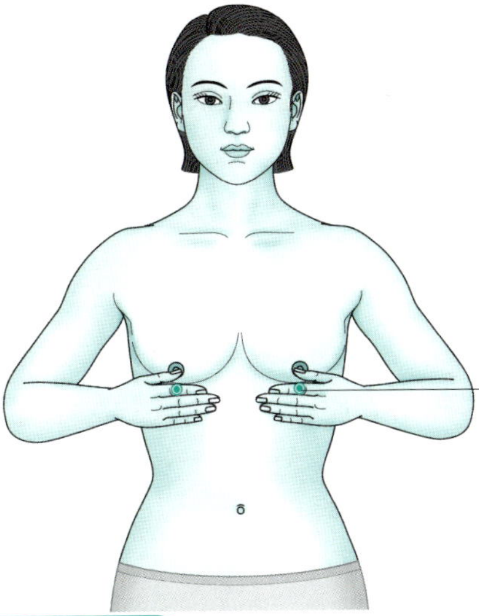

功用

通络止痛，活血平喘

配伍治病

乳汁不足：乳根配乳中

仰卧或正坐，轻举两手，覆掌于乳房，大拇指在乳房上，其余四指在乳房下，中指贴于乳房边缘，食指第二指节所在的位置即是

自我按摩

以中、食指指腹着力按压，每天早晚各揉按3～5分钟。

程度	二指压法	时间/分钟
适度	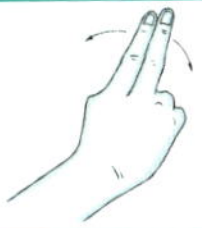	3～5

027 滑肉门穴 身材美丽的秘密

主 治 吐舌 舌强 慢性胃肠病 胃出血

物质生活水平提高了，生活富裕了，丰衣足食，难免大鱼大肉、美酒佳肴。这并不打紧，重要的是，当你低下头俯视自己的肚子时，就会惊讶地发现，不知道在什么时候，腹部已经悄然“挂”上了“游泳圈”。要知道，爱美可是人的天性，所以，趁着还没有臃肿不堪，还没有到举步维艰的时候，赶快下决心减肥吧！减肥这事儿说难也难，说简单也简单。难的是毅力，是坚持；简单是因为并不复杂。只要你能够每天坚持不懈地按摩滑肉门穴位，就能够起到减肥的显著效果。关于这个穴位，《外台秘要》曰：“主狂癫疾，吐舌。”《类经图翼》曰：“癫狂，呕逆，吐血，重舌，舌强。”

命名：滑，滑行的意思；肉，脾之属，土的意思；门，出入的门户。“滑肉门”的意思是说胃经中的脾土微粒在风气的运化下，输布人体各部位。此处穴位的物质是从太乙穴传来的强功风气，而本穴所处的位置是脾所主的腹部，土性燥热，在风气的作用下脾土微粒吹刮四方。脾土微粒的运行如同滑行之状，所以名“滑肉门”，也称滑肉穴、滑幽门穴。

部位：属足胃经经脉的穴位，位于人体上腹部，在肚脐上方1寸处，距前正中线2寸。

主治：（1）经常按摩滑肉门穴，能够治疗吐舌、舌强、重舌等病症；（2）每天坚持按摩此处穴位，对调理人体脂肪、健美减肥具有非常明显的效果；（3）长期按压此处穴位，对慢性胃肠病、呕吐、胃出血、月经不调、不孕症、肠套叠、脱肛等疾病，都具有很好的调理保健效果；（4）配足三里穴，能够治疗胃痛。

自我取穴按摩法

① 仰卧或正坐；
② 举起双手，掌心向下，放置在肚脐上1寸，旁开2寸的部位；
③ 用食指、中指、无名指的指腹垂直下按，因为此处肉厚，所以要稍微用些力，再向外拉，用力揉按，有酸、胀、痛的感觉；
④ 早晚各按揉一次，每次按揉1～3分钟。

取穴 按摩

精确取穴

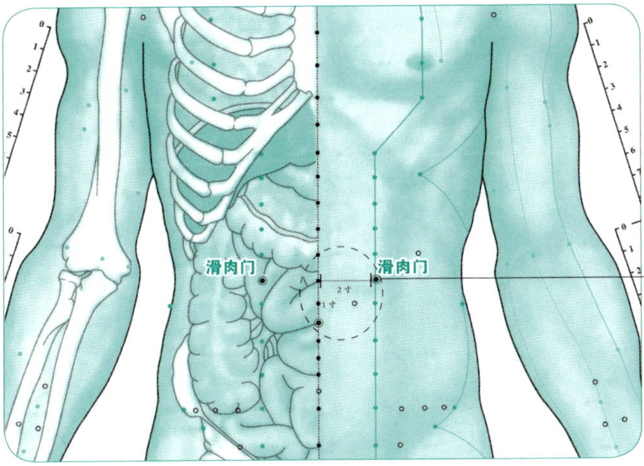

人体的上腹部，当脐中上1寸，距前正中线2寸处即是

取穴技巧

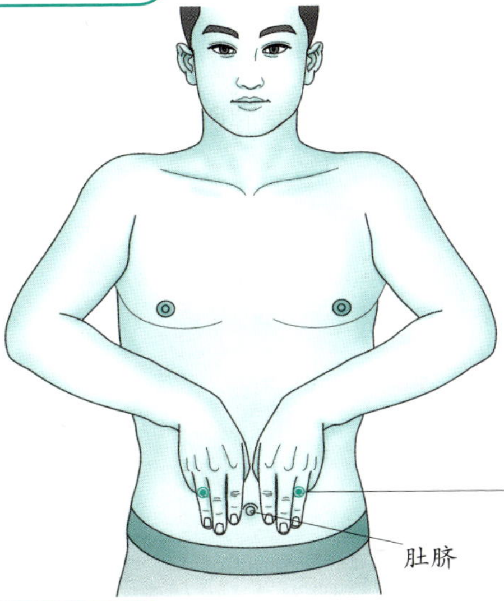

功用

通络止痛，活血平喘

配伍治病

胃痛：滑肉门配足三里

仰卧或正坐，拇指与小指弯曲，中间三指伸直并拢，手指朝下，以食指第一关节贴于肚脐之上，则无名指第二关节所在位置即是该穴

自我按摩

以食、中、无名三指指腹垂直下按，再向外拉，用力揉按，早晚各一次，每次揉按 1 ～ 3 分钟。

程度	三指压法	时间/分钟
重	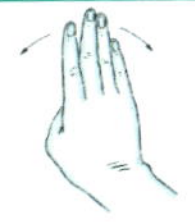	1 ~ 3

028 天枢穴 天枢帮忙，肠胃健康

主治 便秘 腹泻 腹痛 虚损劳弱

《备急千金要方》曰："小便不利……灸天枢百壮。天枢，主疟阵寒，热盛狂言。天枢，主冬月重感于寒则泄，当脐痛，肠胃间游气切痛。"《针灸大成》云："妇人女子癥瘕，血结成块，漏下赤白，月事不时。"这说的都是此穴位的作用。现代人由于各种各样的原因，经常受到消化不良和排泄不畅的困扰，尤其不正常的排便，如便秘，或者吃了腐坏的食物拉肚子，腹痛难忍，等等，都会让人极其难受，不但对身体健康不利，情况严重的还会影响到工作、学习。如果你遇到了这种情况，只要按摩天枢穴，就能够有效刺激并调整肠胃的蠕动，起到良好的改善作用。

命名：天枢是天星名，即天枢星。在这里，用天枢来比喻天地之气相交的中点，正居人身体之中点，应天枢星象，所以名为"天枢"。此外，脾胃是后天之本，在五行中属土。此处穴位是足胃经经脉的脉气发出的部位，位于胃经的枢纽位置，所以名"天枢"，也称长溪穴、谷门穴、长谷穴、循际穴、谷明穴、补元穴、循元穴。元气是先天之气，即肾气，它与生俱来，不可改变，并随着人的生长发育不断消耗。后天之气盛，元气消耗慢；后天之气衰，元气消耗快。补充后天之气就是间接补充了人体元气。此处穴位输出的强盛之气具有补充强化人体后天之气的作用。

部位：属足胃经经脉的穴位，在中腹部，肚脐左右两侧2寸处。

主治：（1）此处穴位正好在大肠通过的地方，经常按摩，能够治疗便秘、腹泻、肠鸣等病症；（2）按揉此处穴位，对腹痛、虚损劳弱、伤寒等疾病有很好的抑制作用；（3）长期按压此处穴位，对中暑呕吐、男性生殖器疾病、月经不调、不孕等病症有很好的调理、保健疗效。

自我取穴按摩法

① 仰卧或正坐；

② 轻举双手，用左手按压左边穴位，右手按压右边穴位，手掌心向下，用食指、中指、无名指的指腹垂直下按并向外揉压，施力点在中指的指腹；

③ 每天早晚各一次，每次各揉按1～3分钟。

取穴 按摩

精确取穴

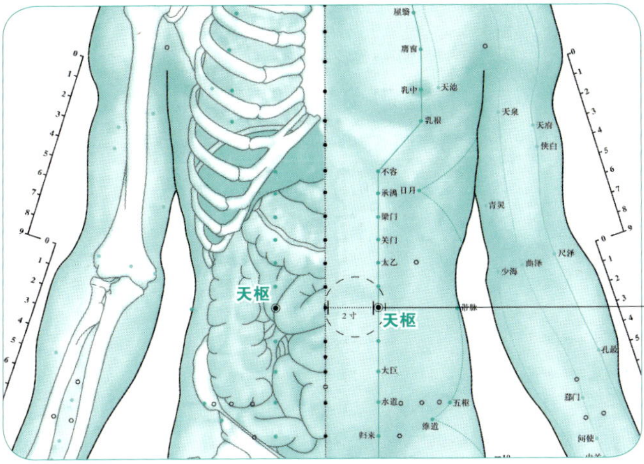

腹中部，平脐中，距脐中2寸处

取穴技巧

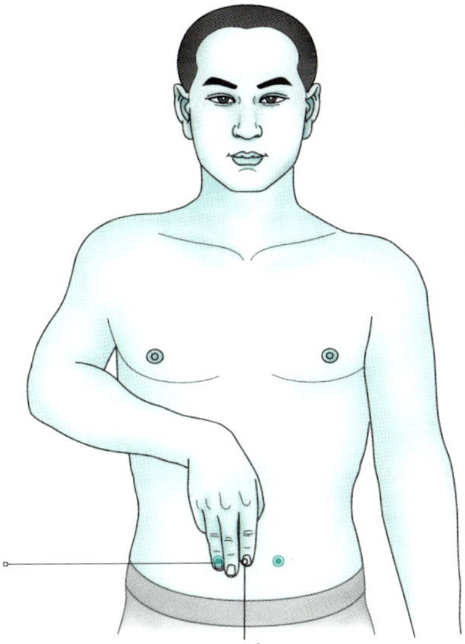

仰卧或正坐，双手手背向外，拇指与小指弯曲，中间三指并拢，以食指指腹贴于肚脐，无名指所在的位置即是该穴

功用

调理肠胃，调经止痛

配伍治病

消化不良、腹泻：天枢配足三里

细菌性痢疾：天枢配巨虚、曲池

自我按摩

双手掌心向下，以食指、中指、无名指三个手指头垂直下按并向外揉压，施力点在中指指腹。每天早晚各按一次，每次各揉按 1 ~ 3 分钟。

程度	三指压法	时间/分钟
适度	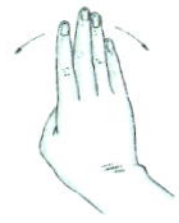	1 ~ 3

029 归来穴 帮您解决难言之隐

主治 疝气 月经不调 不孕 腹痛 畏寒

对男人来说，最常困扰他们的是疝气；对女人来说，最常困扰她们的是痛经。如果能够坚持长期按摩归来穴，不仅可以治疗疝气和痛经，而且对于因为肾脏寒湿导致的男子卵缩（睾丸内收）和女子子宫脱垂等各种疾病，都有良好的疗效。《针灸大成》中说，这个穴位“主小得奔豚，卵上入腹，引茎中痛，七疝，妇人血脏，积冷”。《针灸甲乙经》中说：“奔豚，卵上入，痛引茎，女子阴中寒。”

命名：从水道穴传来的地部经水到达本穴后，受冲脉外散之热的影响，经水汽化，逆胃经上行，就像流去之水复又归来，所以名“归来穴”。关于这个穴位命名的说法很多，根据《铜人腧穴针灸图经》中说：“它可以治妇人血脏积冷，有调经种子的功能。故可待夫君归来而有子也。”第二种说法是：此处穴位为养生吐纳时，腹气下降归根之处，所以名为归来；第三种说法是：此处穴位对妇科疾病的功效就如同中药里面的当归，所以名叫归来穴；第四种说法是：还者为归，返者为来，因为此处穴位主治睾丸上缩、小腹引痛、子宫脱垂等疾病，治疗此穴，可以使气血旺盛，并让下垂或上缩之疾复归原处，因此名叫归来。归来穴也被称为溪穴、豁谷穴、溪谷穴。

部位：属足胃经经脉的穴位，位于人体下腹部，在脐中下面4寸，距前正中线2寸。

主治：（1）按摩此处穴位，能够治疗疝气及月经不调、不孕、带下、子宫内膜炎、阳痿、睾丸炎、阴茎病等男女生殖器方面的病症；（2）长期按压此处穴位，对腹痛、虚弱、畏寒等病症，具有良好的调理、保健功能；（3）配大敦穴治疗疝气；配三阴交穴、中极穴，治疗月经不调。

自我取穴按摩法

① 仰卧或正坐；
② 举起双手，用食指、中指、无名指的指腹垂直按下腹部两侧穴位处；
③ 中指稍微用力，由内向外揉按，有微微的刺痛和酸胀的感觉；
④ 每天早晚各揉一次，每次按揉1～3分钟。

取穴 按摩

精确取穴

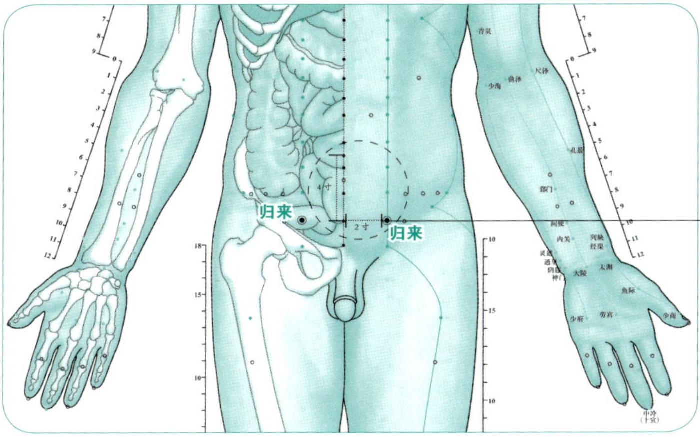

人体的下腹部，当脐中下4寸，距前正中线2寸处

取穴技巧

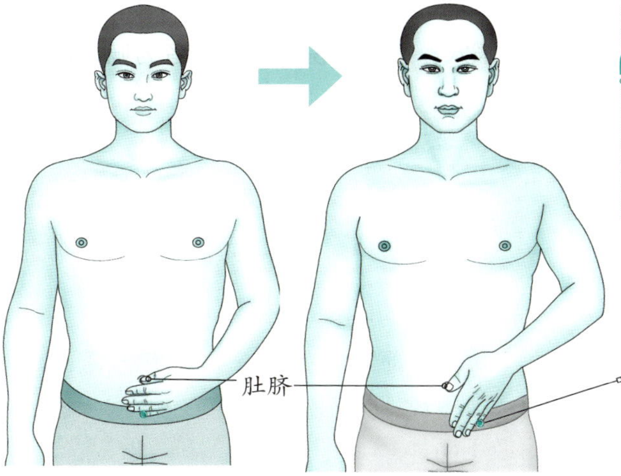

功用

调经止痛，治疝气

配伍治病

五淋：归来配三阴交

泻痢便秘、绕脐腹痛：归来配公孙、水分、天枢、足三里

仰卧，左手五指并拢，拇指贴于肚脐处，其余四指位于肚脐下，找到肚脐正下方小指所在的位置，并以此为基点，跷起拇指，并拢其余四指，手指朝下，把食指贴于此基点，则小指所在的位置即是左穴。以同样方法找到右穴

自我按摩

举双手，以食、中、无名三指指腹垂直下按小腹部两侧穴位处。中指最为用力，由内而外揉按，每日早晚两侧穴位各揉按1～3分钟。

程度	三指压法	时间/分钟
适度	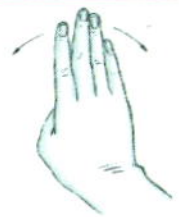	1～3

030 气冲穴 疝气不用怕，气冲医治它

主治 肠鸣腹痛 疝气 月经不调 不孕

《素问·痿论篇》中说："冲脉者，经脉之海也，主渗灌溪谷，与阳明合于宗筋，阴阳总宗筋之会，会于气街，而阳明为之长……"意思是说冲脉是人体各经脉之源，并且会于足阳明气街穴，气街穴就是气冲穴。此外，《黄帝内经素问》中还说："刺气街，中脉，备不出为肿鼠仆。"关于这个穴位的作用，《备急千金要方》云："主腹中满热，淋闭不得尿。"关于这个穴位的特点，《铜人腧穴针灸图经》云："炷如大麦，禁不可针。"这个穴位，既能够有效治疗腹痛，也对女性的月经不调、痛经等症状具有调理和改善的作用。

命名：气，指此处穴内的气血物质是气；冲，突的意思。"气冲"的意思是说此处穴位的气血物质是气，它的运行状况是冲突而行。因为本穴的物质有两个来源，一是归来穴下行的细小经水，二是体内冲脉外传体表之气。由于冲脉外传体表之气强劲有力，运行如冲突之状，所以名气冲穴。气冲穴也称气街穴、羊屎穴。"气街穴"是指此处穴位物质有体内冲脉外传之气，因其气强劲有力，循胃经通道运行较远，犹如长街一样，所以名"气街"；"羊屎穴"是指此处穴位外传之气坚实饱满。

部位：在人体的腹股沟上方一点，即大腿根里侧，当脐中下约5寸处，距前正中线2寸，穴位下边有一根跳动的动脉，即腹股沟动脉。

主治：（1）长期按压这个穴位，能够治疗腹痛、疝气、月经不调、不孕、阳痿、阴肿等病症；（2）配气海穴治疗肠鸣、腹痛；配曲泉穴、太冲穴，有温经理气的作用，能够治疗疝气。

自我取穴按摩法

① 仰卧，右手五指并拢，指尖朝左，把大拇指放在肚脐处，找出肚脐的正下方，小指边缘的边位，再以此为基点，右手中间三指并拢，指尖朝下，把食指放在这个基点上，此时，无名指按压所在部位，有酸胀感；

② 用食指的指腹按揉这个穴位；

③ 每天早晚左右各按揉1～3分钟。

取穴 按摩

精确取穴

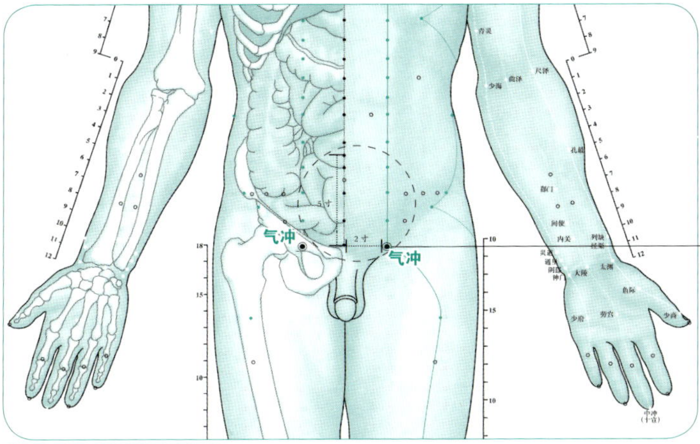

人体的腹股沟稍上方，当脐中下5寸，距前正中线2寸处

取穴技巧

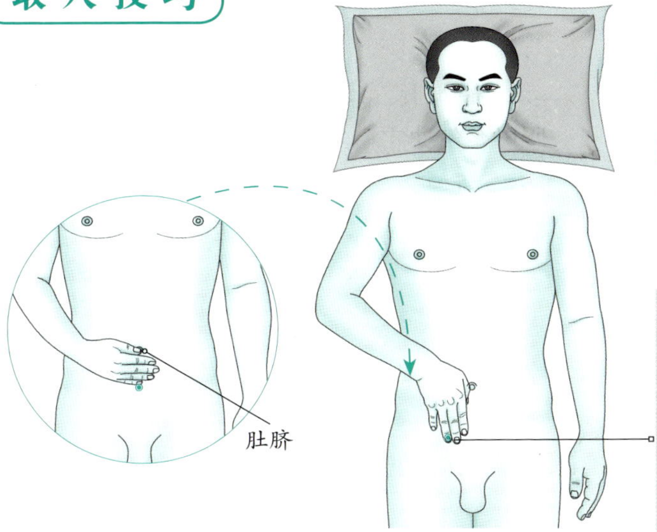

功用

行气活血，温通筋脉

配伍治病

肠鸣腹痛：气冲配气海

仰卧，右手五指并拢，指尖朝左，将拇指放于肚脐处，找出肚脐正下方，小指边缘的位置，再以此为基点，右手中间三指并拢，指尖朝下，将食指置于此基点，则无名指所在的位置即是该穴

自我按摩

以食指指腹揉按，每日早晚左右各揉按1～3分钟。

程度	食指压法	时间/分钟
适度	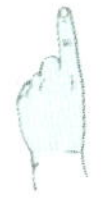	1～3

031 伏兔穴 常按伏兔，腰腿都舒服

主 治 腰痛 膝冷 下肢神经痛 麻痹瘫痪

在现代都市生活中，由于缺乏运动等方面的原因，中年以上的人，膝盖和脚都非常容易患上各种各样的毛病，比如双脚酸软无力。膝盖冰冷等。遇到这种情况时，只要能够每天坚持按摩伏兔穴，就能够促进下肢膝盖及双脚的气血循环，并使膝盖和双脚的病患得到改善。关于这个穴位，《针灸甲乙经》云："寒疝，下至腹膝，膝腰痛如清水，大腹诸疝，按之至膝上。"《备急千金要方》云："狂邪鬼语，灸伏兔。"

命名：伏，停伏、降伏的意思；兔，五行中属卯木，喻风。"伏兔"的意思就是指胃经气血物质中的脾土微粒在此沉降堆积。此处穴位的物质是从气冲穴、髀关穴传来的地部经水及水湿风气，到本穴后风停气息，随风飘扬和随经水冲刷的脾土微粒沉降堆积，犹如停伏一样。伏兔穴也被称为外沟穴、外丘穴。"外沟""外丘"的意思是指胃经气血物质中的脾土微粒在此沉降堆积，并且沉降在胃经的经脉之外。伏兔穴在膝盖上6寸处，此处的大腿肉肥如兔，跪着的时候就像潜伏的兔子一样，这也是"伏兔穴"这一名称的来历。

部位：属足胃经经脉的穴位，在人体的大腿前面，髂前上棘与髌骨外侧端的连线上，髌骨上6寸处。

主治：（1）按摩伏兔穴，能够有效治疗腰痛、膝冷、下肢神经痛、下肢麻痹瘫痪、膝关节炎等疾患；（2）此处穴位对于治疗荨麻疹、疝气、脚气也有一定疗效；（3）长期按压此处穴位，能够舒筋活血，对于全身血液循环不良等病症，具有良好的保健、调理功能；（4）配髀关穴、阳陵泉穴，能够治疗下脚痿痹；配髀关穴、犊鼻穴，有疏通经络的作用，能够治疗腿膝疼痛。

自我取穴按摩法

① 正坐或跪坐；
② 用双手的食指、中指、无名指的指腹垂直下按，因为此处肌肉肥厚，紧绷坚硬，不易用力，可以轻握拳，用手背的指关节突起处揉按穴位，揉按的时候有酸痛感；
③ 每天早晚各揉按一次，每次各揉按1～3分钟。

取穴 按摩

精确取穴

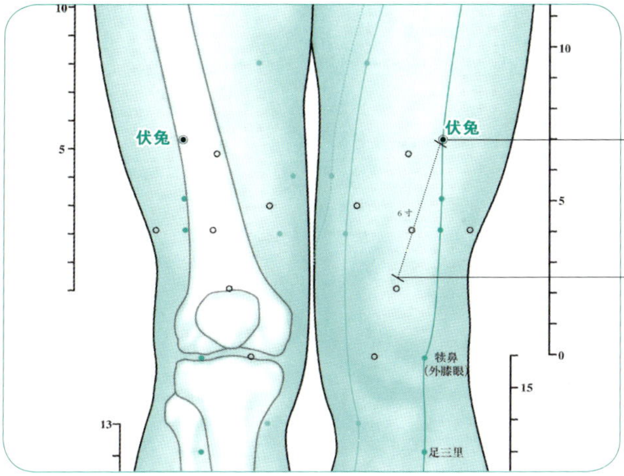

大腿前面，髂前上棘与髌骨外侧端的连线上，髌骨上6寸处

取穴技巧

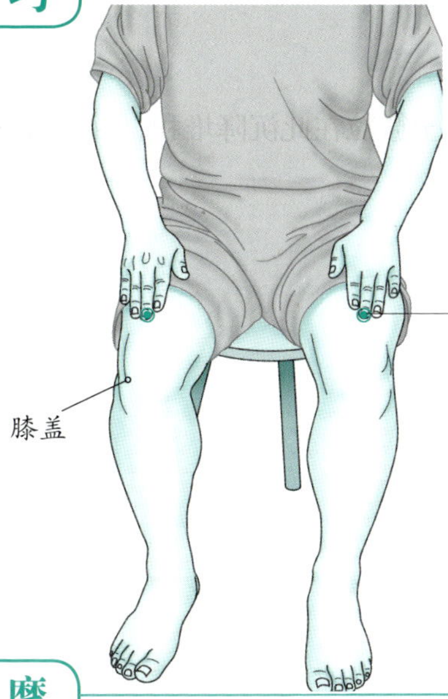

功用

通络，活血，止痛

配伍治病

下肢痿痹：伏兔配髀关、阳陵泉

正坐，双手食、中、无名三指放于大腿的前外侧，从膝盖上线再向上1/3处，其余两指跷起，则中指所在位置即是该穴

自我按摩

用双手食、中、无名三指垂直揉按，或者轻握拳，用手背指节突起处揉按。每天早晚各揉按一次，每次各揉按1～3分钟。

程度	三指压法	时间/分钟
适度	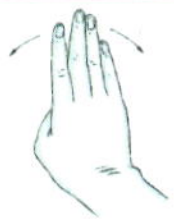	1～3

032 犊鼻穴 肛肠病患者的福音

主 治 膝关节痛 下肢麻痹 脚气水肿 大便失禁

老年人到了一定的岁数之后，就很容易大便失禁，就是无法控制大便。一些身体患有某些疾病的人，也会因为控制不了大便，经常下痢或者将大便拉在床上或裤裆中。造成这种情况的原因主要是因为肛门括约肌的功能消失或者减退了。还有一些人经常感到膝中疼痛、酸软，要么无法站立，要么不能久站。其实，遇到这些情况时，只要能够长期坚持按摩犊鼻穴，就具有很好的保健调节作用，并能够使病情多多少少得到一些改善。关于这个穴位，《黄帝内经素问》云："刺膝髌出液为跛。"《针灸资生经》云："膝及膝下病；膝膑痈肿。"

命名：犊的意思是指小牛、脾土；鼻的意思是指牵牛而行的上扪之处。"犊鼻"的意思是说此处穴位的地部脾土微粒被流过的胃经经水带走。因为此处穴位的物质是从梁丘穴传来的地部经水，从梁丘穴的高位直接流落到本穴的低位，经水的运行方式就如同瀑布垂直跌落一样，而本穴的地部脾土微粒又被经水承运而行，就如同牛被牵引着顺从行走一样。犊鼻穴也称外膝眼穴，"外膝眼"就是指此处穴位为膝外凹陷处，看上去如同小牛的鼻孔，这也是这个名称的由来。

部位：属足胃经经脉的穴位。屈膝，在膝部，髌骨和髌韧带外侧的凹陷中。

主治：（1）该处穴位具有通经活络、疏风散寒、理气消肿止痛的作用，长期按摩此处穴位，能够治疗膝关节痛、下肢麻痹、脚气水肿、膝脚无力，不能久站等病症；（2）长期按压这个穴位，对肛门括约肌功能消失或减退、常下痢或大便失禁等，也具有很好的治疗、调理、保健作用；（3）配阳陵泉穴、足三里穴治疗膝痛。

自我取穴按摩法

① 正坐或仰卧、膝盖关节做90° 弯曲；
② 双手掌心向下，轻置膝盖上；
③ 用中指的指腹用力伸入穴位，垂直揉按，会有酸胀感和痛感；
④ 每天早晚各揉按一次，每次各揉按1～3分钟。

取穴 按摩

精确取穴

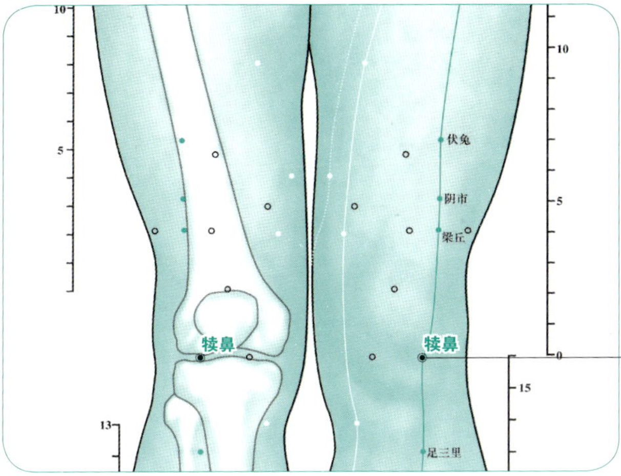

膝部，髌骨下缘，髌韧带（髌骨与胫骨之间大筋）两侧有凹陷，其外侧凹陷中即是该穴

取穴技巧

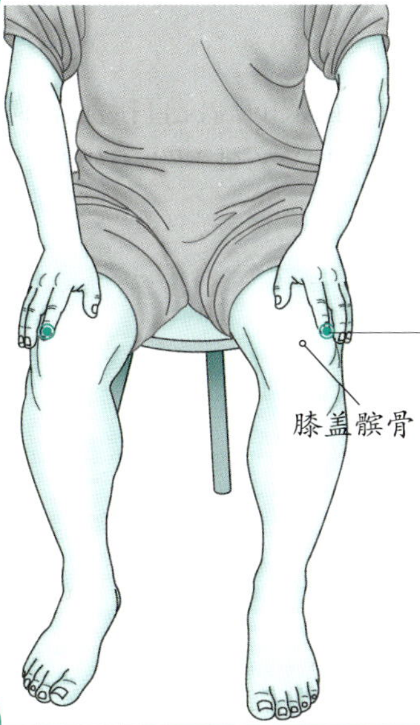

功用

通经活络，疏风散寒，理气消肿，止痛

配伍治病

膝痛：犊鼻配阳陵泉、足三里

膝麻木：犊鼻配髀关、阳陵泉

双手掌心向下，轻置于膝盖上，中指放于膝盖髌骨下外侧的凹陷处，则中指所在位置即是该穴

自我按摩

双手掌心向下，轻置膝盖上。以中指指腹用力伸入穴位，垂直揉按。每天早晚各揉按一次，每次各揉按 1 ~ 3 分钟。

程度	中指折叠法	时间/分钟
适度	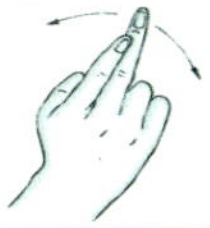	1 ~ 3

033 足三里穴 按摩足三里，胃病远离你

主治 急慢性胃炎 胃溃疡 神经痛 胸中瘀血

你有没有遇到过这种情况，早晨正准备出门，却突然感到胃部抽搐，或者遇到胃腹闷胀、吐酸、呕吐、腹泻、便秘等症状。对于这些症状，只要经常按摩足三里穴，就能够达到治疗保健的效果。《灵枢·五邪》云："邪在脾胃，则病肌肉痛，阳气有余，阴气不足，则热中善饥；阳气不足，阴气有余，则寒中肠鸣腹痛。阴阳俱有余，若俱不足，则有寒有热。皆调于足三里。"

命名：足三里是胃经的合穴，也就是胃脏精气功能的聚集点，主治腹部上、中、下三部之症，因此名为"三里"。此穴位于人体下肢，为了和手三里相区别，所以称为"足三里"。

部位：属足阳明胃经经脉的穴位，位于小腿前外侧，当犊鼻穴下3寸，距胫骨前嵴一横指（中指）处。

主治：（1）此穴有养生保健的功能，能够增强体力、消除疲劳、强壮神经、预防衰老，对结核病、伤风感冒、高血压、低血压、动脉硬化、冠心病、心绞痛、风心病、肺心病、脑出血后遗症具有预防治疗的作用，经常按摩能够祛病延年，所以也称长寿穴；（2）经常按摩能够理脾胃、调气血、补虚弱，防治肠胃疾病，对胃肠虚弱、胃肠功能低下、食欲不振、羸瘦、腹膜炎、肠鸣、腹泻、便秘、消化吸收不良、肝脏疾患、胃痉挛、急慢性胃炎、口腔及消化道溃疡、急慢性肠炎、胰腺炎、腹水膨胀、肠梗阻、痢疾、胃下垂等，都具有很好的疗效；（3）长期按摩此穴对于胸中瘀血、乳痈、心腹胀满、脚气、眼疾等病症，也具有很好的调理保健功能；（4）按摩此穴还能增强下肢体力，防治四肢肿满、倦怠、股膝酸痛、软弱无力等症，对胫腓骨神经痛、坐骨神经痛、小儿麻痹、风湿痹痛、末稍神经炎等都有疗效。

自我取穴按摩法

①正坐，屈膝90°；
②除大拇指外，其余四指并拢，放在外膝眼直下四横指处；
③用中指的指腹垂直用力按压，有酸痛、胀、麻的感觉，并因人的不同感觉向上或向下扩散；
④每天早晚各揉按一次，每次各揉按1～3分钟。

取穴 按摩

精确取穴

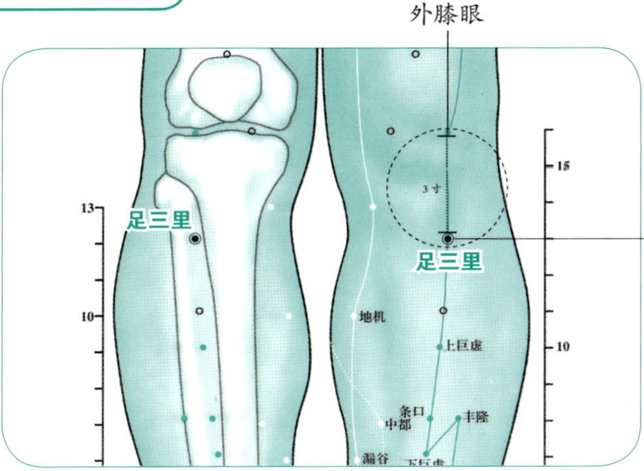

外膝眼下 3 寸，距胫骨前嵴一横指，当胫骨前肌上

取穴技巧

正坐，屈膝 90°，手心对髌骨（左手对左腿，右手对右腿），手指朝向下，无名指指端处即是该穴

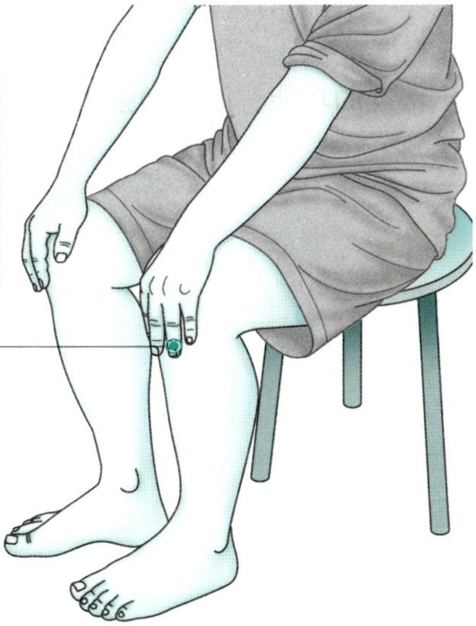

功用

通经活络，疏风散寒，理气消肿，止痛

配伍治病

膝痛：犊鼻配阳陵泉、足三里

膝麻木：犊鼻配髀关、阳陵泉

自我按摩

以中指指腹垂直用力按压，每日早晚各揉按一次，每次各揉按 1 ~ 3 分钟。

程度	中指折叠法	时间/分钟
重	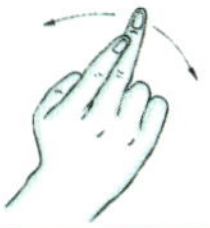	1 ~ 3

034 丰隆穴 丰隆在手，咳痰不忧

主治 痰多 咳嗽 头痛 眩晕 下肢神经痉挛

有的人胸闷有痰，整天都在咳嗽，而且喉咙经常感到淤塞，等到好不容易咳出了一口浓痰后，却又不知道该吐到哪里。或者夜里等到好不容易睡着了，却突然感到喉咙里有一口浊痰，不得不从床上爬起来，把痰咳出来吐出去后，才能安心再睡。这种情形已经非常严重地干扰到了日常生活，成为现代人的梦魇。不过，遇到这种情况也不用担心，只要坚持长期按摩丰隆穴，就能够使情况得到改善。因为丰降穴是一个疗效很好的化痰穴，对人体具有很好的调理保健功能。《针灸甲乙经》曰："厥头痛，面浮肿，烦心，狂见鬼，嘻笑不休。"《备急千金要方》曰："主胞痛如刺，腹若刀切痛。"

命名：丰隆穴是足胃经与足脾经的络穴，因为足胃经谷气（胃食五谷之气）隆盛，至此丰溢，穴上肌肉丰满而隆起，所以名为"丰隆"。此处穴位物质主要是从条口穴、上巨虚穴、下巨虚穴传来的水湿云气，到达本穴后，水湿云气化雨而降，并且降雨量很大，就像雷雨的轰隆声一样。此穴也称足阳明络穴，因为此处穴位处于胃经下部，气血物质汇聚而成的天之下部的水湿云气，为云化雨降之处，气压低下，胃经及脾经天部水湿浊气汇合于此，所降之雨又分走胃经及脾经各部，有联络脾胃二经各部气血物质的作用。

部位：属足胃经经脉的穴位，位于足外踝上8寸（大约在外膝眼与外踝尖的连线中点）处。

主治：（1）丰隆穴是中医针灸中最好的化痰穴，长期按压此处穴位，能够化痰湿、宁神志，主治痰多、咳嗽等疾患；（2）长期按压此穴，还能够治疗头痛、眩晕、下肢神经痉挛、麻痹，便秘、尿闭等病症，具有很好的调理、保健功能；（3）配风池穴，治疗眩晕；配尺泽穴、肺俞穴，治疗痰多咳嗽。

自我取穴按摩法

① 正坐、屈膝、垂足；
② 按取外膝眼到外踝尖连线中点；
③ 用食指、中指、无名指的指腹按压（中指用力）穴位，有酸痛感；
④ 每天早晚各揉按一次，每次各揉按1～3分钟。

取穴 按摩

精确取穴

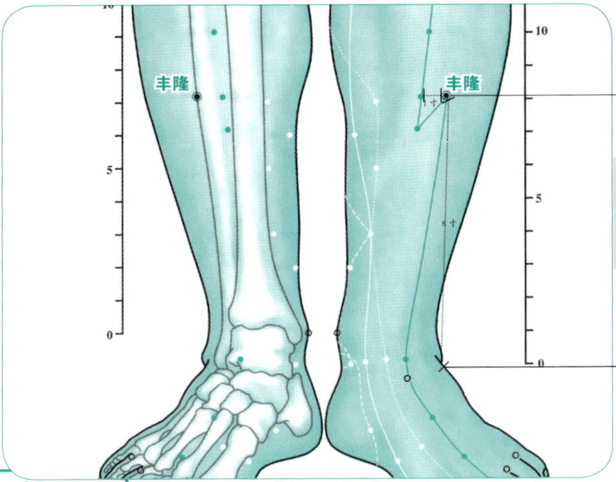

外踝尖上8寸，条口穴外1寸，胫骨前嵴外两横指处。

外踝尖

取穴技巧

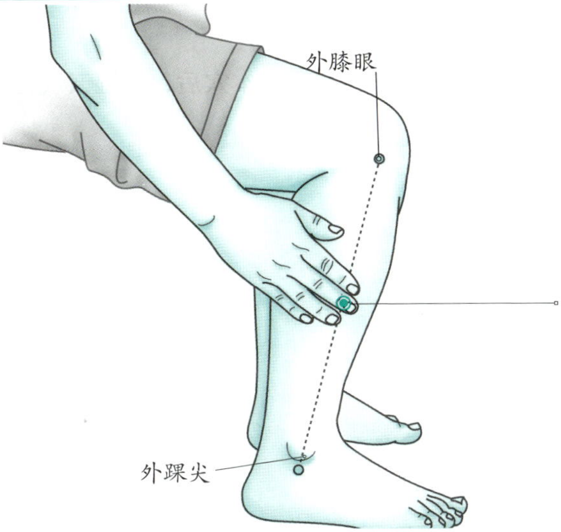

功用

化痰，通络，活血，止痛

配伍治病

眩晕：丰隆配风池

咳嗽痰多：丰隆配肺俞、尺泽

正坐、屈膝、垂足，一手手指放于同侧腿的侧部，其中中指位于外膝眼到外踝尖连线的中点处，则中指所在位置即是该穴

自我按摩

以食、中、无名三指指腹按压（中指用力）穴位，每日早晚各揉按一次，每次各揉按1～3分钟。

程度	三指压法	时间/分钟
适度	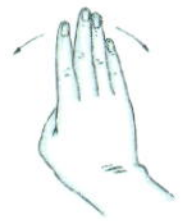	1～3

035 解溪穴 解开您心中的烦恼

主 治 牙疼 目赤 头痛 眩晕 腹胀

不知道你有没有发现，有的时候，明明没有蛀牙，可是牙齿却非常疼。不但牙疼，而且心烦、眉棱骨痛，眼睛还布满了红丝，或者脸面的颜色不知道是什么原因越来越泛灰黑色，并伴有浮肿的现象。如果这样的话，那就赶紧按摩你的解溪穴。按摩解溪穴，不但能使上述症状得到改善，还有很好的保健、调理效果。《针灸甲乙经》曰："白膜覆珠，瞳子无所见；风水面肿，颜黑。解溪主之。"《备急千金要方》云："腹大下重；厥气上柱腹大；膝重脚转筋，湿痹。"《类经图翼》曰："泻胃热。"

命名：解，散的意思；溪，地面流行的经水。"解溪"的意思就是指胃经的地部经水由本穴解散并流溢四方。此穴的物质是丰隆穴传来的地部经水，经水流于本穴后，因为此处穴位的通行渠道狭小，所以地部经水满溢而流散经外，因此名为"解溪"。此穴位在足背跗骨两筋之间的凹陷处，据《医学入门》记载："足腕上、系鞋带处之陷凹中，适当吾人束缚鞋带之处，解而开之，因名解溪"。解溪穴也称草鞋带穴、鞋带穴。

部位：属于足胃经经脉的穴位，在足背踝关节横纹的中点、两筋之间的凹陷处。

主治：（1）因为此处穴位能引上焦（胸部，乳房以上的部位）郁热下行，所以，按摩此穴位，能够治疗牙疼、烦心、目赤等病症；（2）长期按摩此处穴位，对头痛、眩晕、腹胀、便秘、脚腕痛、下肢痿痹、肾炎、肠炎、口痛及眼疾等病症，都有很好的调理、保健功能；（3）现代中医临床中，常利用此穴治疗足下垂、神经性头痛、胃肠炎、踝关节及周围的软组织疾患；（4）配昆仑穴、太溪穴，治疗踝部疼痛；配商丘穴、血海穴，治疗腹胀。

自我取穴按摩法

① 正坐，腿屈膝，脚放平；
② 用同侧的手掌抚膝盖处，大指在上，其余四指的指腹循胫骨直下至足腕处，在系鞋带处，两筋之间有一凹陷；
③ 用中指的指腹向内用力按压；
④ 每天早晚各按压一次，每次各按压1～3分钟。

取穴 按摩

精确取穴

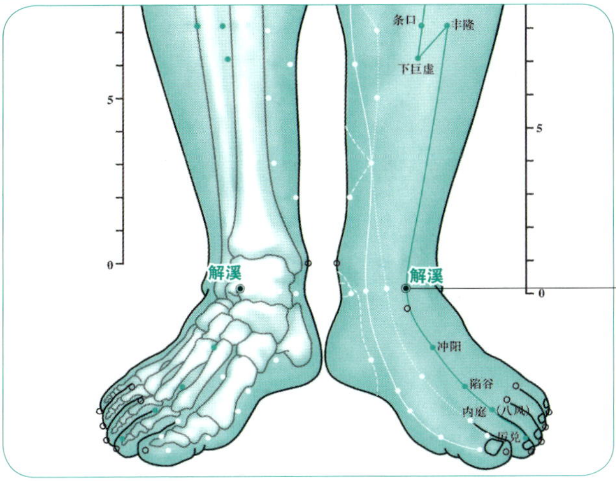

足背与小腿交界处的横纹中央凹陷处，当拇长伸肌肌腱与趾长伸肌肌腱之间

取穴技巧

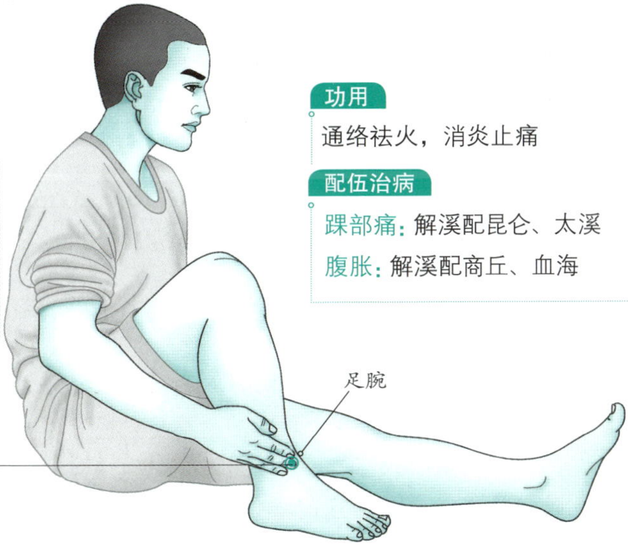

正坐，一腿屈膝，脚放平，用同侧的手掌抚膝盖处，大指在上，其余四指指腹循胫骨直下至足腕处，在系鞋带处，两筋之间的凹陷即是该穴

功用

通络祛火，消炎止痛

配伍治病

踝部痛：解溪配昆仑、太溪

腹胀：解溪配商丘、血海

自我按摩

以中指指腹向内用力按压穴位，每天早晚各按压一次，每次各按压1～3分钟。

程度	中指折叠法	时间/分钟
重	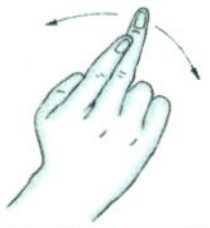	1～3

036 内庭穴 手脚冰冷找内庭

主 治 四肢冰冷 鼻出血 口歪 咽喉肿痛 胃痛吐酸

你是否经常感到自己双手双脚都是冰凉的？你是否觉得自己浑身气血不畅？你是否喜欢闭门在家中独自静坐？你是否厌恶嘈杂的人声以及嘈杂的环境？你是否经常心烦意乱？如果这样的话，那就赶快按摩你的内庭穴吧，一定会起到立竿见影的效果。“内庭次趾外，本属足阳明。能治四肢厥，喜静恶闻声。瘾疹咽喉疼，数欠及牙疼。疟疾不能食，针着便惺惺。”这首歌谣，说的就是内庭穴的作用。

命名：内，指深处；庭，指居处。首先，因为此处穴位对喜静卧、恶闻声等病症具有疗效，患了这样的病症之后，就好似要深居在内室之中，闭门独处，不闻人声，所以名叫内庭。其次，因为这个穴位治疗的病症，几乎不在穴位近处，而是多在头、脑、腹、心这样的部位，它的主要作用与人体内部组织有关，门内称庭，此穴之下为厉兑穴，兑在《易经》中指的是口，口为门，此处穴位在门之内，所以名为内庭穴。

部位：属足胃经经脉的穴位，在足的第二、第三趾之间，脚叉缝尽处的陷凹中。

主治：（1）如果时常四肢冰冷，喜欢独处静卧，不喜欢听闻人声，那么按摩此穴位有一定疗效；（2）对牙齿痛、风疹块、急性肠胃炎以及各种急慢性胃炎，具有特殊的疗效；（3）长期按压此穴位，对鼻出血、口歪、咽喉肿痛、胃痛吐酸、腹胀、泄泻、痢疾、便秘、足背肿痛、跖趾关节痛等病症，具有很好的保健调理功能；（4）在现代中医临床中，常利用此穴位治疗急慢性胃炎、急慢性肠炎、齿龈炎、扁桃腺炎、跖趾关节痛等；（5）配合谷穴，治疗牙龈肿痛；配太冲穴、曲池穴、大椎穴，治疗各种热病。

自我取穴按摩法

① 正坐屈膝，把脚抬起，放在另一条腿上；
② 把对侧手的四指放在脚掌底部，托着脚，手的大拇指放在脚背；
③ 弯曲大拇指，用指尖下压揉按内庭穴，有胀痛的感觉；
④ 早晚各揉按一次，先左后右，每次各揉按1～3分钟。

取穴 按摩

精确取穴

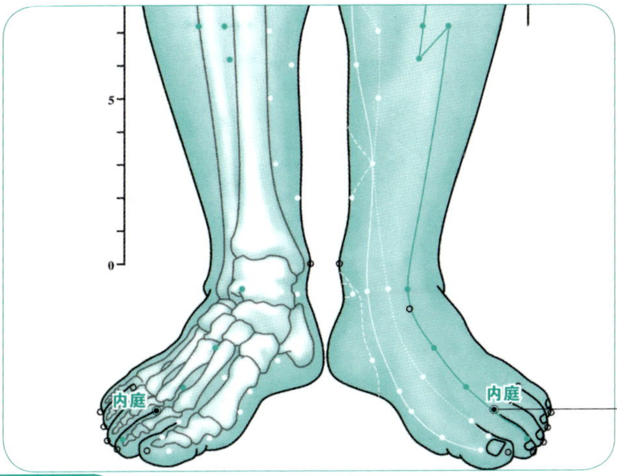

足背第二、第三趾间缝纹端处

取穴技巧

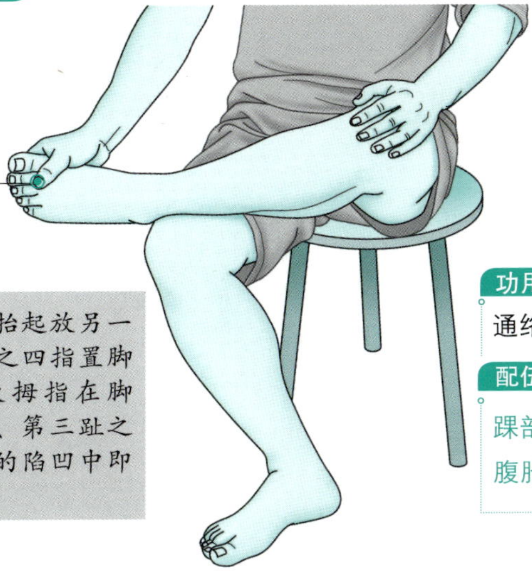

正坐屈膝，把脚抬起放另一腿上，用对侧手之四指置脚掌底托着，手大拇指在脚背，并置于第二、第三趾之间，脚叉缝尽处的陷凹中即是该穴

功用

通络活血，消食导滞

配伍治病

踝部痛：解溪配昆仑、太溪

腹胀：解溪配商丘、血海

自我按摩

用大拇指指尖下压揉按穴位，早晚各一次，先左后右，每次各揉按1～3分钟。

程度	拇指压法	时间/分钟
适度	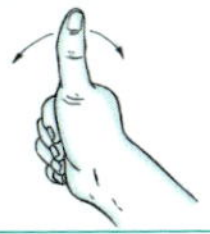	1～3

037 厉兑穴 常按厉兑睡眠好

主治 多梦 口歪 口肌麻痹 肝炎 脑贫血

不知为什么，有的人整夜都睡不了觉，或者晚上很早就上床了，可是却总是没法入睡；或者总是整夜失眠，睁着眼睛，在床上辗转反侧，听着别人的鼾声直到天明；或者夜里不断地做梦，梦境一个接一个，就好像放录像带一样，一部接一部地放。等到了白天，他们却全身疲乏、四肢无力，始终都打不起精神来，而且总想睡觉。那么，遇到这种情况该怎么办呢？其实很简单，只要坚持按压厉兑穴，就能够使白天困乏、晚上不能睡觉的情况得到改善。《备急千金要方》云："头热；龋齿；喉痹；硬咽寒热；面浮肿；嗜卧；四肢不欲动摇；吐舌戾颈。"《针灸大成》："疮疡从髭出者，厉兑、内庭、陷谷，冲阳，解溪……尸厥如死及不知人，灸厉兑三壮。"

命名：厉的意思是危、病；兑的意思是口。在中医里面，把胃称为水谷之海，我们的身体接受食物必须要使用口。而此处穴位主要治疗口噤不能食、口歪，以及胃肠等方面的疾病，所以名叫"厉兑"。厉兑穴有三个，分别叫厉兑穴、第二厉兑穴、第三厉兑穴。

部位：属足胃经经脉的穴位。厉兑穴在食指外侧，位于指甲生长处的边角向中指靠近0.1寸的地方；第二厉兑穴在第二足趾甲根、边缘中央下方的0.1寸处；第三厉兑穴在脚（右脚）的第三根趾头的第一关节和第二关节之间。

主治：（1）长期按摩厉兑穴，能够改善睡眠多梦、睡不安稳等症状；（2）长期按摩此处穴位，能够有效治疗口噤不能食、口歪、口肌麻痹及萎缩等疾患；（3）长期按压此处穴位，对腹胀、肝炎、脑贫血、鼻出血、足冷等疾病具有很好的调理、保健作用。

自我取穴按摩法

① 正坐屈膝，把脚抬起放在另一条腿上；
② 将对侧手的四指放在脚底，托着脚，拇指放在脚背；
③ 大拇指弯曲，用指甲垂直掐按在穴位处，有刺痛感；
④ 也可直接掐按手指上的穴位；
⑤ 每天早晚各掐按一次，先左后右，每次各掐按1~3分钟。

取穴 按摩

精确取穴

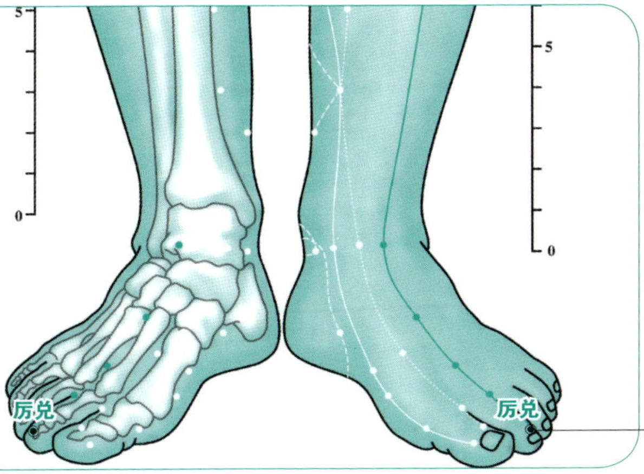

足部第二趾末节外侧，距趾甲角 0.1 寸处

取穴技巧

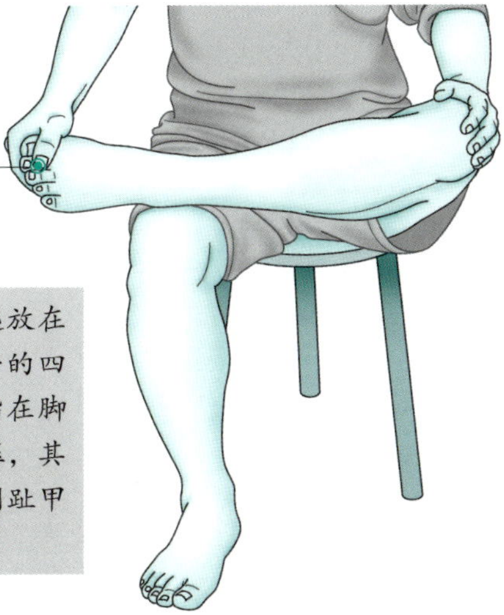

正坐屈膝，把脚抬起放在另一腿上。用对侧手的四指置脚底托着，拇指在脚背。弯曲大拇指下压，其指甲所在第二趾外侧趾甲角处即是

功用

通络安神，健胃消食

配伍治病

多梦：厉兑配内关、神门

自我按摩

以大拇指指甲垂直掐按穴位，每日早晚各掐按 1 ~ 3 分钟，先左后右。

程度	拇指切压法	时间/分钟
适度	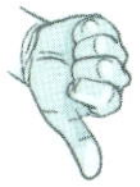	1 ~ 3

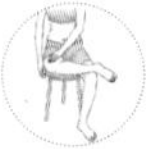

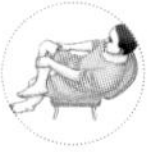

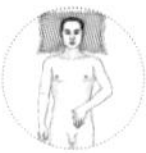

第四章 足太阴脾经经穴

足太阴脾经是阴经，跟脏腑联系最紧密，尤其是脾、胃和心，同时也是治疗妇科病的首选经穴。此经脉始于足大趾末端，后从胃部分出支脉，通过膈肌，流注心中，接手少阴心经。主要循行在胸腹部及下肢内侧。

本经穴位主治胃病、妇科病、前阴病及经脉循行部位的其他病症。灵枢·经脉中说其：『是主脾所生病者：舌本痛，体不能动摇，食不下，烦心，心下急痛，溏瘕泄，水闭，黄疸，不能卧，强立，股膝内肿、厥，足大指不能用。』

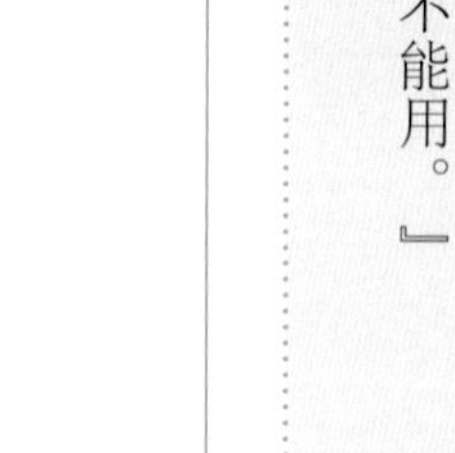

DI-SI ZHANG

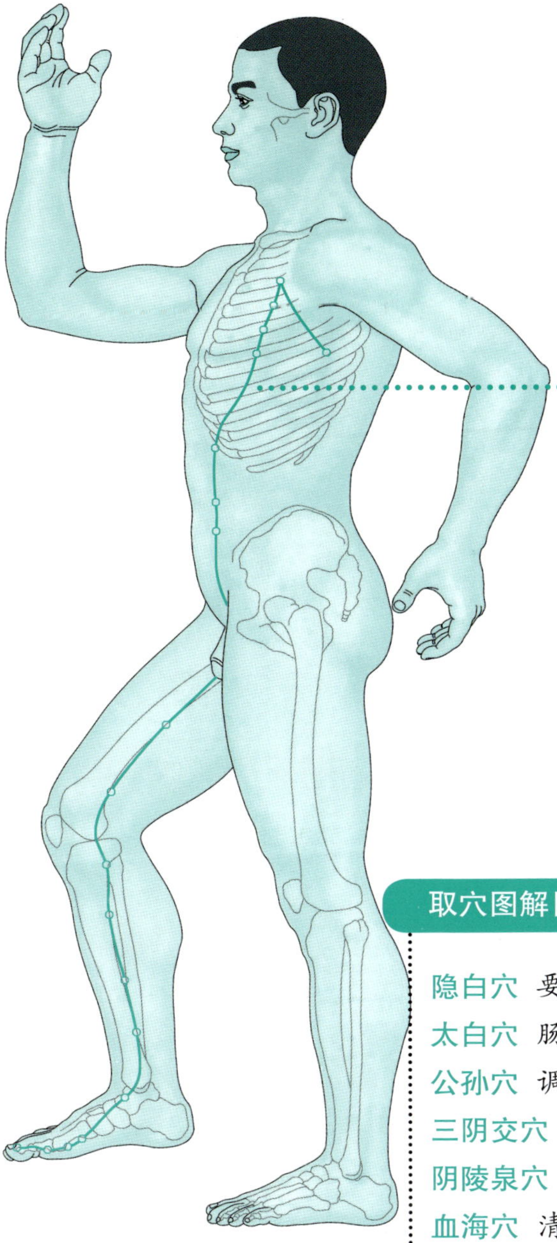

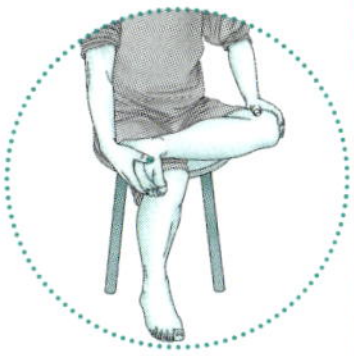

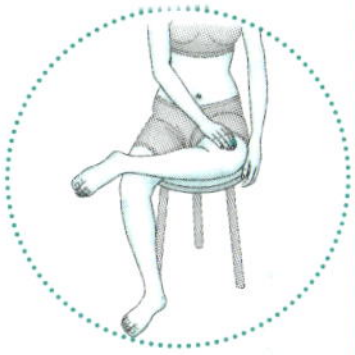

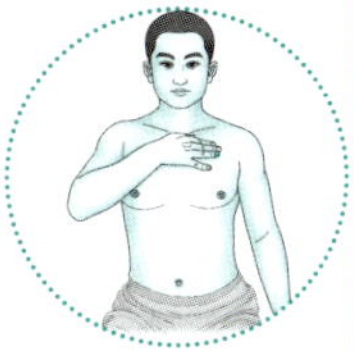

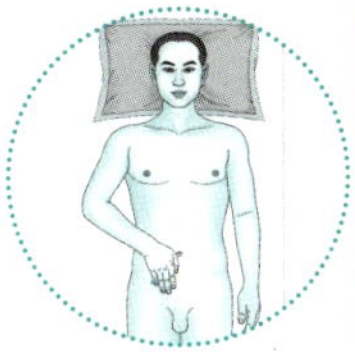

本章看点

取穴图解目录

038 隐白穴 要想止血快，马上按隐白

主 治　月经崩漏　子宫痉挛　小儿疳积　肠炎　便血

月经是每一个女人都有的生理现象，也是为了繁衍生命而存在的。有的人每个月的月经都很规律，但是有的人却因为饮食、情绪、身体、药物等原因，导致月经不规律，时有变化，甚至有的时候还会突然大量流血不止，或者间歇不断（俗称崩漏），此时不仅会影响到身体健康，而且如果情况严重的话，还有可能会危及到生命。如果遇到了这种情况，可以马上把患者送到医院，同时重力按压患者的隐白穴，也可以用香烟或者香火稍微轻烫此穴，这样就会有立即止血的作用。《针灸甲乙经》曰："气喘、热病衄不止，烦心善悲，腹胀，逆息热气，足胫中寒，不得卧，气满胸中热，暴泄，仰息，足下寒，中闷，呕吐，不欲食饮，隐白主之；腹中有寒气，隐白主之；饮渴身伏多唾，隐白主之。"

命名：隐，隐秘、隐藏的意思；白，指肺的颜色、气。"隐白"的意思就是指脾经体内经脉的阳热之气由此穴外出脾经体表经脉。此处穴位有地部孔隙与脾经体内经脉相连，穴内气血是脾经体内经脉外传之气，因为气蒸发外出，不易被人觉察，所以称"隐白"。另外，这个穴位隐藏在足大趾下的褶纹中，此穴处的肌肉色白，称"隐白"。隐白穴也被称为鬼垒穴、鬼眼穴、阴白穴。

部位：属足脾经经脉上的穴位，在足大趾末节内侧，距离趾甲角约0.1寸。

主治：（1）经常按摩此处穴位，能够使月经崩漏（过多）、子宫痉挛（经痛）等症状得到缓解；（2）对小儿疳积（消化不良）、肠炎、腹泻、多梦纷纭等病症，都具有很好的疗效；（3）经常按压此处穴位，对腹胀不得安卧、便血、尿血、癫狂、惊风等病症，也具有很好的保健、调理效果；（4）配地机穴、三阴交穴，能够治疗出血症。

自我取穴按摩法

① 正坐，把脚抬起，放在另一条大腿上；
② 用另一侧手的大拇指的指甲垂直掐按穴位，有刺痛感；
③ 每天早晚各掐按一次，每次各掐按1～3分钟。

取穴 按摩

精确取穴

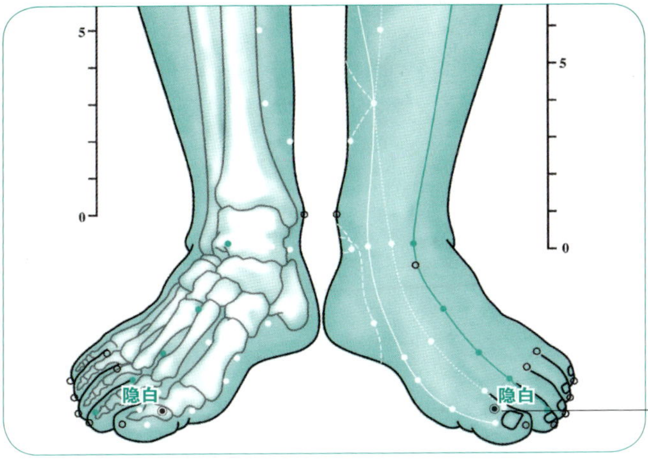

足大趾内侧，趾甲角旁0.1寸处

取穴技巧

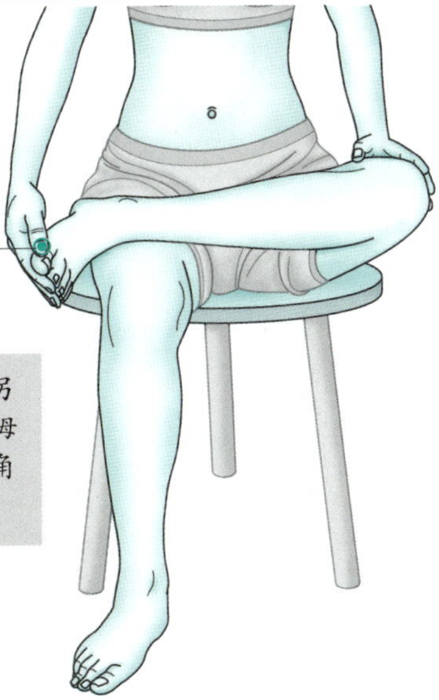

正坐，把脚抬起，放在另一大腿上。用另一手大拇指按压足大趾内侧趾甲角旁即是该穴

功用

调经止血，安神健胃

配伍治病

月经过多：隐白配气海、血海、三阴交

吐血：隐白配脾俞、上脘、肝俞

自我按摩

用大拇指指甲垂直掐按穴位，每日早晚各掐按一次，每次左右各掐按1～3分钟。

程度	拇指切压法	时间/分钟
适度	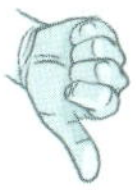	1～3

039 太白穴 肠胃舒服，一身轻松

主治 湿疹 胃痛 腹胀 吐泻

太白穴出自《灵枢·本输》，属于足太阴脾经。“太白”是中国古代星宿的名称，传说这颗星具有平定战乱、利国安邦的作用。在人体穴位上，它是土经之土穴，也是脾经的原穴，是健脾的重要穴位，能够治疗由各种原因引起的脾虚。在中医理论中，脾主肌肉，如果人突然运动或者搬提了过重的物品，就会导致脾气耗损太多，使得肌肉内部气亏，此时敲打或用力揉按太白穴，能调理疏通经气，迅速消除肌肉酸痛等症状，人体运动过度造成的局部受伤也可用此方法治疗。

命名：太，大的意思；白，肺的颜色，气也。“太白”的意思就是脾经的水湿云气在此吸热蒸升，化为肺金之气。此处穴位的物质是从大都穴传来的天部水湿云气，到达此处穴位后，受长夏热燥气化蒸升，在更高的天部层次化为金性之气，所以称太白穴。此穴也称大白穴。此穴是脾经腧穴、足太阴原穴。作为脾经腧穴，它是脾经经气的重要输出之穴；作为足太阴原穴，是因为脾经为少气多血之经，气不足、血有余，此穴的蒸升之气同合于足太阴脾经的气血特性，能够较好地补充脾经经气的不足，是脾经经气的供养之源。

部位：位于足内侧缘，当第一跖骨小头后下方凹陷处，即脚的内侧缘靠近足大趾处。

主治：（1）经常按摩、捶打此处穴位，能够治疗各种脾虚，如先天脾虚、肝旺脾虚、心脾两虚、脾肺气虚、病后脾虚等；（2）按揉此穴，对胃痛、腹胀、吐泻、痢疾、肠鸣等具有良好的治疗效果；（3）按揉此处穴位，还能治疗便秘、脚气、痔疮等；（4）点揉太白穴可以调控血糖指数，血糖高的可以降下来，血糖低的可以升上去；（5）配中脘穴、足三里穴，可以治疗胃痛。

自我取穴按摩法

① 把脚抬起，放在另外一条大腿上，用另一侧手的大拇指按压脚的内侧缘，靠近足大趾的凹陷处，有酸胀感；

② 用大拇指的指腹垂直按压穴位；

③ 两侧穴位每天早晚各按压一次，每次各按压1～3分钟。

取穴 按摩

精确取穴

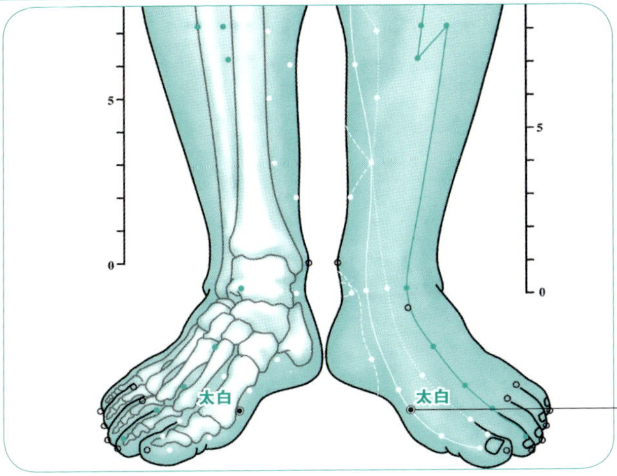

足内侧缘，足大趾本节（第一跖骨关节）后下方赤白肉际凹陷处

取穴技巧

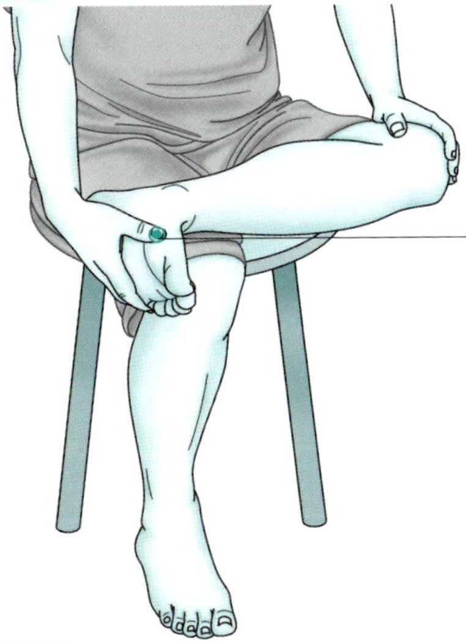

正坐，把脚抬起，放置另一大腿上，以另一侧手的大拇指按脚的内侧缘靠近足大趾的凹陷处即是该穴

功用

健胃，消食，止痛

配伍治病

胃痛：太白配中脘、足三里

自我按摩

以拇指指腹垂直按压穴位，每日早晚各按压一次，每次左右各按压1～3分钟。

程度	拇指压法	时间/分钟
适度	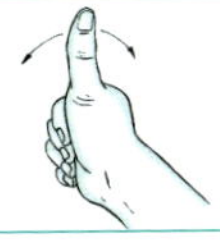	1～3

040 公孙穴 调理脾胃的保健师

主治 胃痛 呕吐 腹泻 胸闷

《史记·五帝本纪》说："黄帝者，少典之子，姓公孙，名曰轩辕。"公孙就是黄帝，黄帝位居中央，统治四方，就犹如人体中的公孙穴，总督脾经和冲脉，统领全身。而作为统领全身的穴位，它最直接、最明显的效果就体现在人体的胸腹部。出现在人体胸腹部的所有问题，例如腹胀、不明原因的腹痛、心痛、胃痛、胸痛，都可以通过按压公孙穴得到缓解。而且经常按摩公孙穴，也是养生保健的核心。此外，像婴儿初生、胎毒未尽，或者在换乳的时候，脾胃没法适应新的食物，有大绿便或者腹泻、便秘等现象，除了要尽快送医院检查外，还可以同时按压公孙穴，能使症状得到缓解。

命名：公孙，即公之辈与孙之辈，指此处穴位内的气血物质与脾土之间的关系。在五行中，脾经物质属土，其父为火，其公为木，其子为金，其孙为水。此穴内物质来自两个方面：一是太白穴传来的天部之气；二是地部孔隙传来的冲脉高温经水。脾经与冲脉的气血在此穴相会后化成了天部的水湿风气。因为此穴位于人的足部，在地球重力下，冲脉流至公孙穴的物质为下行的水液，流行的通道是冲脉的体内经脉，所以，冲脉气血出公孙穴后就会快速汽化。此穴也是足太阴络穴，因为此穴物质为天部水湿风气，并横向输散至脾胃二经，有联络脾胃二经各部气血的作用。

部位：属足脾经经脉的穴位，位于人体足内侧缘，当第一跖骨基底部的前下方。

主治：（1）按揉此穴，能有效调理脾胃、冲脉，可以治疗胃痛、腹痛、呕吐、腹泻、痢疾等疾病；（2）对女性生理性疼痛、月经不调、足踝痛、颜面浮肿、食欲不振等具有良好的疗效；（3）长期按压此穴，对胸闷、腹胀具有很好的调理、保健作用。

自我取穴按摩法

① 正坐，将左足抬起放在右腿上；
② 用右手轻握左足背，大拇指弯曲；
③ 拇指指尖垂直揉按穴位，有酸、麻、痛的感觉；
④ 每天早晚各揉按一次，每次各揉按1～3分钟。

取穴 按摩

精确取穴

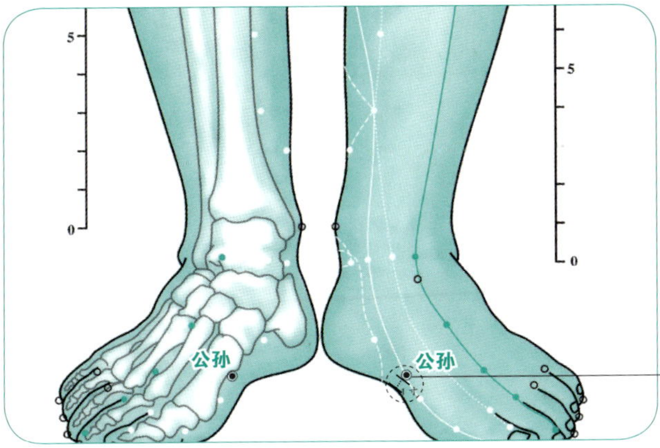

足内侧第一跖骨基底部前下缘，第一趾关节后1寸处

取穴技巧

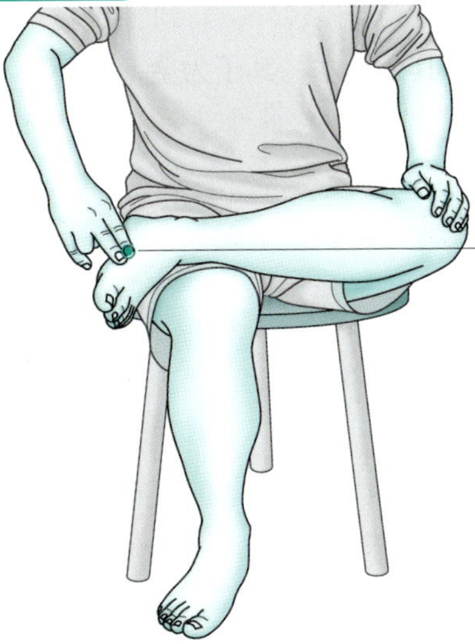

正坐，将左足抬起放在右腿上。将另一侧手的食指与中指并拢，中指位于足内侧大趾的关节后，则食指所在位置即是该穴

功用

和胃祛痛，消肿止泻

配伍治病

胃脘胀痛：公孙配中脘、足三里

呕吐、眩晕：公孙配丰隆、膻中

自我按摩

以拇指指尖垂直揉按穴位，每天早晚各揉按一次，每次左右脚各揉按 1 ～ 3 分钟。

程度	拇指压法	时间/分钟
适度	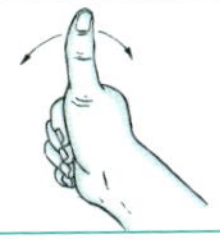	1～3

041 三阴交穴 妇科疾病的克星

主治 难产 不安 腹泻 月经不调 痛经

“三阴交”这个穴位的名称最早出现于《黄帝明堂经》。从唐代开始，“三阴”被理解为太阴、少阴、厥阴，并被视为三阴经交会穴，沿袭至今。它是肝、脾、肾三条阴经的交会穴，肝藏血，脾统血，肾藏精。肾为先天之本，脾为后天之本，先天依赖于后天的滋养，后天来自先天的促动，所以，经常按揉三阴交穴，可以调补肝、脾、肾三经的气血，达到健康长寿的目的。

命名：三阴，即足三阴经；交，交会的意思。“三阴交”的意思就是指足部的三条阴经中气血物质在此穴交会。此穴物质有脾经提供的湿热之气，肝经提供的水湿风气，肾经提供的寒冷之气。三条阴经气血交会于此，故名“三阴交”。三阴交穴也称承命穴、太阴穴、下三里穴。“太阴”的意思是指本穴物质为足三阴经气血交会而成，位于足部，表现出较强的阴寒特性；“下三里”是指穴内气血场的范围，即本穴内气血场范围较大，犹如三里之广。

部位：属足脾经经脉的穴位，在人体小腿内侧，足内踝上缘三指宽，踝尖正上方胫骨边缘凹陷中。

主治：（1）此穴是妇科主穴，对妇科疾病很有疗效，如子宫功能性出血、月经不调、经痛、带下、不孕、崩漏、闭经、子宫脱垂、难产、产后血晕、恶露不行等；（2）按压此穴位还能治疗男性生殖器官的疾病，如遗精、遗尿、阳痿等；（3）按压此穴能够使腹胀、消化不良、食欲不振、肠绞痛、腹泻、失眠、神经衰弱、全身无力、下肢麻痹、神经痛、脚气病、更年期综合征等得到缓解；（4）三阴交穴能排除瘀血，产生新血，经常按摩此穴能有效去除头皮屑。

自我取穴按摩法

① 正坐，抬起一只脚，放置在另一条腿上；
② 一只手除大拇指外的四指轻轻握住内踝尖；
③ 大拇指弯曲，用指尖垂直按压胫骨后缘，会有强烈的酸痛感；
④ 每天早晚各揉按一次，每次揉按1～3分钟。注意：孕妇禁按此穴位。

取穴 按摩

精确取穴

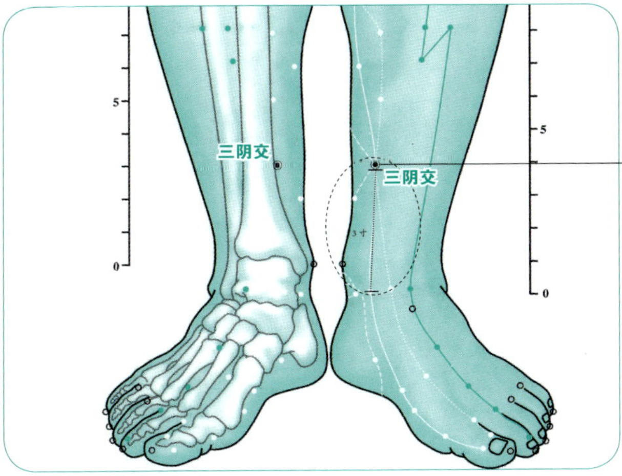

小腿内侧，足内踝尖上3寸，胫骨内侧缘后方

取穴技巧

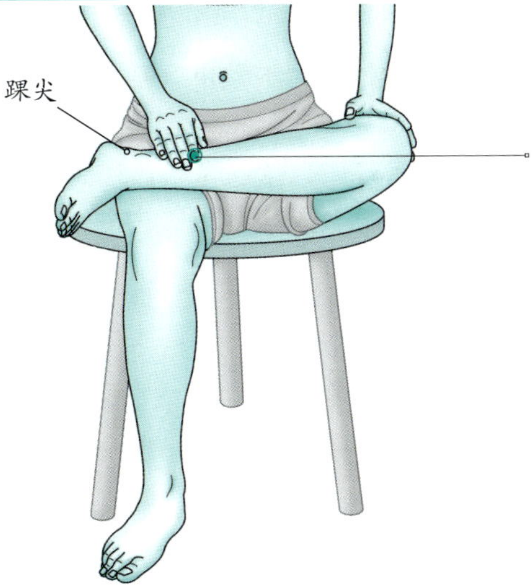

正坐，抬脚置另一腿上，以另一侧手除拇指外的四指并拢伸直，并将小指置于足内踝上缘处，则食指下，踝尖正上方胫骨边缘凹陷处即是该穴

功用

通络止血，调经止痛

配伍治病

肠鸣泄泻：三阴交配足三里

月经不调：三阴交配中极

自我按摩

以大拇指指尖垂直按压穴位，每天早晚各一次，每次左右足各揉按1～3分钟。

程度	拇指压法	时间/分钟
适度	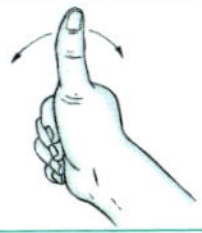	1～3

042 阴陵泉穴 让您便便畅通

主 治 小便不利 腹胀 腹泻 水肿 黄疸

《备急千金要方》中说："阴陵泉、关元，主寒热不节，肾病不可俯仰，气癃尿黄；阴陵泉、阳陵泉，主失禁遗尿不自知；阴陵泉、隐白，主胸中热，暴泄。"《百世赋》中说："阴陵、水分，去水肿之脐盈。"《针灸大成》中说："霍乱，阴陵泉、承山、解溪、太白。"在这些古典医书里面，对阴陵泉穴的功能和作用均有非常详细的说明。你可能也知道，当我们遇到小便不通，或者有尿却又尿不出来、小腹鼓胀时，那可真是比便秘不知还要痛苦多少倍，甚至还有可能会引起脐下水肿，严重时甚至会伤害到肾与膀胱。此时，按压阴陵泉穴，就具有很好的治疗、调理功能。

命名：阴，水的意思；陵，土丘的意思；泉，水泉穴。"阴陵泉"的意思就是指脾经地部流行的经水和脾土物质的混合物在此穴中聚合堆积。此穴物质为地机穴流来的泥水混合物，因为本穴位于肉之陷处，泥水混合物在穴中沉积，水液溢出，脾土物质沉积为地之下部翻扣的土丘之状，所以名"阴陵泉"。

部位：属足脾经经脉的穴位，在人体的小腿内侧，膝下胫骨内侧凹陷处，与阳陵泉相对。

主治：（1）这个穴位能够清脾理热、宣泄水液、化湿通阳，对通利小便、治疗脐下水肿具有特效；（2）按摩这个穴位，能够使腹胀、腹绞痛、肠炎痢疾、膝痛等得到缓解；（3）长期按压这个穴位，对尿潴留、尿失禁、尿路感染、月经不调、阴道炎、膝关节及周围软组织疾患具有很好的改善、调理和保健效果；（4）配足三里穴、上巨虚穴，治疗腹胀、腹泻；配中极穴、膀胱俞穴、三阴交穴，治疗小便不利；配肝俞穴、至阳穴，治疗黄疸。

自我取穴按摩法

①正坐，将一只脚抬起，放在另外一只腿的膝盖上；
②一只手轻轻握住膝下；
③大拇指弯曲，用拇指的指尖从下往上用力揉按，会有刺痛和微酸的感觉；
④每天早晚各揉按一次，每次各揉按1～3分钟。

取穴 按摩

精确取穴

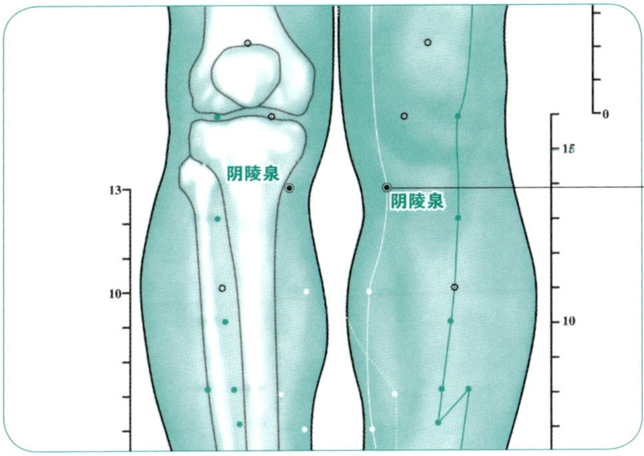

小腿内侧，胫骨内侧踝后下方凹陷处

取穴技巧

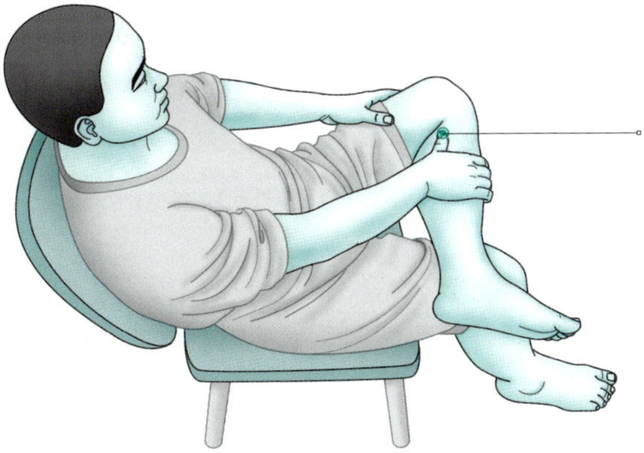

正坐，将一脚抬起，置放于另一腿膝上。另一侧手轻握膝下处，拇指指尖所在的膝下内侧凹陷处即是该穴

功用

清脾理热，宣泄水液，化湿通阳

配伍治病

腹胀、腹泻：阴陵泉配足三里、上巨虚

小便不利：阴陵泉配中极、膀胱俞、三阴交

自我按摩

双手轻握膝下处，以大拇指指尖由下向上出力揉按，每天早晚各揉按一次，每次左右穴位各揉按 1 ~ 3 分钟。

程度	拇指压法	时间/分钟
重	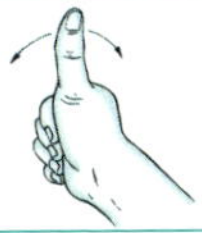	1 ~ 3

043 血海穴 清血利湿，血海本事

主治 月经不调 痛经 经闭 湿疹

在你蹲下捡拾地上的东西然后站起来的时候，或者当你俯身取物之后站立起身时，你是否突然会有一瞬间感到眼前发黑、天旋地转，仿佛要晕倒一样。如果经常出现这种情况，平时就要多多按揉一下血海穴，这个穴位对身体气血具有很好的保健、调理功能。《针灸甲乙经》曰："若血闭不通，逆气胀，血海主之。"《针灸大成》曰："暴崩不止，血海主之。"《类经图翼》曰："主带下，逆气，腹胀。"

命名：血，指受热后变成的红色液体；海，大的意思。"血海"的意思就是说此处穴位是脾经所生之血的聚集之处。因为本穴物质是阴陵泉穴外流水液汽化上行的水湿之气，气血物质充斥的范围巨大如海，所以名"血海"。血海穴又名百虫窝穴、血郄穴。"百虫窝"的意思是指此处穴位的气血物质为聚集而成的脾经之气，性湿热，而此处穴位所应的时序、地域又为长夏的中土，是百虫的产生之时和繁衍之地；"血郄"是指本穴内的物质为血。因为本穴物质为天部的水湿云气，其性既湿又热，是血的气态物质存在形式，穴内气血物质的出入为水湿云气，水湿云气折合为血其量较小，犹如从孔隙中出入一样。

部位：属足脾经经脉穴位。屈膝，在大腿内侧，髌底内侧端上2寸处，当股四头肌内侧头的隆起处。

主治：（1）此穴是人体脾血的归聚之处，具有祛瘀血和生新血的功能，属于女子生血之海；（2）能够清血利湿，可以治疗一切血病及月经不调、崩漏（月经过多）、闭经等病症；（3）对荨麻疹、丹毒、湿疹、痈疮、膝痛等，具有很好的保健、调理功效；（4）按摩敲打此穴，可以缓解治疗湿痒疮毒；（5）配带脉穴，治疗月经不调。

自我取穴按摩法

① 正坐，抬起左足，放在右腿的膝盖上；
② 用右手掌按住左膝，将除拇指外的四指放在膝上，拇指放在膝盖内侧上方，弯曲，用大拇指的指尖按揉穴位，有胀、酸、微痛的感觉；
③ 每天早晚各按揉一次，每次各按揉3～5分钟。

取穴 按摩

精确取穴

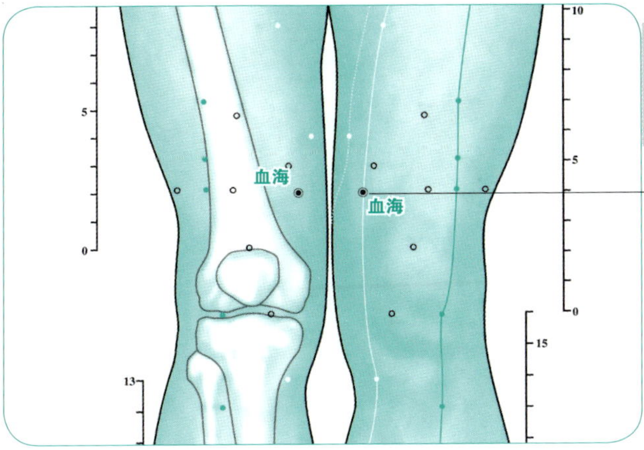

屈膝，在大腿内侧，髌底内侧端上2寸，股四头肌内侧头的隆起处

取穴技巧

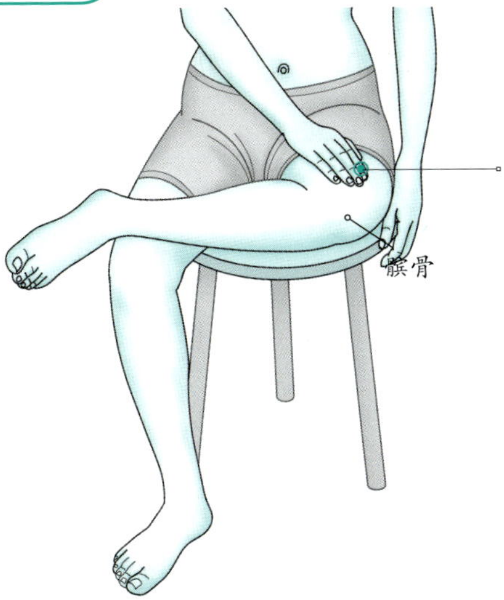

正坐，抬左足置放在右腿膝上，将右手拇指以外的四指并拢，小指尖置于髌骨内侧的上角，则食指指肚所在位置即是该穴

功用

清血利湿

配伍治病

月经不调：血海配带脉

荨麻疹：血海配曲池、合谷

自我按摩

四指在膝上，拇指在膝盖内侧上方。用大拇指指尖按揉穴位，每天早晚各一次，每次左右脚穴位各揉按3～5分钟。

程度	拇指压法	时间/分钟
适度	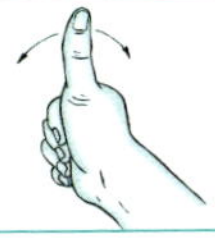	3～5

044 府舍穴 腹痛不愁，府舍解忧

主 治 腹痛 疝气 积聚

这个穴位《针灸甲乙经》中说“在腹结下三寸”;《类经图翼》中说“去腹中行三寸半”;《医宗金鉴》中说“从冲门上行七分”;《针方六集》中又说“上直两乳，挟任脉两旁各四寸”，等等，不管哪种说法，这些医书都对府舍穴有详细的描述。那么，府舍穴究竟是一个什么样的穴位呢？它又具有什么样的功能和作用呢？

命名：府，脏腑的意思；舍，来源之意。“府舍”的意思就是说此处穴位的气血来自于体内脏腑。这处穴位也是足太阴、阴维、厥阴的交会处。此穴中的气血物质，既有体内阴维脉外传的水液，也有冲门穴传来的风气，冲门穴传来的风气同合于厥阴肝经气血之性。阴维脉和阳维脉对人体全身气血具有维络作用，其气血是满溢外流的。阴维脉的气血为满溢的水液，阳维脉的气血为满溢的气体，水液和气体在阴阳维脉中是存储之状。在三焦内部，各脏器外溢的水液因三焦包膜的约束而存在于三焦之内，在地球重力场的作用下，三焦内的水液聚集在腹下部，水液达到了腹部内外通孔的高度后，就会循腹部内外通孔溢向体表，而此处穴位正好是三焦与体表相通的通孔，所以体内三焦中的水液会流向本穴的体表，致使本穴成为足太阴与阴维交会之处。

部位：位于人体下腹部，当脐中下 4 寸，冲门穴上方0.7寸，距前正中线4寸。

主治：（1）此穴位具有润脾燥、生脾气的作用；（2）经常按揉此穴，能够缓解腹痛、疝气等症状；（3）配气海穴，能够治疗腹痛。

自我取穴按摩法

① 正坐或仰卧，右手五指并拢，将拇指放在肚脐处，找到肚脐正下方小指边缘处，以此为基点，再将右手手指向下，拇指放在此点，则小指边缘之处即是此穴；
② 用同样的方法找出左边穴位；
③ 食指和中指伸直并拢，其余手指弯曲，用指腹揉按穴位；
④ 每天早晚各按压一次，每次按压1～3分钟。

取穴 按摩

精确取穴

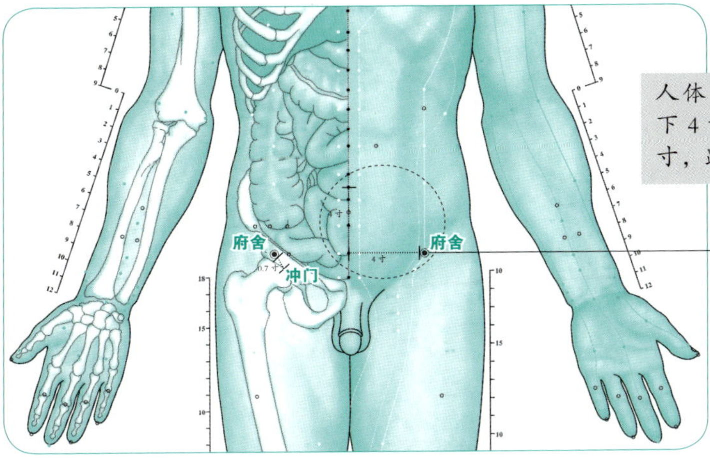

人体的下腹部，当脐中下4寸，冲门穴上方0.7寸，距前正中线4寸处

取穴技巧

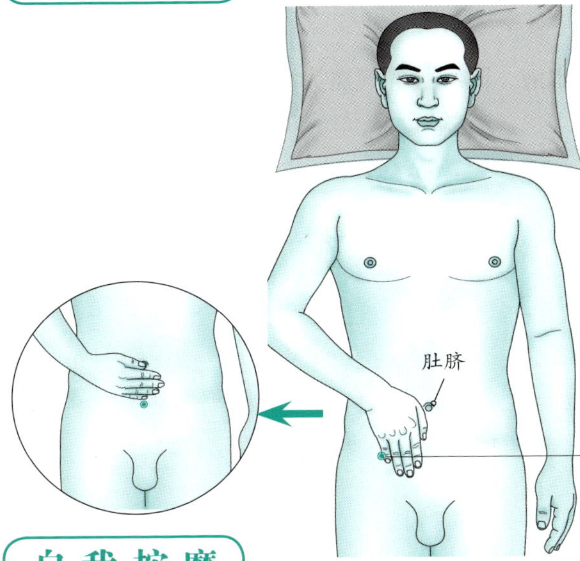

功用

润脾祛燥，通络止痛

配伍治病

腹痛：府舍配气海

正坐或仰卧，右手五指并拢，将拇指放于肚脐处，找出肚脐正下方小指边缘的位置，以此为基点，再将右手手指向下，拇指放于此点处，则小指边缘的位置即是该穴。以此法找出左边穴位

自我按摩

食、中两指伸直并拢，其余手指弯曲，以指腹揉按穴位，每天早晚各揉按一次，每次左右穴位各揉按1～3分钟。

程度	二指压法	时间/分钟
适度	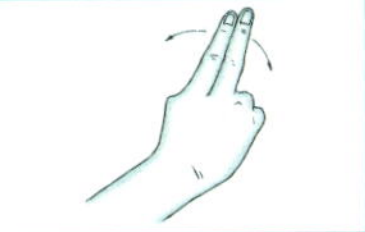	1～3

045 大横穴 大肠疾病找大横

主治 泄泻 便秘 腹痛

在日常生活之中，我们经常会见到这样一些人，他们大腹便便，在整个体型中，呈中广型的肥胖，也就是说腰腹部极为肥胖。而且他们长期习惯性便秘，每天都要到厕所，但是每次都哼哼唧唧，好不容易挤出一些，也仅似羊屎般的东西。对这些人来说，除了每天要多饮水、多多摄取富含纤维质的蔬菜以外，再每天坚持按压这个穴位，就能对身体和肠胃功能以及腰腹的肥胖状态，具有很好的调理、改善和保健效果。

命名：大，指穴内气血作用的区域范围大；横，指穴内气血运动的方式为横向传输。“大横”的意思是指本穴物质为天部横向传输的水湿风气。本穴物质为腹结穴传来的水湿云气，到达本穴后，因受脾部外散之热，水湿云气胀散而形成风气，运行方式为天部的横向传输，所以名“大横”，也称肾气穴、人横穴。“肾气”指本穴的天部之气富含水湿；“人横”指穴内气血在人身体部横向传输。因为本穴物质不仅有天部的滞重水湿云气，还有腹哀穴下行传来的地部经水，其地部经水由本穴外溢脾部，有阴维脉的气血特性，所以是足太阴、阴维的交会穴。

部位：属足脾经经脉的穴位，在人体的腹中部，距脐中4寸。

主治：（1）按摩这个穴位，能够治疗多种大肠疾病，尤其对习惯性便秘、腹胀、腹泻、小腹寒痛、肠寄生虫等疾患，具有很好的治疗、调理和改善作用；（2）长期坚持按摩这个穴位，对于多汗、四肢痉挛、肚腹肥胖等症状，也具有很好的调理、改善和保健作用；（3）长期按摩这个穴位，还能够治疗各种急、慢性肠炎及细菌性痢疾、肠麻痹等；（4）配天枢穴、足三里穴，治疗腹痛。

自我取穴按摩法

① 正坐或仰卧。
② 用两手中指的指尖垂直下压穴位，此时配合吸气、缩腹效果更好；
③ 揉按穴位，有胀痛的感觉；
④ 每天早晚各按揉一次，每次各揉按1～3分钟。

取穴 按摩

精确取穴

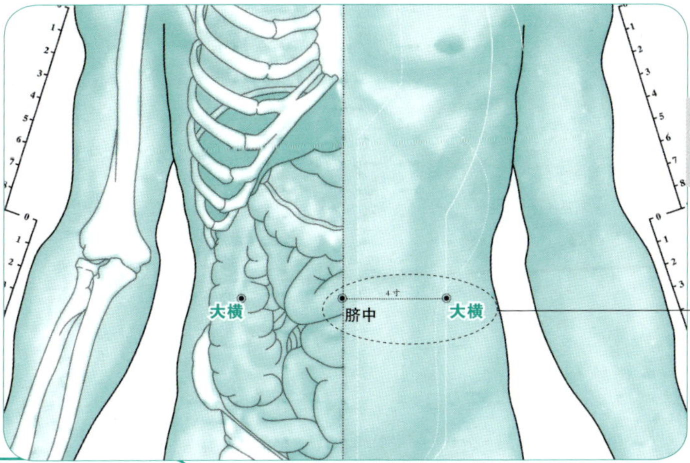

人体的腹中部，距脐中 4 寸处即是该穴

取穴技巧

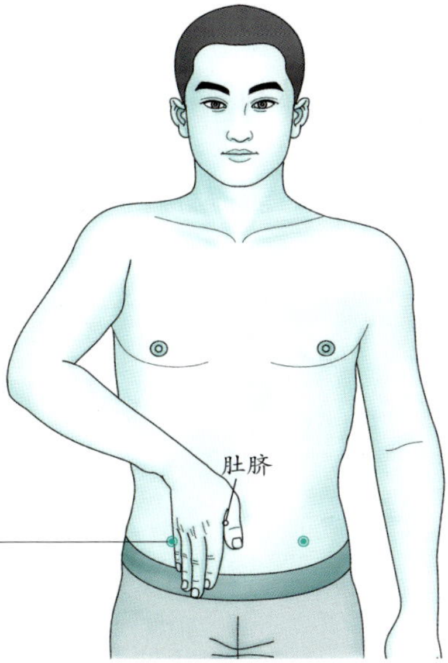

功用

通便止痛

配伍治病

腹痛：大横配天枢、足三里

正坐或仰卧，右手五指并拢，手指朝下，将拇指放于肚脐处，则小指边缘与肚脐所对的位置即是。再依此法找出左边穴位。

自我按摩

以两手中指指尖垂直下压（此时配合吸气、缩腹效果更佳）揉按，每天早晚各一次，每次各揉按 1 ~ 3 分钟。

程度	中指折叠法	时间/分钟
适度	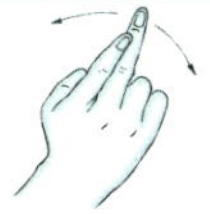	1 ~ 3

046 周荣穴 让您心平气顺

主治 咳嗽 气逆 胸胁胀满

在日常生活中，气候、环境等因素都有可能导致我们咳嗽。比如，北方气候普遍干燥，每年一到秋天，就会有很多人开始季节性咳嗽；还有的人会因为嗓子干、喉咙痒而咳嗽。有一些人可能会认为咳嗽只不过是小问题，对这个问题并不重视。其实，偏偏正是像咳嗽这样的小问题，更有可能因为我们一时疏忽大意而引起严重的问题。咳嗽很有可能会导致呼吸系统的疾病，也有可能会引发肺部疾患等。此外，一些肝胆疾病的患者有的时候会感觉胸胁胀满。其实，不管是咳嗽还是胸胁胀满，都可以通过按摩周荣穴得到一定程度的缓解。

命名：周，遍布、环绕的意思；荣，指草类开花或者谷类结穗时的茂盛状态。“周荣”的意思是说脾经的地部水湿大量蒸发，并化为天部之气。此处穴位虽然属于脾经穴位，但是脾经气血因为胸乡穴的流散，无物传至本穴。因此，本穴的物质来源于从上部区域散流至此的地部水液，到达本穴的地部水液受心室外传之热的作用，又大量汽化上行天部，于是，汽化之气如同遍地开花之状，脾土还原为本来的燥热之性，所以名叫“周荣穴”。这个穴位也被称为周营穴、周管穴。“周营”和“周管”都是指此穴内的汽化之气遍及穴周的整个区域。

部位：这处穴位在人体的胸外侧部，当第二肋间隙，距前正中线6寸。

主治：（1）此处穴位具有止咳平喘、生发脾气的作用；（2）按揉此穴，对咳嗽、气逆、胸胁胀满具有明显的疗效；（3）配膻中穴治疗胸胁胀满。

自我取穴按摩法

① 仰卧或正坐，把右手食指、中指、无名指伸直并拢，指尖朝左，将食指放在左胸窝上、锁骨外端下，此时，无名指的所在之处就是该穴位；

② 食指、中指、无名指并拢，用指腹适度用力揉按穴位；

③ 每天早晚各揉按一次，每次各揉按1～3分钟。

取穴 按摩

精确取穴

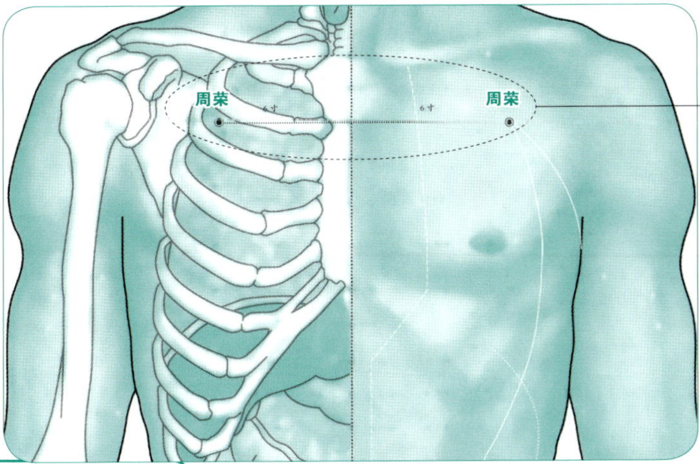

胸外侧部，当第二肋间隙，距前正中线6寸之处即是

取穴技巧

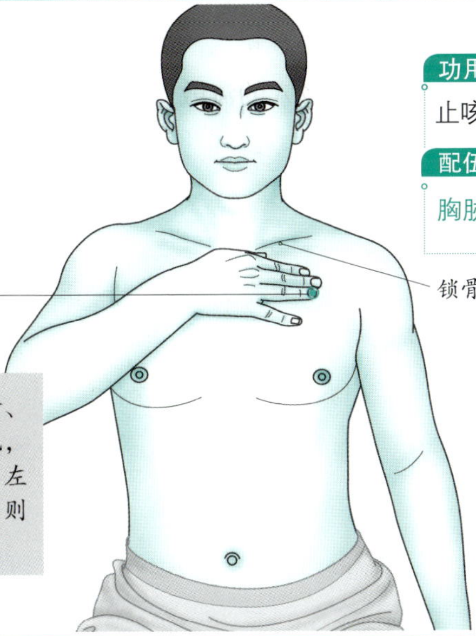

功用

止咳平喘，生发脾气

配伍治病

胸胁胀满：周荣配膻中

仰卧或正坐，将右手食、中、无名三指伸直并拢，指尖朝左，将食指放在左胸窝上，锁骨外端下，则无名指所在的位置即是

自我按摩

食、中、无名三指并拢，以指腹揉按穴位，每天早晚各一次，每次各揉按1～3分钟。

程度	三指压法	时间/分钟
适度	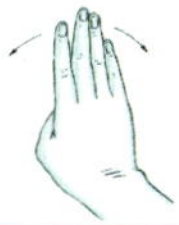	1～3

047 大包穴 常按大包穴，睡觉更安稳

主治 胸胁满痛 气喘 全身疼痛 四肢无力

这个穴位出自《灵枢·经脉》，属于足太阴脾经，是脾经中的主要穴位之一。通常来说，在肺癌病人的大包穴的周围都有一些包块，女性肺癌患者的包块大多数都出现在右侧的大包穴位置，男性肺癌患者的包块大多数都出现在左侧的大包穴位置。经常按摩这处穴位，有利于清除穴位内部的瘀血，消除包块，调理肺气，对肺部具有改善和养护功能。另外，还有一些人晚上睡觉总是睡不安稳，总是在似睡非睡之间，而白天的时候却全身疲软，四肢乏力，提不起任何精神，如果遇到这种情况，只要能够坚持按压此穴位，也能够使症状得到缓解和改善。

命名：脾在五行中属于“中土”，是其余四脏（肝、心、肺、肾）之主，因此，这处穴位又名叫“脾之大络”，意思就是联络其他经脉的重要穴道。它总统阴阳各经脉穴位，使得经气能够灌溉于五脏、四肢。它无所不包，无所不容，所以名为“大包穴”。

部位：属于足脾经经脉的穴位，在人体的腋窝下，腋中线直下6寸的地方，相当于自己的中指尖到手腕横纹的长度。

主治：（1）按摩这个穴位，能够改善全身疲乏、四肢无力的症状；（2）经常按压这个穴位，对于肺炎、气喘、胸膜炎、胸胁疼痛、膀胱麻痹、消化不良等疾患，都具有很好的医治、改善、调理和保健作用；（3）每天坚持按压这个穴位，具有丰胸美容的效果。

自我取穴按摩法

① 正坐或者仰卧，双手互相抱于胸前，把双手的中指放置在对侧腋窝中线下6寸处，约一个手掌长度的地方；

② 分别用中指的指尖揉按，会有胀、刺痛的感觉；

③ 每天早晚各按揉一次，每次各按揉1～3分钟；

④ 如果想得到丰胸的效果，就用以下方法按揉：首先，双手按住大包穴后，从胸外侧向内推压胸部36次；其次，手掌按住大包穴，再旋转推压36次；最后，用手指搓揉大包穴36次。

取穴 按摩

精确取穴

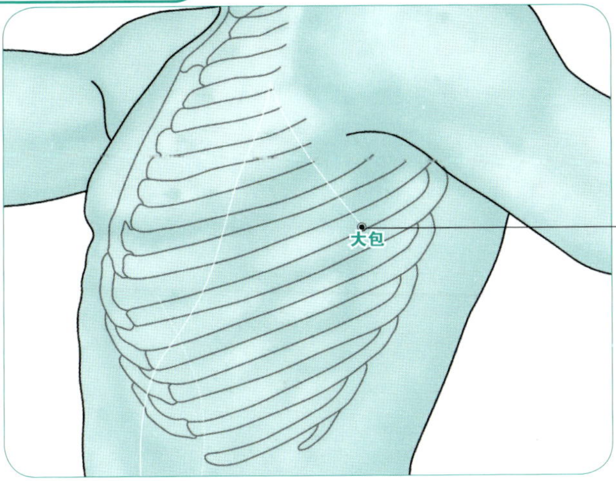

胸侧部，腋中线上，当第 6 肋间隙处即是该穴

取穴技巧

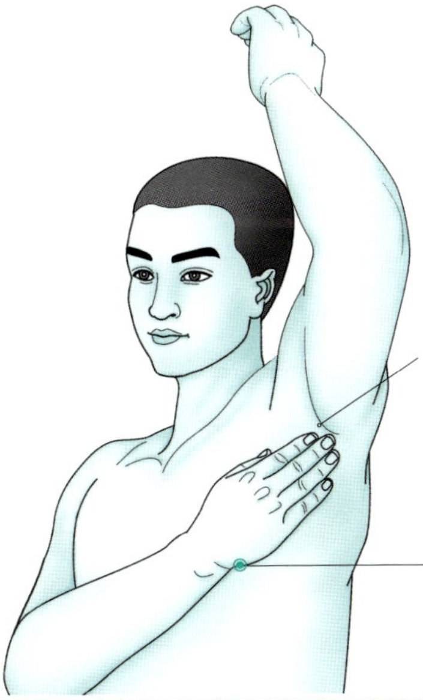

功用

通络健脾，理气安神

配伍治病

四肢无力：大包配足三里

正坐或仰卧，右手五指并拢，指尖朝上，将中指指尖放于左腋窝下中下线处，则手腕横纹外缘所对的位置即是该穴

自我按摩

双手互抱胸前，用中指指尖揉按，每天早晚各一次，每次各揉按 1 ~ 3 分钟。

程度	中指折叠法	时间/分钟
适度	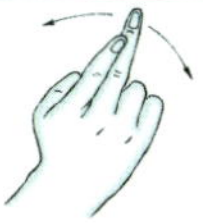	1 ~ 3

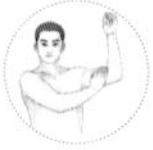

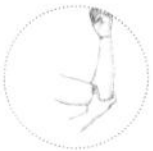

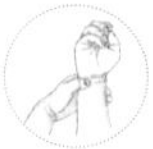

第五章 手少阴心经经穴

手少阴心经属于心，因此和心脏有密切的关系，它是主宰人体的重要经脉。此经脉从心中开始，出于小指末端，接手太阳小肠经。主要循行在上肢内侧后缘。

本经腧穴主治心、胸、神志及经脉循行部位的其他病症，如眼睛昏黄、胸胁疼痛、上臂内侧后边痛或厥冷、手掌心热等症。灵枢·经脉中记载：『是主心所生病者：目黄、胁痛，臑臂内后廉痛、厥，掌中热、痛。』

DI-WU ZHANG

本章看点

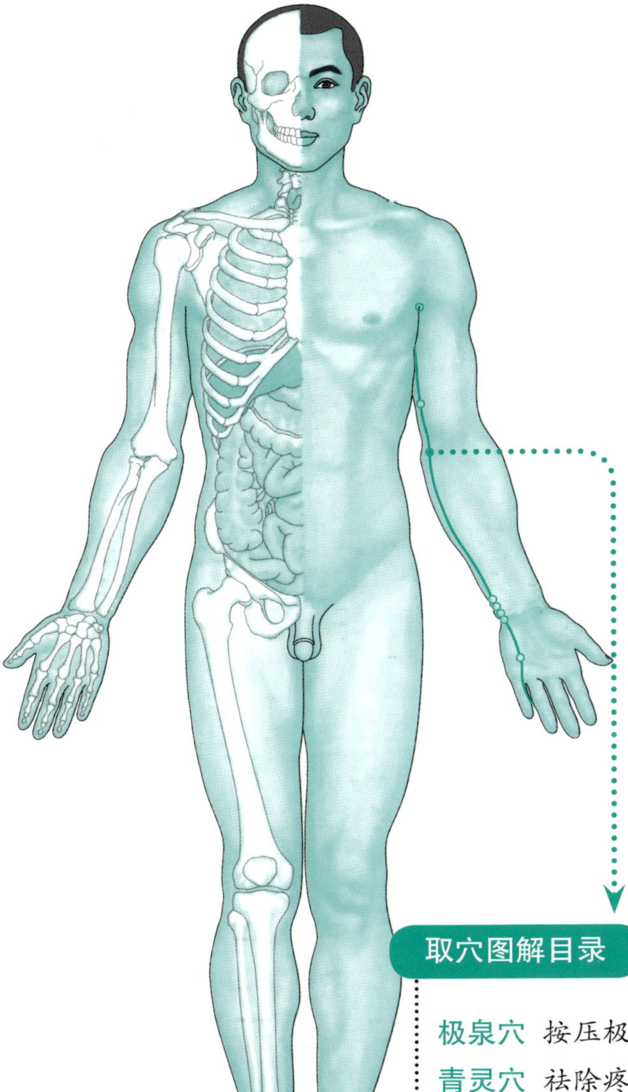

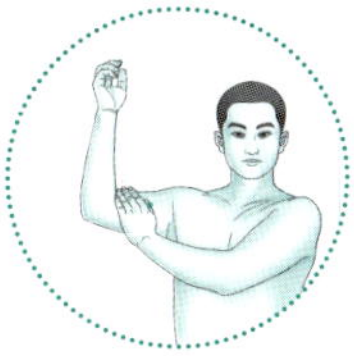

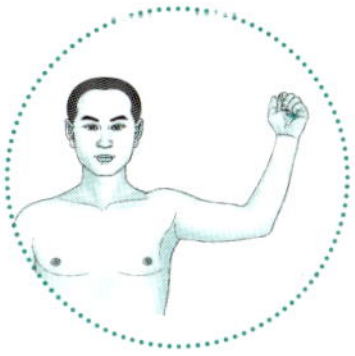

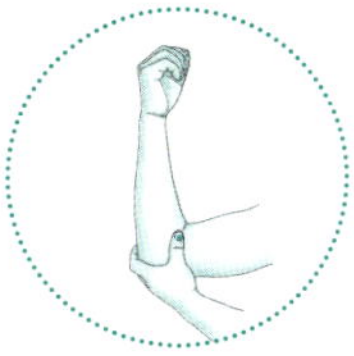

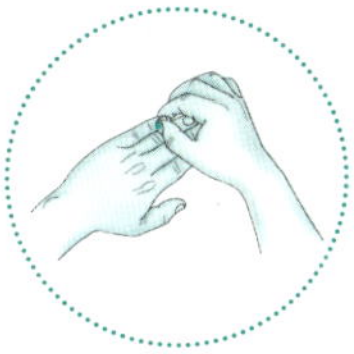

取穴图解目录

极泉穴　按压极泉，强健心脏

青灵穴　祛除疼痛无烦恼

少海穴　常按少海，疼痛不来

神门穴　宁心提神疗效好

少府穴　治疗心胸痛，少府最有效

少冲穴　急救脑卒中，要掐少冲

048 极泉穴 按压极泉，强健心脏

主治 心痛 心悸 肩臂疼痛 胁肋疼痛

《黄帝内经》认为，心经是君主之官，君主之官有个特性，就是君主不受邪。心包经就相当于是心经的警卫。警卫可以代君受过，所以我们可以拍打心包经。而心包经上有一个非常重要的穴位——极泉穴。如果一个人经常郁闷，他的腋窝下，即极泉穴上，就会长出一个包，这是心气被郁滞的现象。如果把极泉穴弹拨开了，能把包块化解掉，就能够缓解心经郁滞的疾病。还有的时候你可能会发现，别人突然的一个小动作，或者一件突发性的事件，有可能会让你心跳加快，并且感到胸闷、头晕、头疼，出汗、浑身无力，甚至不想吃饭。这种情况就是心悸，它是过度疲劳及情绪不稳定的一种表现。此时，只要弹拨腋窝下面的极泉穴，就能够让心脏得到放松。

命名：极，高、极致的意思；泉，心主血脉，如水之流，故名泉。“极泉”的意思就是指最高处的水源，也就是说这处穴位在心经的最高点上，所以名叫“极泉穴”。

部位：属于手心经经脉的穴位，位于人体的两腋窝正中，在腋窝下的两条筋脉之间，腋动脉的搏动之处。

主治：（1）弹拨、揉按此处穴位，能够有效治疗各种心脏疾病，如心肌炎、心绞痛、冠心病、心悸、心痛等；（2）长期按揉此处穴位，对肩臂疼痛、臂丛神经损伤、臂肘冷寒、肩关节炎、肋间神经痛、黄疸、腋臭等疾患，具有很好的调理和保健作用；（3）按揉此穴位，能够缓解上肢麻木的现象；（4）在现代中医临床中，常利用此穴位治疗心绞痛、肋间神经痛、颈淋巴结核等；（5）配神门穴、内关穴，治疗心痛、心悸；配侠白穴，治疗肘臂冷痛。

自我取穴按摩法

① 正坐，手平伸，举掌向上，屈肘，掌心向着自己的头部；
② 用一只手的中指指尖按压另一侧腋窝正中的凹陷处，有特别酸痛的感觉；
③ 用同样的方法按压另一侧的穴位；
④ 先左后右，每次早晚各揉按一次，每次揉按1～3分钟。

取穴 按摩

精确取穴

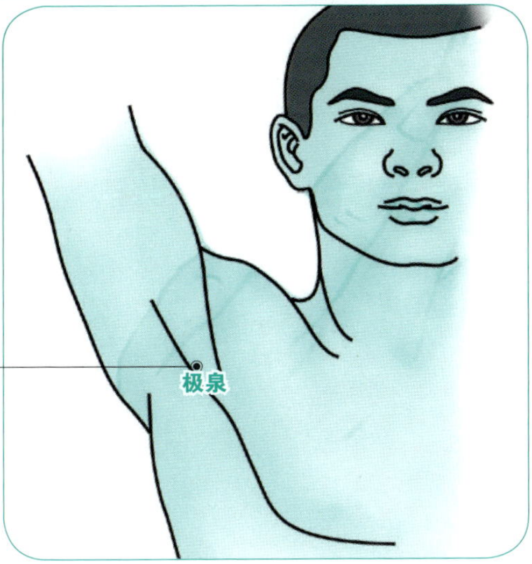

腋窝正中，腋动脉搏动处即是该穴

取穴技巧

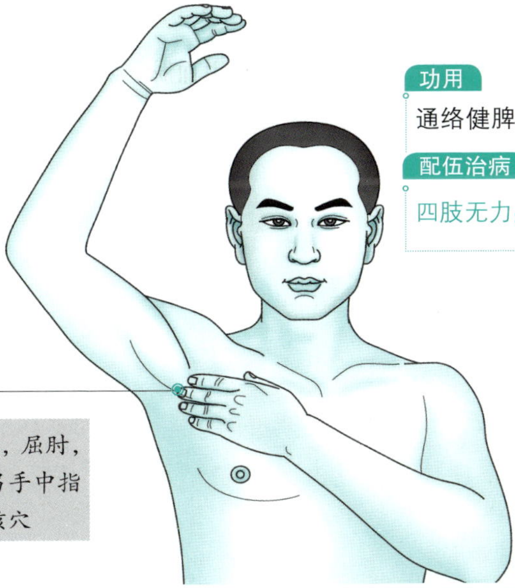

功用

通络健脾，理气安神

配伍治病

四肢无力：大包配足三里

正坐，手平伸，举掌向上，屈肘，掌心向着自己头部，以另手中指按腋窝正中凹陷处即是该穴

自我按摩

以中指指尖按压穴位，每次早晚，左右各揉按 1 ~ 3 分钟，先左后右。

程度	中指折叠法	时间/分钟
适度	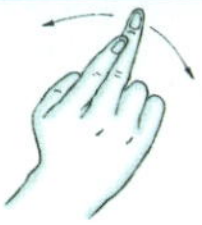	1 ~ 3

049 青灵穴 祛除疼痛无烦恼

主治 头痛阵寒 目黄 胁痛 肩臂疼痛

《太平圣惠方》中说“青灵二穴，在肘上三寸，伸肘举臂取之。”在明抄本《针灸甲乙经》、《千金要方》、《千金翼方》、《外台秘要》、《医心方》中，说其“清冷渊二穴，在肘上三寸，伸肘举臂取之”。其实，“青灵”和“清冷渊”指的都是同一处穴位。大概是唐人为了避唐高祖李渊的名讳，所以将“清冷渊”改为了“清冷泉”，又演变为“青灵泉”，也称“青灵穴”。后来，大概宋人编书时，采用了唐人的文献，在《太平圣惠方》中，同时出现了“青冷渊”、“青灵”的名称。宋代《西方子明堂灸经》中作“青冷泉”，又名“清冷渊”、“青灵”。我们现在都称“青灵穴”。

命名：青，是指肝脏的颜色，此处穴内气血的运行为风的横行；灵，灵巧的意思。“青灵”的意思就是指此穴内的气血运行为风木的横向运行方式。因为此穴内的物质是极泉穴下传血液的汽化之气，在本穴的运行过程中，因散热而缩合成水湿云气，并以云气的方式向下传输，表现出了风木的灵巧特征，所以名“青灵”。“青灵穴”也称“青灵泉”，意思与青灵穴是一样的，指天部运行的云气中富含水湿。

部位：在人体手臂内侧，当极泉穴与少海穴的连线上，肘横纹上3寸处，肱二头肌的内侧沟中。

主治：（1）此穴位具有理气止痛、宽胸宁心的作用；（2）经常拍打、按揉此处穴位，能够有效治疗头痛阵寒、目黄、胁痛、肩臂疼痛、肩胛及前臂肌肉痉挛等疾患；（3）能够治疗循环系统的疾病，如心绞痛等；（4）能够治疗精神神经系统的疾病，如神经性头痛、肋间神经痛等；（5）配肩髃穴、曲池穴，治疗肩臂痛。

自我取穴按摩法

① 正坐，抬起右臂与肩平，肘弯曲，小臂向上，左手五指并拢，将小指放在手臂内侧肘横纹处，拇指按压所在之处有酸痛感；

② 除拇指以外，其余四指放于臂下，轻托手臂，用拇指的指腹轻轻揉按穴位；

③ 每天早晚左右穴位各按揉一次，每次按揉1～3分钟。

取穴 按摩

精确取穴

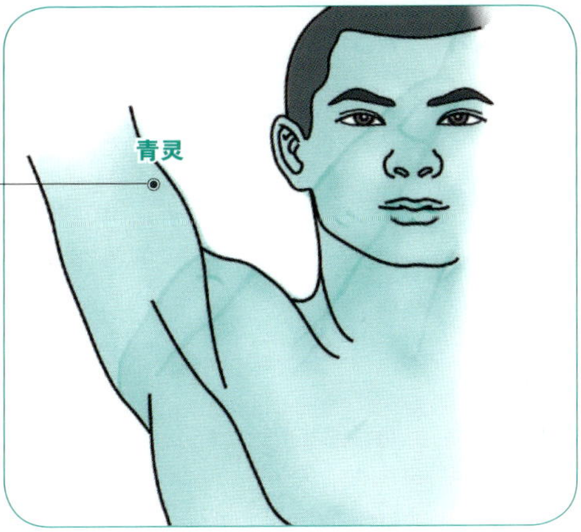

臂内侧，极泉与少海的连线上，肘横纹上3寸，肱二头肌的内侧沟中即是该穴

取穴技巧

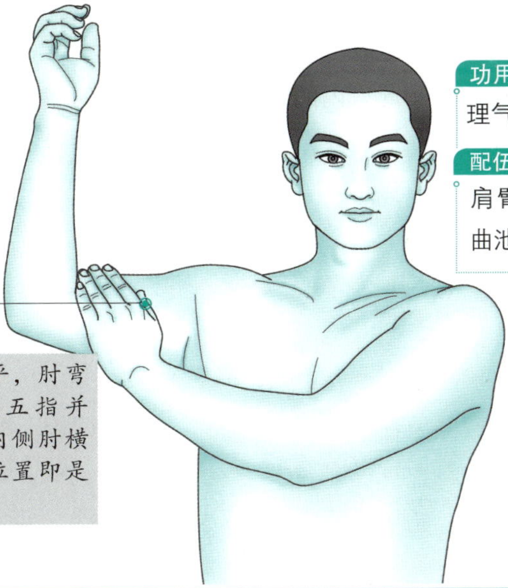

功用

理气止痛，宽胸宁心

配伍治病

肩臂痛：青灵配肩髃、曲池

正坐，抬右臂与肩膀平，肘弯曲，小臂向上，左手五指并拢，将小指放于手臂内侧肘横纹处，则拇指所在的位置即是该穴

自我按摩

拇指之外的四指放于臂下，轻托手臂，以拇指指腹揉按穴位，每次早晚，左右各揉按 1 ~ 3 分钟。

程度	拇指压法	时间/分钟
适度	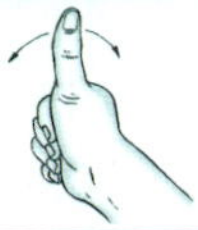	1 ~ 3

050 少海穴 常按少海，疼痛不来

主 治　心痛　肘臂挛痛　头项痛　腋胁痛

“牙痛不是病，痛起来真要命。”我们对这句话都已经耳熟能详了，它既出现在一些电视广告词中，也出现在了我们的日常生活中。我们不但经常都能听见周围有人说这句话，而且有时候就连我们自己在牙痛的时候也会这样说。是的，不论是由于冷热症状，还是由于蛀牙引起的各种牙齿疼痛，甚至有时候还会由于牙痛引起手肘、手臂、胁部、腋下等部位也发生痉挛、疼痛的现象。其实，在这个时候，只要按压少海穴，就能够很好地起到止痛和保健的作用。在古籍《铜人腧穴针灸图经》书上有这样的记载：“治寒热齿龋痛、目眩发狂，呕吐涎沫、项不得回顾、肘挛腋胁下痛、四肢不得举。”

命名：少，是“阴”“水”；海，是“大”，即百川所归之处。“少海”的意思就是指心经的地部经水汇合于此处穴位。此穴位物质是由青灵穴水湿之气的冷降之雨和极泉穴下行之血汇合而成，汇合的地部水液宽深如海，所以名“少海穴”。此穴也被称为“曲节穴”。

部位：属于手心经经脉的穴位，位于人体肘横纹内侧端与肱骨内上髁连线中点的凹陷处。

主治：（1）此处穴位具有宁神通络的作用，主要治疗神经衰弱、头痛目眩、心痛、牙痛、肋间神经痛等；（2）长期按压此处穴位，对于前臂麻木、肘关节痛、肘关节周围软组织疾患、臂麻手颤、肘臂挛痛等症状，具有良好的调理和保健作用；（3）现代中医临床中，常利用此穴位治疗癔病、精神分裂症、尺神经麻痹、肋间神经痛等；（4）配曲池穴治疗肘臂挛痛；配后溪穴治疗手颤、肘臂疼痛；配神门穴、内关穴、大陵穴，治疗癔病。

自我取穴按摩法

① 正坐、抬手，手肘略屈，手掌向上；

② 用一只手轻握另一只手的肘尖，四指在外，用大拇指的指腹按压内肘尖的内下侧、横纹内侧端的凹陷处，有酸痛感；

③ 用同样的方法按压另一侧穴位；

④ 每天早晚左右两穴各按压一次，每次按压1～3分钟。

取穴 按摩

精确取穴

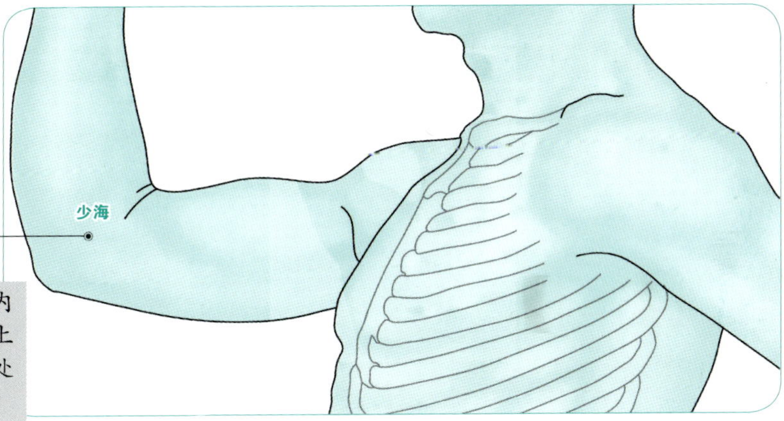

屈肘，肘横纹内侧端与肱骨内上髁连线的中点处即是该穴

取穴技巧

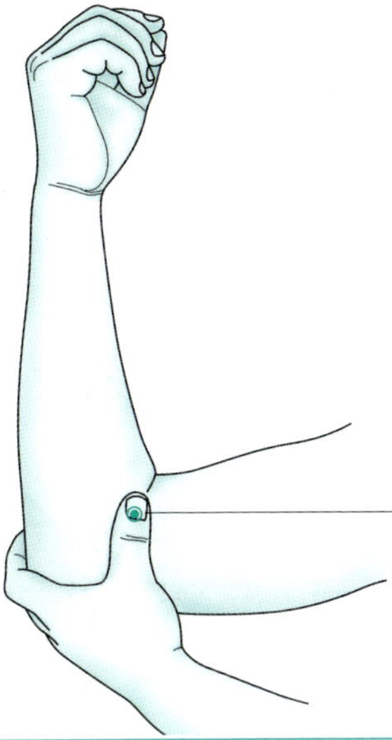

功用

宁神通络

配伍治病

手颤、肘臂疼痛：少海配后溪

癔病：少海配神门、内关、大陵

正坐、抬手，手肘略屈，手掌向上，用另手轻握肘尖，四指在外，以大拇指指腹所在的内肘尖内下侧、横纹内侧端凹陷处即是该穴

自我按摩

以大拇指指腹按压穴位，每天早晚各按压一次，每次左右各按压 1 ～ 3 分钟。

程度	拇指压法	时间/分钟
适度	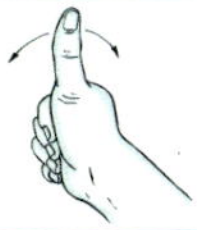	1 ~ 3

051 神门穴 宁心提神疗效好

主治 心痛 心烦 惊悸 健忘 失眠

俗话说："晚上睡不着，按按神门穴。"这句话说的就是人体神门穴的功能。在现代社会中，繁忙的生活方式，高度的物质文明、激烈的工作竞争、紧张的生活节奏，使得现代人为了生存，为了拥有更好的物质生活，不得不日夜辛苦，操劳奔波。尤其是很多在外企里面工作的白领，以及所谓的"空中飞人"，经常通宵熬夜，睡眠不足，精神疲累，有时候有的人甚至连开车都昏昏欲睡。对他们来说，经常按压神门穴，能够提神解乏，有助于改善精神状况。

命名：神，神魂、魂魄、精神的意思；门，指出入之处为门。此处穴位属于心经，心藏神，因此能够治疗神志方面的疾病。治疗此处穴位，能够打开心气的郁结，使抑郁的神志得以舒畅，使心神能够有所依附，所以名叫"神门穴"。

部位：属于手心经经脉的穴位。该处穴位在手腕关节的手掌一侧，尺侧腕屈肌肌腱的桡侧凹陷处。

主治：（1）此处穴位具有安神、宁心、通络的功效，主要治疗心烦失眠，对神经衰弱也具有一定的疗效；（2）神门穴是人体精气神的进入之处，因此是治疗心脏疾病的重要穴位；（3）按压此处穴位，能够有效治疗心悸、心绞痛、多梦、健忘、失眠、痴呆、惊悸、怔忡、心烦、便秘、食欲不振等疾患；（4）长期按压此处穴位，对糖尿病、扁桃体炎、腕关节运动障碍、高血压等病症，具有很好的调理和保健功效；（5）在现代中医临床中，常利用此穴治疗无脉症、神经衰弱、癔病、精神分裂症等；（6）配大椎穴、丰隆穴，治疗癫狂；配支正穴，治疗健忘、失眠、无脉症。

自我取穴按摩法

① 正坐，伸手、仰掌，屈肘向上约45°，在无名指和小指掌的侧向外方；
② 用另一只手的四指握住手腕，大拇指弯曲，用指甲尖垂直掐按豆骨下、尺骨端的穴位凹陷处，有酸胀和痛感；
③ 先左后右，每天早晚两穴位各掐按一次，每次掐按3～5分钟。

取穴 按摩

精确取穴

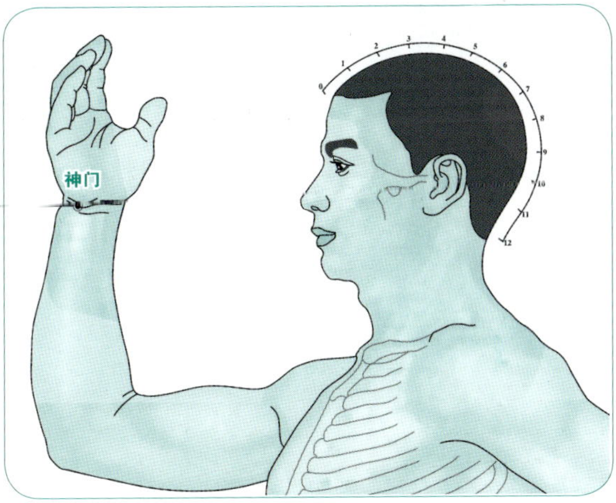

腕横纹尺侧端，尺侧腕屈肌肌腱的桡侧凹陷处即是

取穴技巧

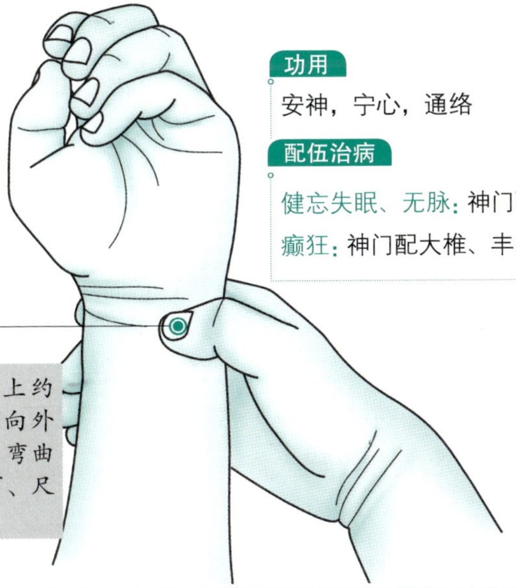

功用

安神，宁心，通络

配伍治病

健忘失眠、无脉：神门配支正

癫狂：神门配大椎、丰隆

正坐，伸手、仰掌，屈肘向上约45°，在无名指与小指掌侧向外方，用另一手四指握住手腕，弯曲大拇指，指甲尖所到的豆骨下、尺骨端凹陷处即是

自我按摩

以大拇指指甲尖垂直掐按穴位，每日早晚，左右手各掐按3～5分钟，先左后右。

程度	拇指切压法	时间/分钟
适度	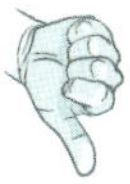	3～5

052 少府穴 治疗心胸痛，少府最有效

主治 胸痛 心悸 小指拘挛 掌中热

少府经穴名出自《针灸甲乙经》，属于手少阴心经穴位。在医学古籍中，对这个穴位的重要功能和作用都有描述。在现代都市生活中，每个人的工作压力都很大，工作节奏很快，生活事务非常繁多，再加上很多人喜欢吃大鱼大肉，注重对高蛋白、高脂肪、高营养物质的摄取，又缺乏足够的运动缓解身体的疲劳，消耗体内多余的能量，于是就容易患上心肌缺氧、心肌梗死、心绞痛等疾病。在疾病初期，如果能够坚持按压少府穴，可以缓解胸中的郁闷不通之气，使病情有效得到控制，对各种心脏疾病的预防和保健都具有很好的效果。

命名：少，阴的意思；府，府宅的意思。“少府”的意思是指本穴为心经气血的聚集之处。本穴物质是少冲穴传来的高温水湿之气，到达本穴后成为聚集之状，犹如云集府宅，所以名“少府”。少府穴也称兑骨穴。“兑”在八卦中指“口”，“骨”的意思是“水”，“兑骨”的意思是说此穴内的气血物质中富含水湿。

部位：属于手心经经脉的穴位，位于第四、第五掌骨之间，屈指握拳时，小指尖处。

主治：（1）此处穴位具有宁神志、调心气的功能，主要治疗各种各样的心脏疾患，如风湿性心脏病、心悸、心律不齐、心绞痛、胸痛等；（2）此处穴位能通达心、肾，能舒解两经抑郁之气，所以可以医治女性的生殖器官类的疾病，以及治疗遗尿、尿闭、阴痒痛等；（3）长期按压此处穴位，对前臂神经麻痛、掌中热、小指挛痛等病症，具有很好的调理和保健作用；（4）配内关穴，治疗心悸。

自我取穴按摩法

① 正坐伸手、仰掌、屈肘向上约45°；

② 以小指、无名指屈向掌中，当小指与无名指指尖之中间与感情线交会处即是穴位；

③ 用一只手的四指轻握另一只手的手背，大拇指弯曲，用指尖按压穴位，有酸胀的感觉（用小指甲尖轻轻掐按有刺痛感）；

④ 每日早晚左右穴位各按揉一次，每次揉按3～5分钟。

取穴 按摩

精确取穴

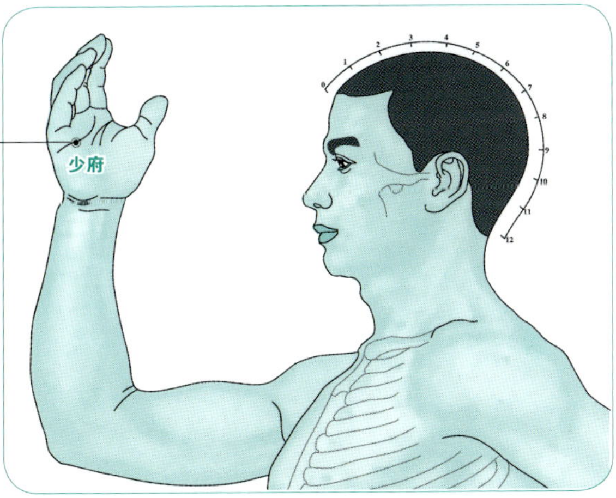

人体的手掌面，第四、第五掌骨之间即是该穴

取穴技巧

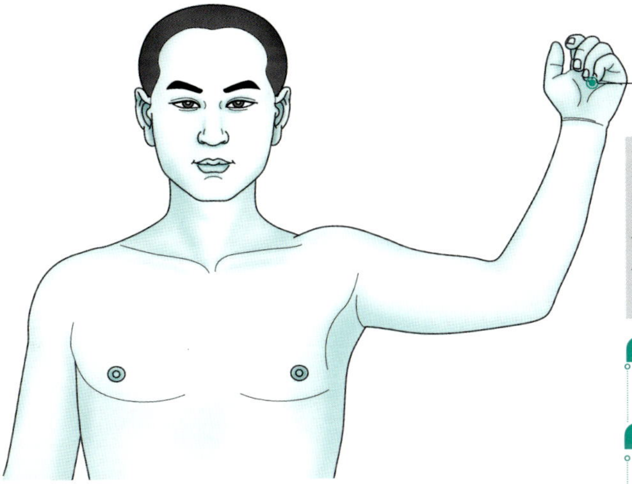

正坐伸手、仰掌、屈肘向上约 45°，拇指以外，其余四指屈向掌中，当小指与无名指指尖中间与感情线交会处即是该穴

功用

宁神志，调心气，散心火

配伍治病

心悸：少府配内关

自我按摩

以一手四指轻握另一手背，以大拇指指尖按压穴位，每日早晚左右各揉（或掐）按 3 ～ 5 分钟。

程度	拇指压法	时间/分钟
适度	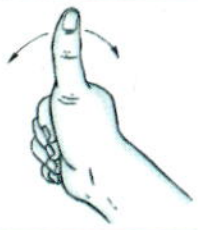	3～5

053 少冲穴 急救脑卒中，要掐少冲

主治 胸痛 心悸 小指拘挛 掌中热

手和脚一样，都布满了与人体器官紧密相连的经络穴位。当身体某个部位发生异常时，手上的相应部位也会发生变化；同理，手上相应的穴位也能够治疗与之相连的某一器官的疾病。手上有六条经脉循行，与全身各脏腑、组织、器官相通，大约有99个穴位，按摩这些穴位，可以使身上相对应的器官疾病分别得到缓解。其中，小指上的少冲穴，与心脏具有密切的关系，当心脏病发作的时候，只要用力按压小指的指尖，就可以使病情得到缓解。例如，如果有人突然脑卒中发作倒下，牙关紧闭，不省人事，或者突然心脏病发作，在这种紧急状况下，一边要将病人迅速送往医院急救，一边可以掐按病人的少冲穴，具有流通气血、起死回生的作用。中国民间的脑卒中发作时放血救命的方法，就是指用针轻轻刺破少冲穴，挤几滴血出来，暂时挽救病人的生命。

命名：少，阴也；冲，突也。“少冲”的意思是指此穴中的气血物质从体内冲出。此穴为心经体表经脉与体内经脉的交接之处，体内经脉的高温水汽以冲射之状外出体表，所以名“少冲”。少冲穴也名经始穴，意思是此穴是少阴心经的起始之处。

部位：属于手心经经脉的穴位，在小指桡侧指甲角旁约0.1寸处。

主治：（1）掐按此处穴位，可以紧急救治脑卒中猝倒和心脏病发作的病人；（2）按压此穴位，对各种各样的心脏疾患、热病、昏迷、心悸、心痛等病症，具有良好的缓解作用；（3）长期按压此处穴位，对肋间神经痛、喉头炎、结膜炎、黄疸、上肢肌肉痉挛等病症，具有很好的调理与保健功能；（4）配太冲穴、中冲穴、大椎穴，治疗热病、昏迷。

自我取穴按摩法

① 正坐，手平伸，掌心向下，屈肘向内收；
② 用另一只手轻握这只手的小指，大拇指弯曲，用指甲尖垂直掐按穴位，有刺痛的感觉；
③ 先左后右，每日早晚掐按左右穴位各一次，每次掐按3～5分钟。

取穴 按摩

精确取穴

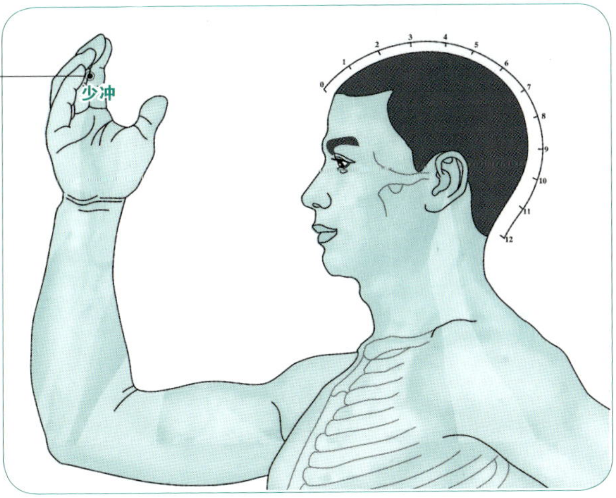

小指末节桡侧，距指甲角 0.1 寸处即是该穴

取穴技巧

手平伸，掌心向下，用另一手轻握小指，弯曲大拇指，指尖到达的小指指甲下缘，靠无名指侧的边缘处即是该穴

功用

生发心气，清热熄风，醒神开窍

配伍治病

热病、昏迷：少冲配太冲、中冲、大椎

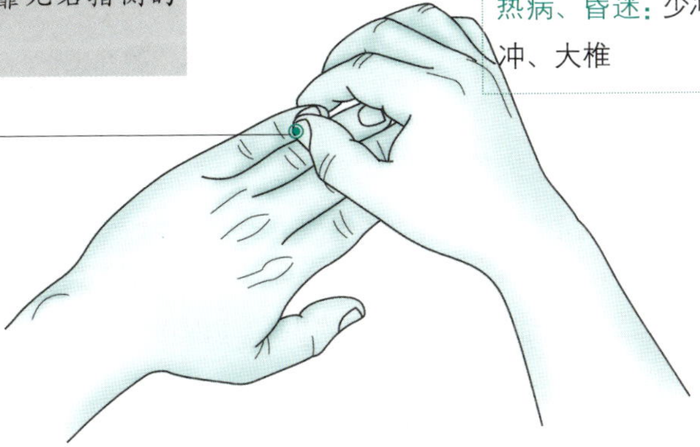

自我按摩

用大拇指指甲尖垂直掐按穴位，每日早晚各一次，左右各掐按 3 ~ 5 分钟，先左后右。

程度	拇指切压法	时间/分钟
适度	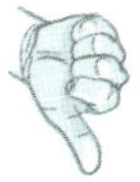	3 ~ 5

第五章 手少阴心经经穴

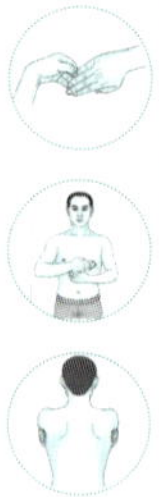

第六章 手太阳小肠经经穴

手太阳小肠经是具有宁心安神、舒筋活络功效的经穴，按摩这些经穴可以疏通经气、缓解疲劳。小肠经起于手小指尺侧端，最后经由其支脉到达颧部，与足太阳膀胱经相接，主要循行于上肢、肩膀及头部部分地方。

本经所属腧穴主治耳聋、眼睛昏黄、面颊肿，颈部、颔下、肩胛、上臂、前臂的外侧后边痛等症。灵枢·经脉中记载其：『是主「液」所生病者：耳聋，目黄，颊肿，颈、颔、肩、臑、肘臂外后廉痛。』

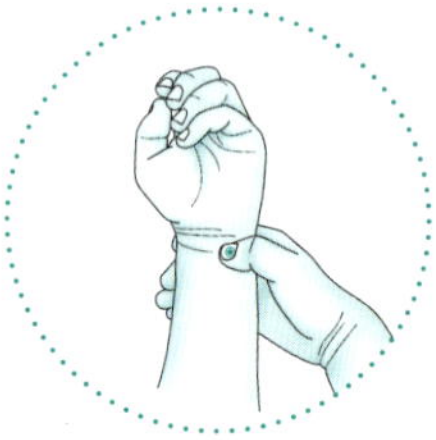

DI-LIU ZHANG

本章看点

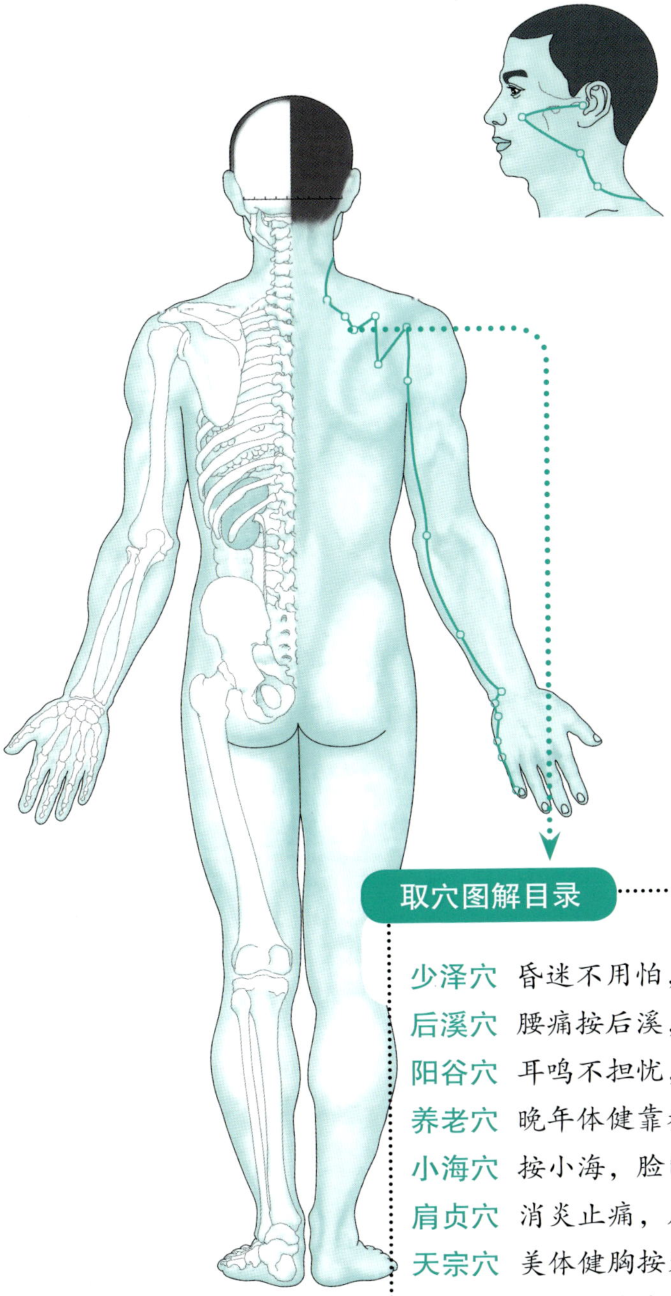

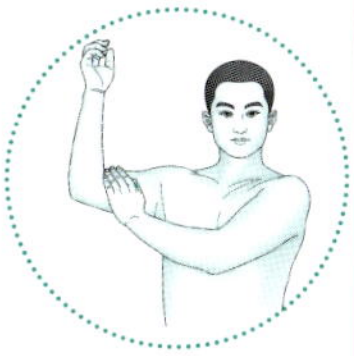

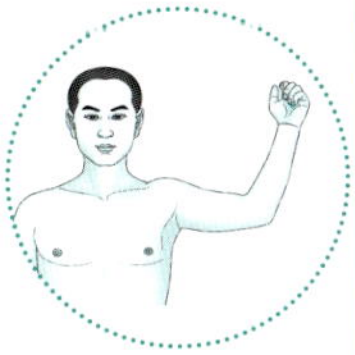

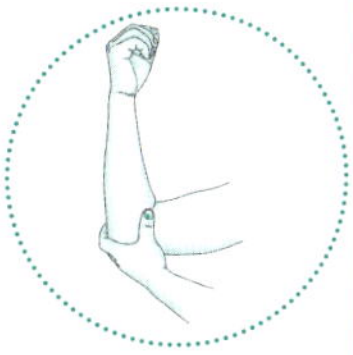

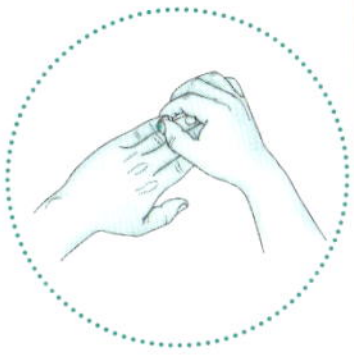

取穴图解目录

054 少泽穴 昏迷不用怕，少泽唤醒他

主治 喉痛 昏迷 热病 脑卒中初期

此穴位名出自《灵枢·本输》："别名小吉、小结。少者小也，泽者润也，心之热出火府于小肠，故名少泽。"当你感到喉咙疼痛、吞咽困难的时候，或者在你将脑卒中发作后不省人事的患者送往医院的途中，只要用指甲稍微用力掐按此处穴位，就能够快速解除咽喉疼痛，使血气得以畅通，并能让昏迷的患者苏醒。此穴对产妇少乳也具有疗效。

命名：少，阴、浊的意思；泽，沼泽的意思。"少泽"的意思就是指此处穴内的气血物质为天部的湿热水汽。此穴因为有地部孔隙连通小肠经体内经脉，穴内物质为小肠经体内经脉外输的经水，经水出体表后汽化为天部的水湿之气，就像热带沼泽的汽化之气一样，所以名"少泽"。少泽穴也称小吉穴、少吉穴。虽然本穴内的物质是小肠经体内经脉的外输湿热水汽，但因为它从体内出体表后，水液汽化散去了较多的热量，所以，成为天部水湿之气后的温度并不高，对于天部中的金性之气来说是吉祥之事，所以名小吉穴、少吉穴。

部位：属于小肠经脉的穴位，在人体小指末节尺侧，距指甲角0.1寸。

主治：（1）用指甲掐按此处穴位，可以立即消除喉痛；（2）用指甲掐按此处穴位，对于脑卒中初期、暴卒、昏沉、不省人事的患者，可以使其气血流通，有起死回生的作用；（3）长期掐按此处穴位，对头痛、目翳、咽喉肿痛、短气、肋间神经痛、前臂神经痛、颈项神经痛、耳聋、寒热不出汗等症状，都具有很好的保健和调理作用；（4）长期掐按此处穴位，能够治疗乳痈、乳汁少等乳疾；（5）在现代中医临床上，常利用此穴治疗乳腺炎、乳汁分泌不足、神经性头痛、脑卒中昏迷、精神分裂等症状。

自我取穴按摩法

① 一只手的掌背向上、掌面向下；
② 用另一只手轻握小指末端，大拇指弯曲，用指甲尖端垂直下压；
③ 轻轻掐按此处穴位，有强烈的刺痛感；
④ 每次各掐按1～3分钟。

取穴 按摩

精确取穴

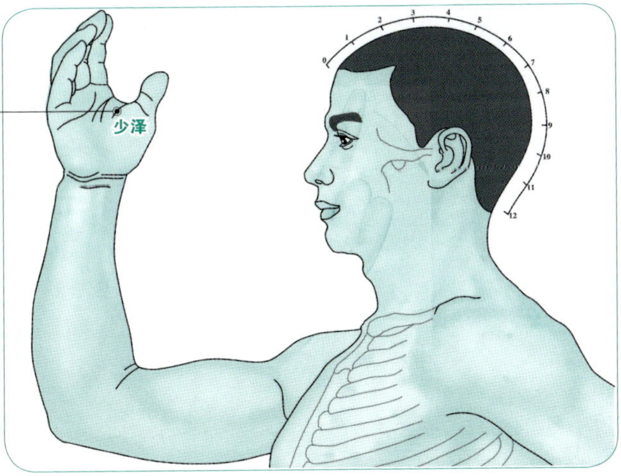

小指尺侧指甲角旁0.1寸处

取穴技巧

掌背向上、掌面向下，以另一只手轻握小指，弯曲大拇指，指尖所到达的小指指甲外侧下缘处即是该穴

功用

醒神开窍，通络止痛

配伍治病

热病、昏迷、休克：少泽配人中

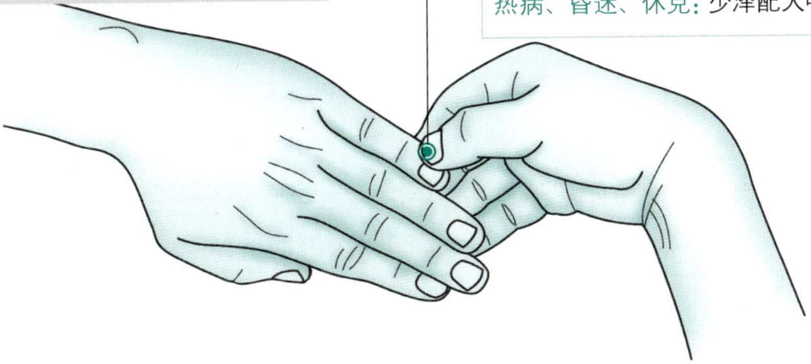

自我按摩

以另一只手轻握，以大拇指指甲尖端垂直下压，轻轻掐按穴位，每次掐按1～3分钟。

程度	拇指切压法	时间/分钟
轻	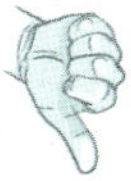	1～3

055 后溪穴 腰痛按后溪，为您解忧急

主治　头项强痛　腰背痛　手指及肘臂挛痛

此穴名最早见于《灵枢·本输》。《医宗金鉴》中说："盗汗后，溪穴先砭。"后溪穴是一个很有用处的人体穴位，它位于小肠经上，是人体奇经八脉的交会穴，与督脉相通，能泻心火、壮阳气、调颈椎、利眼目、正脊柱。在中医的临床上，不管是人体颈椎出了问题，还是腰椎出了问题，或者眼睛出了问题，在治疗的时候都会用到这个穴位，而且治疗的效果非常明显。而且它对长期伏案工作或者在电脑前长时间久坐带来的不利影响具有调理作用。对于平时缺乏运动的人，如果在走路或者搬抬重物的时候，不小心闪到了腰，在疼痛难忍的时候，如果用手指甲掐按此穴位，同时轻轻转动痛处，可以快速地止痛。

命名："后"，与"前"相对，指穴内气血运行的人体部位为后背督脉之部；溪，穴内气血运行的道路。"后溪"的意思是穴内气血外行于腰背的督脉之部。本穴物质为前谷穴传来的天部湿热之气，至本穴后，其外散的清阳之气上行督脉，运行的部位为督脉所属之部。因为本穴有清阳之气上行督脉，所以为督脉手太阳之会。在五行中，此处穴位属木。

部位：属小肠经脉的穴位，在人体的手掌尺侧，微微握拳，当第五指掌关节后远侧，掌横纹头赤白肉际处。

主治：（1）能有效治疗闪腰、腰痛、腰部急性扭伤、慢性劳损等；（2）对头痛、目赤、耳聋、咽喉肿痛、手指及臂肘痉挛也具有疗效；（3）长期按压此穴，并配合针灸，能治疗精神分裂症、癔病、肋间神经痛等疾患，对盗汗、落枕也具有缓解作用；（4）配列缺穴、悬钟穴治疗颈痛；配人中穴治疗急性腰扭伤。

自我取穴按摩法

① 伸臂曲肘向头，上臂与下臂约呈45°；
② 轻握拳，在小指下侧手掌感情线之尾端凸起如一火山口状处即是该穴；
③ 用拇指指甲掐按穴位，有酸胀感；
④ 每次各掐按1～3分钟；
⑤ 长期伏案工作或在电脑前久坐的人，可以每隔一小时将双手后溪穴放在桌沿上来回滚动3～5分钟。

取穴 按摩

精确取穴

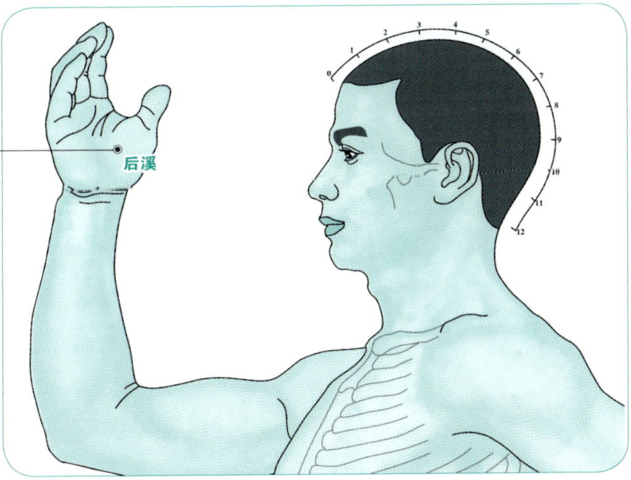

第五指掌关节后尺侧的远侧掌横纹头赤白肉际处即是该穴

取穴技巧

伸臂曲肘向头，上臂与下臂约呈 45°，轻握拳，手掌感情线之尾端在小指下侧边凸起如一火山口状处即是该穴

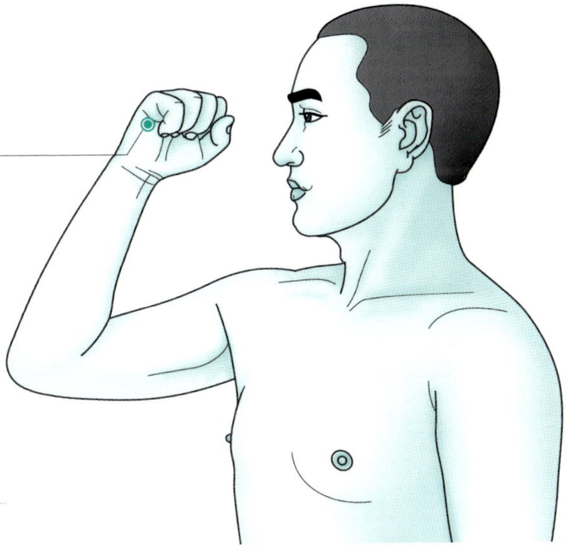

功用

通络，活血，止痛

配伍治病

颈项强直、落枕：后溪配天柱

耳鸣、耳聋：后溪配翳风、听宫

自我按摩

轻握拳，以一手轻握另一手掌背，以大拇指拇指指尖垂直向着掌心方向下压穴位，每次各掐按 1 ～ 3 分钟。

程度	拇指切压法	时间/分钟
适度	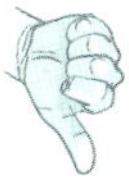	1～3

056 阳谷穴 耳鸣不担忧，阳谷是帮手

主治 头痛 目眩 耳鸣 热病 癫痫

衰老是人体的自然生理规律，但是，通过科学调养可以延缓衰老、延年益寿，其中一个方法就是按摩阳谷穴。按摩阳谷穴，可以疏通经络，调和营卫，使气血得以顺畅运行，能够促进整个人体的新陈代谢，协调脏腑功能，有效增强机体的抗病能力。长时间伏案看书、看文件的人，如果感到头晕眼花的话，可以按摩此处穴位，能够明目安神。此外，坚持按压此处穴位，对于经常性耳鸣的人，也具有良好的疗效。

命名：阳，阳气的意思；谷，指两山所夹空虚之处。“阳谷”的意思是指小肠经气血在此吸热后，化为天部的阳热之气。本穴如同阳气的生发之谷，所以名叫“阳谷”。因为气血物质在此处穴位的变化是吸热胀散循经传输，动而不居，所以是小肠经经穴。因为本穴的气血物质为腕骨穴传来的湿热水汽，到达本穴后，进一步吸热胀散，胀散之气上炎天部，有火的炎上特征，所以在五行中，此穴属火。

部位：此处穴位在人体的手腕尺侧，当尺骨茎突与三角骨之间的凹陷处。

主治：（1）此穴具有明目安神、通经活络的作用；（2）经常按压此穴，对精神神经系统的疾病具有一定疗效，如精神病、癫痫、肋间神经痛、尺神经痛；（3）经常按压此穴，能够治疗五官科的一些疾病，如神经性耳聋、耳鸣、口腔炎、齿龈炎、腮腺炎；（4）长期按压此处穴位，对头痛、目眩、热病、腕痛都具有缓解作用；（5）配阳池穴治疗手腕痛。

自我取穴按摩法

① 屈肘，手背朝上，另一只手的四指轻托手臂，拇指放在小指侧手腕附近，骨头凸出处的前方凹陷处，此时，用拇指按压所在之处，有酸胀感；

② 屈肘侧腕，用拇指的指腹按压穴位，做圈状按摩；

③ 每天早晚各一次，每次各按压1～3分钟。

取穴 按摩

精确取穴

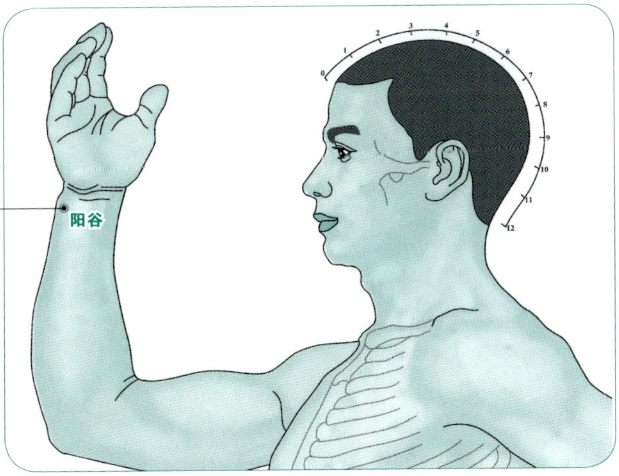

手腕尺侧，尺骨茎突与三角骨之间的凹陷中即是该穴

取穴技巧

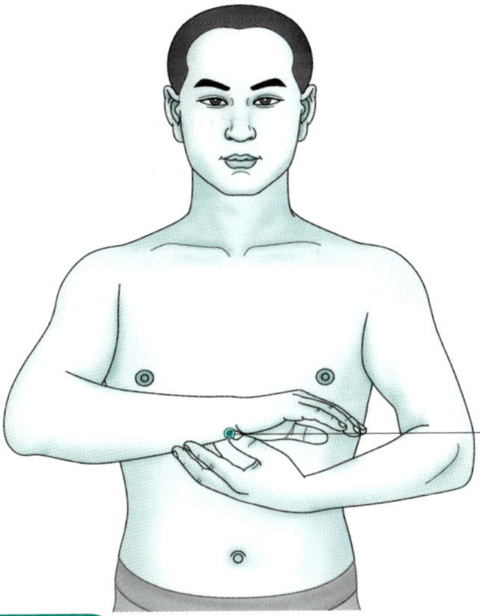

功用

明目安神，通经活络

配伍治病

手腕痛：阳谷配阳池

屈肘，手背朝上，另一手四指轻托手臂，拇指置于小指侧手腕附近的骨头凸出处的前方凹陷处，则拇指所在的穴位即是该穴

自我按摩

屈肘侧腕，以拇指指腹按压穴位，并做圈状按摩，每天早晚各按压一次，每次按压1～3分钟。

程度	拇指压法	时间/分钟
适度	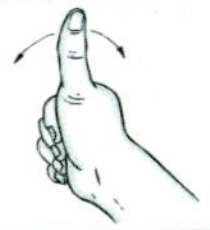	1～3

057 养老穴 晚年体健靠养老

主治 目视不明 急性腰扭伤 落枕

如果夜晚睡眠的姿势不对或枕头的高低不合适，容易使得颈部肌肉长时间被过分牵拉，从而导致落枕。或者因为颈部肌肉扭伤，或者因为偶感风寒，并导致局部经脉气血阻滞，从而使得颈项强直。还有的人晚上总是睡不安稳，不断地被尿意唤醒，可是等到了洗手间后，却又尿不出来，或者好不容易才尿出一丁点儿。有的人则表现为尿频。还有人的视力和听力渐渐模糊不清，坐久了要站起来，上下楼梯的时候也总觉得脚和膝盖关节不利落了。如果你也有这些症状的话，可以通过按摩养老穴进行调节。养老穴可以调气活血、舒筋散寒、通络止痛，可用于解决经脉循行部位的急性疼痛等病症。

命名：养，生养、养护的意思；老，与少、小相对，长者为尊。“养老穴”的意思是说此处穴位对老年人非常容易患的各种疾病很有益。因为小肠的功能是吸收水谷所化之精气供养全身，同时因为此处穴位可以治疗目视不明、耳闭不闻、肩臂疼痛、手脚不能自如等老年病，是供养老人、调治老年人疾病的重要穴位，所以称为养老穴。

部位：属于手小肠经经脉的穴位。屈肘，手掌心向胸，尺骨小头近端桡侧缘上方凹陷中。

主治：（1）长期按摩此穴，对老年人身体器官退化、衰老等各种疾病具有疗效；（2）按摩此穴，能够治疗目视不清，肩、背、肘、臂等部位的酸痛，以及呃逆、落枕、腰痛等疾病；（3）长期按摩此穴位，能够舒筋、通络、明目，对身体具有很好的保健和调理作用；（4）此穴位对脑血管疾病也有一定的疗效；（5）能够治疗急性腰扭伤、落枕、近视等；（6）配太冲穴、足三里穴，治疗目视不明。

自我取穴按摩法

① 举臂屈肘，手掌心朝颜面；
② 用另一只手的食指指尖按揉尺骨基状突起部的凹陷沟；
③ 用食指的指尖垂直向下按揉，穴位处有酸胀感；
④ 每次左右两穴各揉按1～3分钟。

取穴 按摩

精确取穴

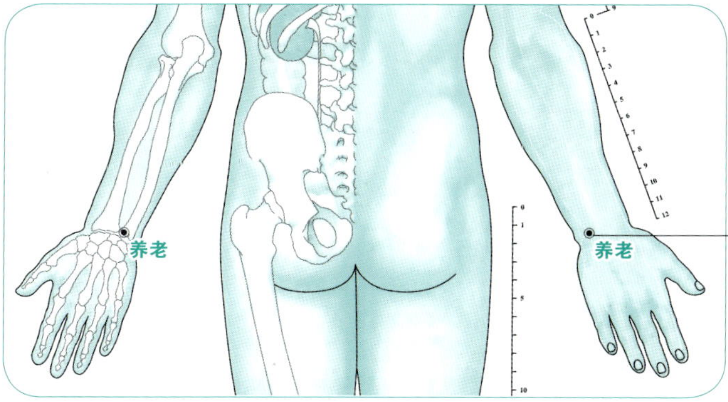

前臂背面尺侧，当尺骨小头近端桡侧凹陷中处即是该穴

取穴技巧

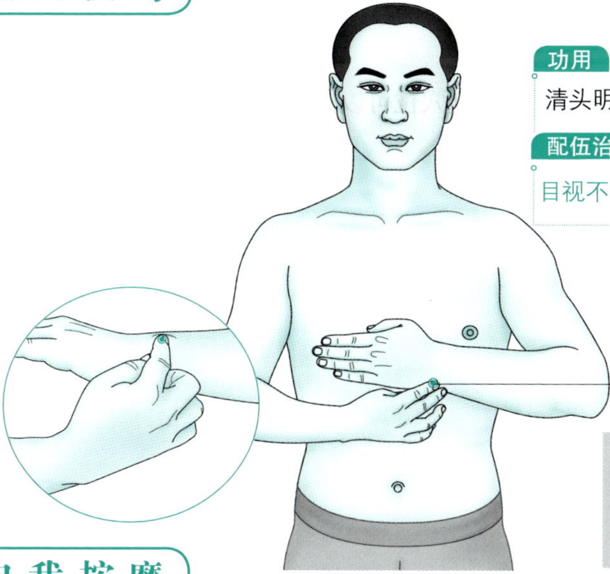

功用

清头明目，舒筋活络

配伍治病

目视不明：养老配太冲、足三里

掌心向下，用另一手食指按在尺骨小头的最高点上；然后掌心转向胸部，当手指滑入的骨缝中即是该穴

自我按摩

举臂屈肘，手掌心朝向颜面，以另一手食指指尖垂直向下按揉穴位，每次左右各揉按 1 ～ 3 分钟。

程度	食指压法	时间/分钟
适度		1 ~ 3

058 小海穴 按小海，脸色红润气色佳

主治 小肠吸收营养不佳 造血功能障碍 贫血

中国古代医典中，对小海穴具有不少描述，如《针灸甲乙经》中说："风眩头痛，小海主之。主疟，背膂振寒。"《铜人腧针灸图经》中说："治寒热，齿龈肿。"《针灸大成》中说："主肩臑，肘臂外后廉痛"。经常面部气色不佳、贫血，在下蹲后站立时容易感到眼前昏黑或有眩晕感的人，长期按压此处穴位，对于小肠的营养吸收，让气血循环到脸部，具有很好的改善作用。

命名：小，与大相对，为孝为阴也；海，指穴内气血场覆盖的范围广阔如海。因为小肠与胃相连，胃为水谷之海，又以六经为川，肠胃为海，此处穴位是小肠经脉气汇合之处，比喻小肠之海，气血场的范围极大，故名"小海"。本穴物质为支正穴传来的天部之气，至本穴后为聚集之状，聚集的天部之气以云气的方式存在，覆盖的范围巨大如海，也含有一定的水湿。因为此穴是小肠经经气的汇合之处，气血物质的运行缓慢，所以在五行中属土。

部位：属于小肠经经脉的穴位，在人体的肘内侧，当尺骨鹰嘴与肱骨内上髁之间的凹陷处。

主治：（1）如果小肠吸收营养不良，具有造血功能障碍以及贫血等疾病，可以通过按摩此处穴位得到缓解；（2）长期按压此处穴位，对于肘臂痛，肩、肱、肘、臂等部位的肌肉痉挛，以及尺神经痛、颌肿颈痛、头痛、眼睑充血、听觉麻痹、寒热齿龈肿、下腹痛、四肢无力等病症，都具有良好的调理和保健功能；（3）现代中医临床中，多用于治疗麻痹、齿龈炎、癫痫、精神分裂症、舞蹈病等疾病；（4）配手三里穴，能够活血舒筋，可以治疗肘臂疼痛；配合谷穴、颊车穴，有清热消炎的作用，能治疗颊肿、牙龈炎、咽喉炎；配风池穴、大椎穴，能够安神定志，可以治疗癫症、痫症。

自我取穴按摩法

① 伸臂屈肘向头，上臂与前臂约呈90° ；
② 另一只手轻握肘尖，用大拇指的指腹垂直向两骨间触压揉按，有强烈的酸胀感；
③ 每次左右各揉按1～3分钟。

取穴 按摩

精确取穴

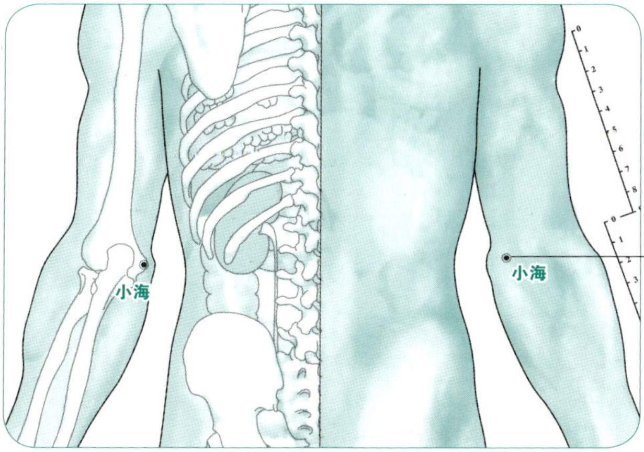

人体的肘内侧，当尺骨鹰嘴与肱骨内上髁之间凹陷处即是该穴

取穴技巧

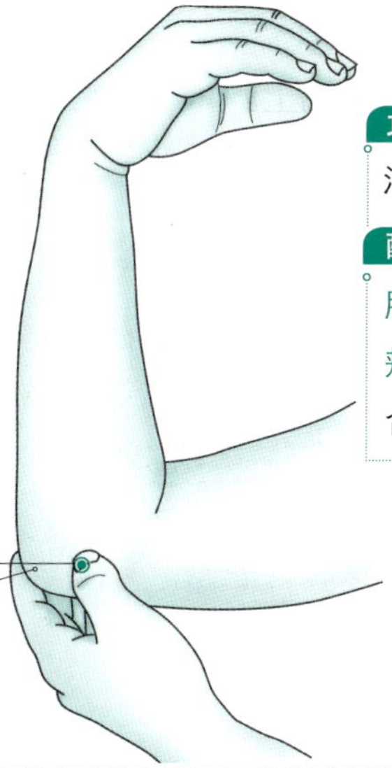

伸臂屈肘向头，上臂与前臂约呈90°。另一手轻握肘尖，大拇指指腹所在的两骨间即是该穴

功用

润肠补气，活血通络，清热消炎

配伍治病

肘臂疼痛：小海配手三里

颊肿、牙龈炎、咽喉炎：小海配合谷、颊车

自我按摩

以大拇指指腹垂直触压揉按穴位，每次左右各揉按 1 ～ 3 分钟。

程度	拇指压法	时间/分钟
适度	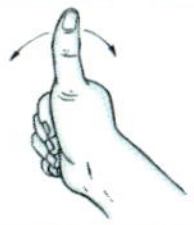	1 ~ 3

059 肩贞穴 消炎止痛，肩贞常用

主治 肩臂疼痛 瘰疬 耳鸣 肩关节周围炎

此穴位名出自《素问·气穴论》。现代人由于长期习惯于在电脑前久坐不动，或者长时间伏案工作，再加上又缺乏必要的运动，久而久之，就极有可能导致双肩血脉运行不畅，促使肌肉僵硬，并导致肩膀疼痛难忍。此时，如果不注意运动、休息、调理，或者肩膀疼痛得不到及时的治疗，时间久了自然就会患上肩周炎等疾病。由于经血不畅，还会时常感到双手臂麻木。其实，在我们人体的肩部上有一个穴位名叫肩贞穴，只要能够长期坚持按压这个穴位，就可以使肩膀疼痛的症状得到缓解，并且对肩周炎也具有一定的治疗效果。

命名："肩"，是指穴位所在的部位是肩部；"贞"，在中国古代是指贞卜、问卦的意思。"肩贞"的意思是指小肠经气血由此上行阳气所在的天部层次。此处穴位的物质为小海穴蒸散上行的天部之气，上行到此处穴位后，此气冷缩、量少势弱，于是，气血物质的火热之性对天部层次的气血的影响作用就不确定，如同需要问卜求卦一样，所以名叫"肩贞穴"。

部位：此处穴位在肩关节的后下方，手臂内收时，腋后纹头上1寸（指寸）处。

主治：（1）按压此处穴位，具有醒脑聪耳、通经活络的作用；（2）坚持按压此处穴位，对肩胛疼痛、手臂不举、上肢麻木、耳鸣、耳聋、齿疼、瘰疬，以及肩关节周围炎等病症，都具有比较好的疗效；（3）配肩髎穴、肩髃穴，可以治疗肩周炎；配肩髎穴、曲池穴、肩井穴、手三里穴、合谷穴，可以治疗上肢不遂；（4）长期按压此处穴位，对脑血管病后遗症、颈淋巴结结核、头痛等病症都具有良好的疗效。

自我取穴按摩法

① 正坐垂肩，在肩关节的后下方；
② 双臂互抱，双手伸向腋后，中指的指腹所在的腋后纹头之上，就是该穴；
③ 用中指的指腹按压穴位，有酸痛感；
④ 分别按揉左右的穴位，每次各揉按1～3分钟。

取穴 按摩

精确取穴

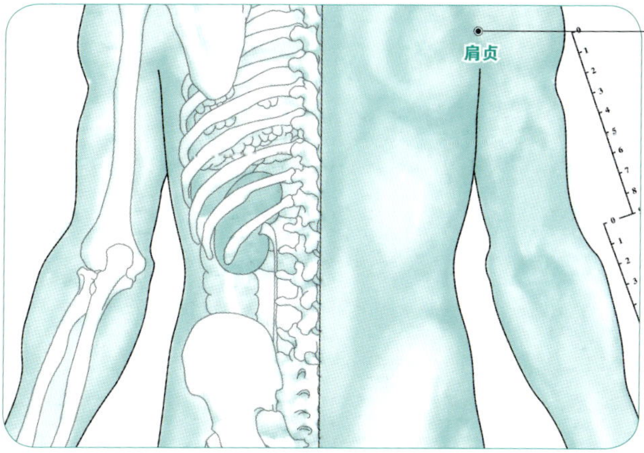

取穴技巧

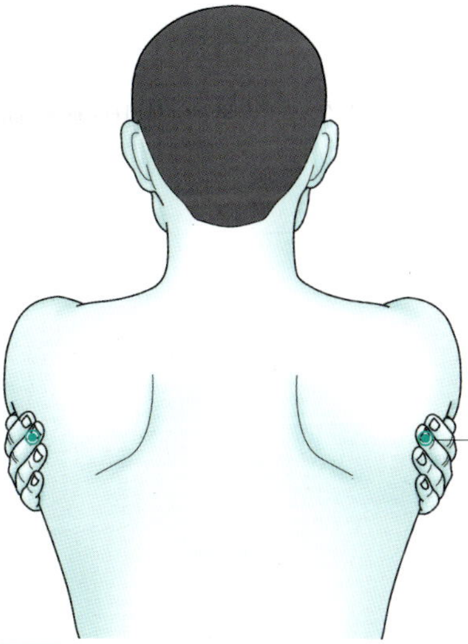

功用

清头聪耳，通经活络

配伍治病

肩周炎：肩贞配肩髃、肩髎

上肢不遂：肩贞配肩髎、曲池、肩井、手三里、合谷

自我按摩

以中指指腹按压穴位，每次左右各揉按1～3分钟。

程度	中指折叠法	时间/分钟
适度	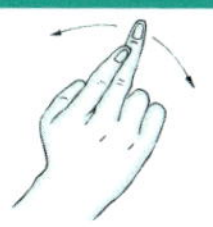	1～3

060 天宗穴 美体健胸按天宗

主治 乳房痛 乳汁分泌不足 胸痛 肩膀酸痛

此穴位名出自《针灸甲乙经》："在秉风后大骨下陷者中。""肩重、肘臂痛不可举，天宗主之。"《铜人腧针灸图经》中说："肩胛痛，臂肘外后廉痛，颊颌肿。"《循经》中说："当是肩板骨下陷中。"清代高士宗在《黄帝素问直解》中说："肩解下三寸，两天宗穴，相去秉风三寸。"从上述可以看出，中国古人在医典中，已经对天宗穴有了非常详细的记述。据古人的记述，凡遇到肩重肘臂重不可举、胸胁支满、颊颌肿、肩胛痛、背痛时，按压此处穴位，就可以使病情得到缓解。在近现代医学中，医家还利用这一穴位，治疗女性的乳腺炎、乳腺增生、产后乳少，以及肩关节周围炎、落枕、慢性支气管炎等疾病。

命名：天，指穴内气血运行的部位为天部；宗，祖庙、宗仰、朝见的意思。"天宗"的意思是说小肠经气血由此汽化上行于天。本穴物质为臑俞穴传来的冷降地部经水，到达本穴后，经水复汽化上行天部，犹如向天部朝见一样，所以名"天宗穴"。

部位：属于手小肠经经脉之穴位，在肩胛骨冈下窝的中央，或者肩胛冈中点下缘下1寸处。

主治：（1）按压此处穴位，具有疏通肩部经络、活血理气的作用；（2）此处穴位，是治疗女性急性乳腺炎、乳腺增生的特效穴位。按摩此穴位，对于乳房疼痛、乳汁分泌不足、胸痛也有明显的疗效；（3）按压此穴位，能够治疗肩胛疼痛、肩背部损伤、上肢不能举等局部疾病；（4）长期揉按此处穴位，还对气喘、颊颔肿等病症具有改善作用；（5）配秉风穴治疗肩胛疼痛；配膻中穴、足三里穴，治疗乳痈；（6）现代中医临床利用此处穴位治疗肩胛疼痛、肩关节周围炎、慢性支气管炎等。

自我取穴按摩法

① 用对侧手，由颈下过肩，以中指的指腹按揉穴位；

② 如果可以正坐或者俯卧，可以请他人用双手大拇指的指腹垂直按揉穴位，穴位处有胀、酸，痛感；

③ 先左后右，每次各按揉穴位1～3分钟，也可以双侧穴位同时按揉。

取穴 按摩

精确取穴

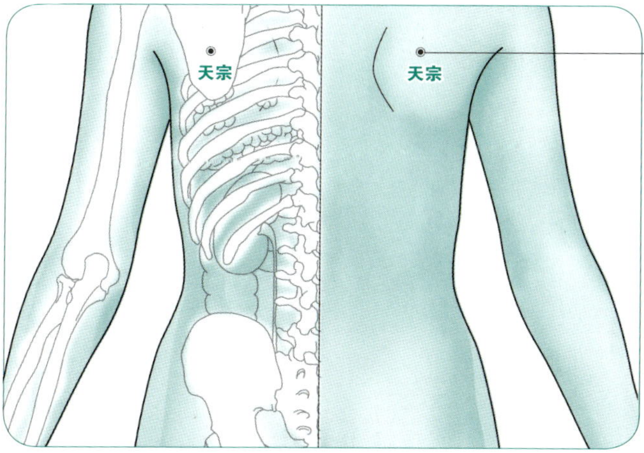

肩胛骨冈下窝中央凹陷处，约肩胛冈下缘与肩胛下角之间的上1/3折点处即是该穴

取穴技巧

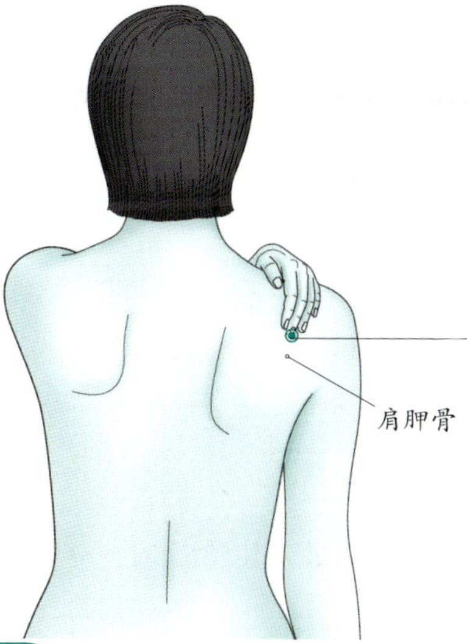

功用

通络活血，消炎止痛

配伍治病

肩胛疼痛：天宗配秉风

乳痈：天宗配膻中、足三里

以对侧手，由颈下过肩，手伸向肩胛骨处，中指指腹所在的肩胛骨冈下窝的中央凹陷处即是该穴

自我按摩

以中指指腹按揉，每次先左后右各（或双侧同时）按揉1～3分钟。

程度	中指折叠法	时间/分钟
适度	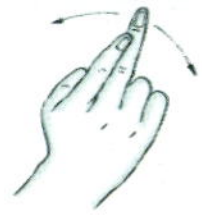	1～3

061 肩中俞穴 常按肩中俞，肩背更有力

主 治 咳嗽 气喘 肩背疼痛 目视不明

这个穴位的名称出自《针灸甲乙经》。关于它的具体位置，《医学入门》说它在“大杼旁二寸”;《针灸集成》说它在“肩外俞上五分”。和天宗穴等穴位一样，此处穴位对于肩背疼痛、咳嗽等疾病也具有良好的效果。如果你坐着看书、写字、打电脑，时间久了觉得肩背酸软、疼痛，不妨试着按摩一下肩中俞，可以舒筋活血，使肩部气血的运行得到改善，能缓解肩背疼痛的状况。关于这个穴位的作用，在古代的医典中也有非常详细的记载，例如:《铜人腧针灸图经》中云:“治寒热目视不明。”《针灸大成》云:“主咳嗽，上气唾备。”《循经考穴编》曰:“寒热劳嗽，肩胛痛疼。”

命名：肩，是指此处穴位所在的部位是肩胛部；中，指肩脊中穴部；俞，同“腧”，输的意思。“肩中俞”的意思是指人体胸内部的高温水湿之气从本穴外输小肠经。而本穴位处肩脊中穴部，内部为胸腔，因为本穴有地部孔隙与胸腔相通，胸腔内的高温水湿之气从本穴外输入小肠经，所以名“肩中俞”。

部位：在人体的背部，当第七颈椎棘突下，旁开2寸。

主治：（1）长期按压此处穴位，具有解表宣肺的功能；（2）长期坚持按压此处穴位，能够有效治疗一些呼吸系统的疾病，如支气管炎、哮喘、咳嗽、支气管扩张、吐血等；（3）按摩此处穴位，对视力减退、目视不明、肩背疼痛等症状，具有明显的改善作用；（4）配肩外俞穴、大椎穴，还能够治疗肩背疼痛；配肩髃穴、外关穴，有舒筋活络止痛的作用，能够治疗肩背疼痛、肩周炎。

自我取穴按摩法

① 用双手的手掌心朝向颜面，沿着脖颈处，伸向背部；
② 小指挨着颈项，用中指指腹按压所在部位有酸胀感处即为该穴；
③ 以适当的力量，用中指的指腹按压此处穴位，左右两侧穴位，每次各按揉1～3分钟。

取穴 按摩

精确取穴

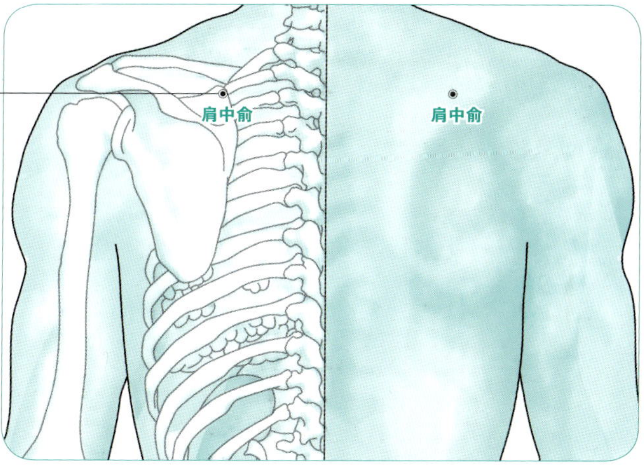

背部，第七颈椎棘突下，正中线旁开2寸处即是该穴

取穴技巧

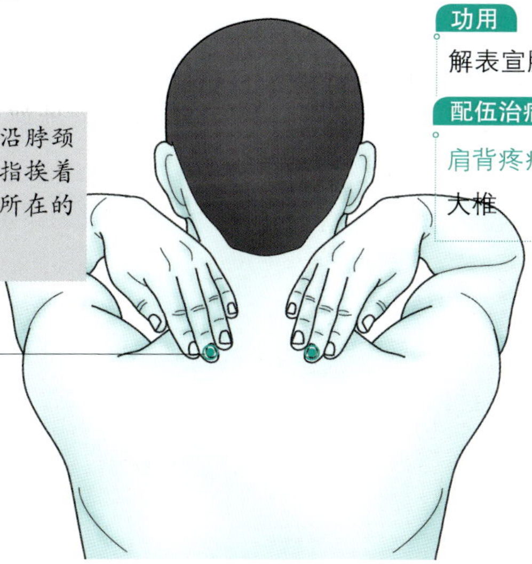

双手手心向颜面，沿脖颈处，伸向背部，小指挨着颈项，则中指指腹所在的位置即是该穴

功用

解表宣肺

配伍治病

肩背疼痛：肩中俞配肩外俞、大椎

自我按摩

以中指指腹按压穴位，每次左右各揉按1～3分钟。

程度	中指折叠法	时间/分钟
适度	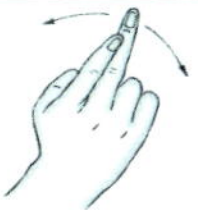	1～3

062 颧髎穴 面部疼痛，常按管用

主治 眼部疾病 上颌牙痛 三叉神经痛

不知道你有没有过这样的体会，有时，不知由于什么原因，眼皮和下眼袋会不由自主跳动；或者受了风寒后，发生颜面神经麻痹、痉挛、疼痛，以及三叉神经疼痛时，感到痛不可忍，甚至最轻微的触摸似乎都无法忍受。此时，如果你能够按压颧髎穴，就能够使情况得到改善。此穴位名出自《针灸甲乙经》。在《备急千金要方》中，此穴被说成是"权髎"，别名"兑骨"。

命名：颧，颧骨的意思，指穴位所在的部位；髎，孔隙的意思。"颧髎"的意思是指小肠经气血在此冷降归地，并由本穴的地部孔隙内走小肠经体内经脉。本穴物质为天容穴传来的水湿云气，至本穴后水湿云气冷降于地，并由本穴的地部孔隙内走小肠经体内经脉，所以名"颧髎"。该穴位也称兑骨穴、兑端穴。"兑骨"的意思是指此穴的气血物质为天部的凉湿水汽；"兑端"的意思是指此穴的气血性凉，运行到了小肠经的最高点。本穴物质为天容穴传来的水湿云气，到本穴后散热化为凉性之气，并且位于小肠经气血上行的最高点。

部位：属于手小肠经经脉的穴位，位于人体面部，颧骨尖处的下缘凹处，约与鼻翼下缘平齐，即当目眦直下，颧骨下缘凹陷处。

主治：（1）在中医临床医学及针灸中，这个穴位是用来治疗各种眼睛疾病的特效穴，也是用来进行面部美容的特效穴；（2）此处穴位对于治疗上颌牙痛具有非常明显的效果；（3）长期按压这处穴位，对于三叉神经痛、颜面神经麻痹以及痉挛（口眼歪斜）、眼睑跳动等疾病，具有非常好的调理和保健功能；（4）配地仓穴、颊车穴，治疗口歪；配合谷穴，治疗齿痛。

自我取穴按摩法

① 正坐，目视前方，口唇稍微张开（这样更易深入穴道）；
② 轻举双手，指尖朝上，掌心朝向面颊；
③ 用大拇指的指尖垂直按压穴位，按压的时候，力道稍微由下往上轻轻揉按，更容易体会出穴位处的酸胀感；
④ 左右两侧，每次各按揉1～3分钟，或者两侧穴位同时按揉。

取穴 按摩

精确取穴

面部，当目外眦直下，颧骨下缘凹陷处即是

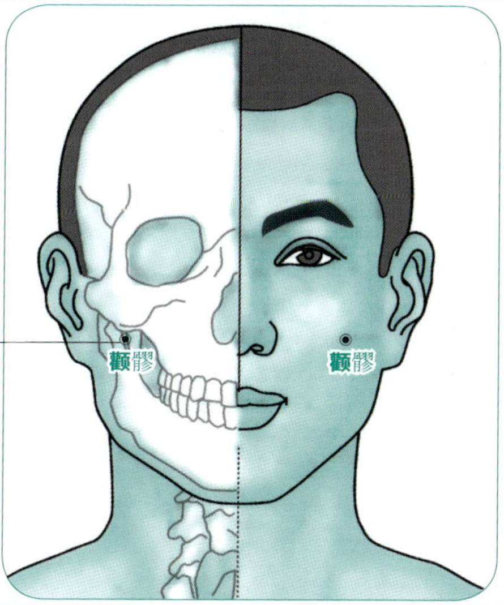

取穴技巧

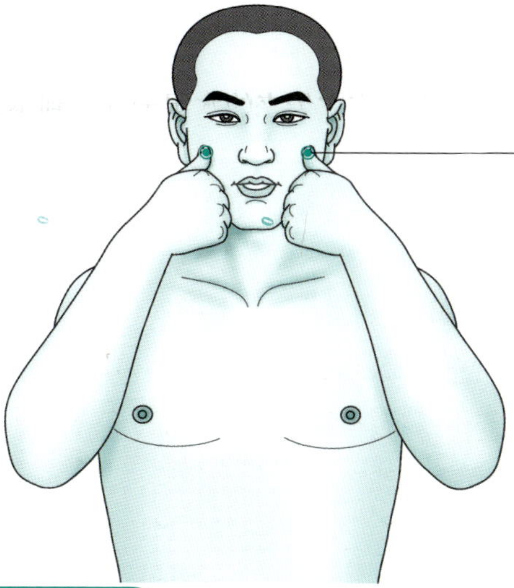

正坐，目视前方，口唇稍微张开（更易深入穴位），轻举双手指尖朝上，掌心朝向面颊，拇指指腹放于脸颊两侧，由下向上推，至颧骨尖处的下缘凹陷，约与鼻翼下缘平齐处即是该穴

功用

通络明目，活血止痛

配伍治病

口歪：颧髎配地仓、颊车

齿痛：颧髎配合谷

自我按摩

以大拇指指尖垂直按压穴位，力道稍由下往上轻轻揉按，每次左右各（或双侧同时）揉按 1 ~ 3 分钟。

程度	拇指压法	时间/分钟
适度	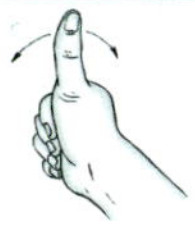	1 ~ 3

063 听宫穴 耳朵聪灵听力好

主治 耳鸣 耳聋 中耳炎 牙痛 癫、狂、痫

想想看，曾经你的耳朵里面是不是好像养了小虫子一样，不时地吱吱地叫个不停，尤其是在夜深人静的时候，更是令你难以入眠；等到你年纪越来越大的时候，听人讲话的声音却似乎离得越来越远，越来越听不清楚，最后甚至根本就听不见了。像这种耳朵产生的耳鸣、重听、听力障碍等，只要长期坚持按压听宫穴，就能够得到有效的改善。据《针灸甲乙经》和《医学入门》，此穴位“在耳前珠子旁”。据《内经图考》载其于“耳门之前”。黄学龙曰：“听宫在听会、颊车之间。余思过去经验，似以开口取听宫为宜，刺三分，炙三壮。”

命名：听，闻声；宫，宫殿。“听宫”的意思是指小肠经体表经脉的气血由本穴内走体内经脉。本穴物质为颧髎穴传来的冷降水湿云气，到达本穴后，水湿云气化雨降地，雨降强度比颧髎穴大，犹如可闻声，而注入地之地部的经水又如同流入水液所处的地部宫殿，所以名“听宫”。听宫穴又名多闻穴、多所闻穴，意思是此穴气血流入地之地部为空洞之处，产生的回声既响又长。

部位：属于手小肠经经脉的穴位，在耳屏正中前，张口后的凹陷处。

主治：（1）这个穴位主要治疗和耳朵及听觉有关的各种疾病，如耳鸣、耳聋、中耳炎、外耳道炎、聤耳等。据《铜人腧穴针灸图经》记载：“治耳聋如物填塞、无所闻等。”（2）长期坚持按摩这个穴位，对于治疗失声、牙齿疼痛、癫痫、心腹痛、三叉神经疼痛、头痛、目眩头晕等病症，具有良好的效果；（3）配翳风穴、中渚穴，治疗耳鸣、耳聋。

自我取穴按摩法

① 正坐目视前方，口微微张开；
② 举起双手，手指尖朝上，手掌心向前；
③ 用大拇指的指尖垂直，并且轻轻插入耳屏前面的凹陷正中处，穴位处会有刺痛感；
④ 轻轻用大拇指的指尖揉按穴位；
⑤ 左右按揉，每次按揉1～3分钟，或者两侧穴位同时按揉。

取穴 按摩

精确取穴

位于面部，耳屏前，下颌骨髁状突的后方，张口时呈凹陷处即是该穴

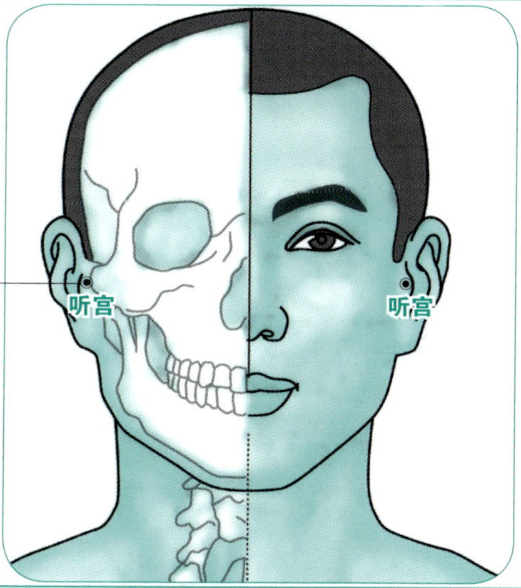

取穴技巧

功用

清头聪耳，宁神止痛

配伍治病

耳鸣、耳聋：听宫配翳风、中渚

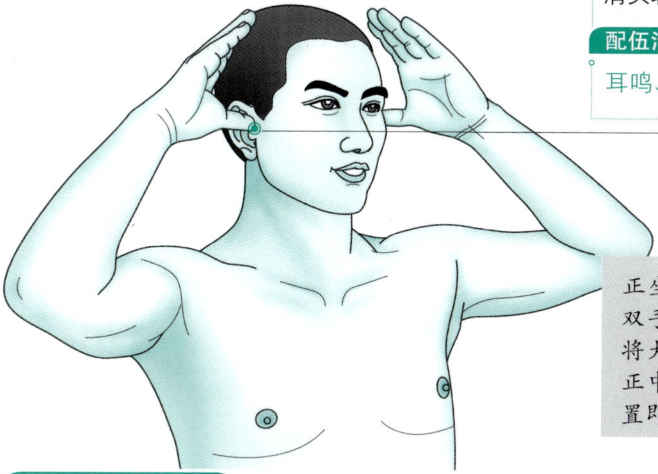

正坐目视前方，口微张开。举双手，指尖朝上，掌心向前。将大拇指指尖置于耳屏前凹陷正中处，则拇指指尖所在的位置即是该穴

自我按摩

以大拇指指尖轻轻揉按，每次左右各（或双侧同时）按揉 1 ～ 3 分钟。

程度	拇指压法	时间/分钟
轻度	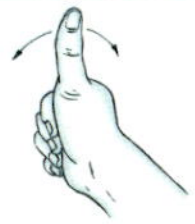	1 ~ 3

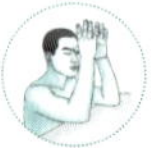
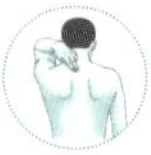
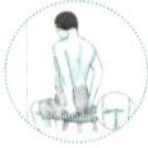

第七章 足太阳膀胱经经穴

足太阳膀胱经是十四经络中最长的一条经脉，几乎贯穿整个身体。它运行人体中宝贵的体液，因此关系到全身的健康。此经脉起于内眼角睛明穴，止于足小趾端至阴穴，循行经过头、颈、背部、腿足部。灵枢·寒热病提到：『足太阳有通项入于脑者，正属目本，名曰眼系……在项中两筋间，入脑乃别阴跷、阳跷，阴阳相交，阳入阴，阴入阳，交于目锐。』

本经腧穴主治泌尿生殖系统、精神神经系统、呼吸系统、循环系统、消化系统的病症及本经所过部位的病症，例如：癫痫、头痛、目疾、鼻病、遗尿、小便不利及下肢后侧部位的疼痛等。

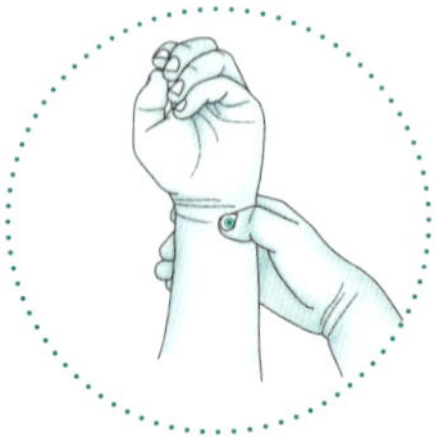

DI-QI ZHANG

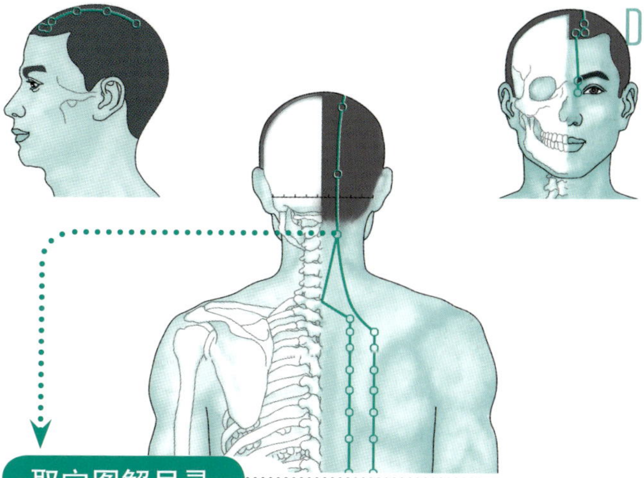

本章看点

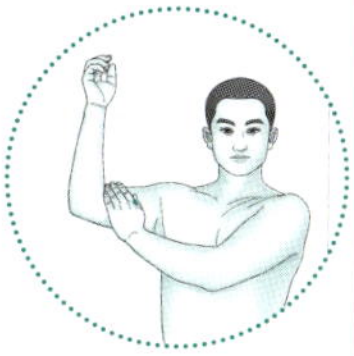

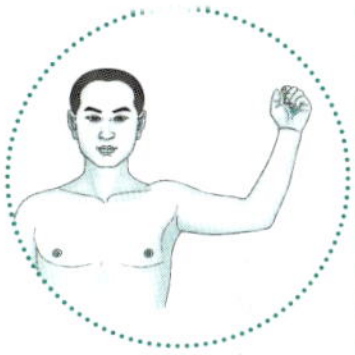

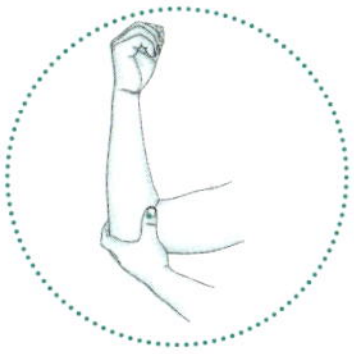

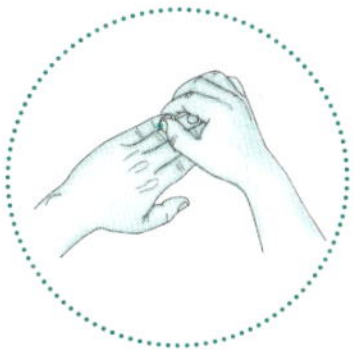

取穴图解目录

睛明穴　还您一个明亮的世界
眉冲穴　常按眉冲穴，眩晕都退却
曲差穴　鼻窍通透有曲差
五处穴　癫痫不可怕，五处治好它
承光穴　止痛祛热，还您快乐
通天穴　鼻内畅通无阻
攒竹穴　消除疲劳眼睛好
天柱穴　头脑清楚，天柱帮助
大杼穴　祛热祛痛，大杼常用
风门穴　治疗感冒，风门疗效好
会阳穴　止血治痔疮，全都找会阳
承扶穴　臀部减肥按承扶
殷门穴　强健腿腰，殷门有绝招
委中穴　腰痛背痛求委中
承筋穴　小腿痉挛揉承筋
承山穴　腿脚有力不抽筋
飞扬穴　祛除头痛，神采飞扬
昆仑穴　常按昆仑，清晨睡安稳
申脉穴　宁神止痛不眩晕
至阴穴　难产别发愁，至阴有特效

064 睛明穴 还您一个明亮的世界

主治 急慢性结膜炎 眼睛充血红肿 假性近视

"睛明"出自《针灸甲乙经》，属于足太阳膀胱经。据文献考证，其最早见于《素问·气府论》，又名泪空，泪腔等，能够治疗各种眼病、面瘫、呃逆、急性腰扭伤等症。在《腧穴学》中，记载这个穴位可以主治十一种病症，其中十种为眼病。是的，经常按摩睛明穴不但对老年人的老花眼有疗效，而且还能治疗轻度近视，对中、高度近视也有缓解作用。当你发现自己的眼睛有视力不佳、眼前如有薄雾、双眼畏光、迎风流泪、酸涩、红肿等不适症状，只要经常按摩这处穴位，就可以有所改善。

命名：睛，指穴位所在的部位及穴内气血的主要作用对象为眼睛；明，光明的意思。"睛明"的意思是指眼睛接受膀胱经的气血而变得光明。此穴是太阳膀胱经上的第一穴位，气血来自体内膀胱经的上行气血，是体内膀胱经吸热上行的气态物所化之液，即血。此穴将膀胱经之血提供给眼睛，眼睛受血而能视，变得明亮清澈，所以名"睛明"。"睛明穴"也被称为目内眦、泪孔穴、泪空穴、泪腔穴、目眦外。

部位：属于足膀胱经经脉的穴位，在目内眼角外0.1寸处，鼻梁旁的凹陷处。

主治：（1）此穴是主治所有眼病的关键穴位，对眼睛具有去眼翳、镇痛、消肿、止泪、止痒的作用，能令眼睛明亮；（2）按摩此处穴位，能使急慢性眼结膜炎、眼睛充血红肿的症状有所缓解；（3）长期按摩这处穴位，对假性近视、轻度近视、散光、老花眼、夜盲症、早期轻度白内障、迎风流泪等眼疾，具有非常明显的调理、改善和保障作用。

自我取穴按摩法

① 正坐，轻闭双眼；
② 两只手的手肘撑在桌面上，双手的手指交叉，除大拇指外，其余八指的指尖朝上；
③ 用大拇指的指甲尖轻轻掐按鼻梁旁边与内眼角的中点；
④ 在鼻骨上轻轻前后刮揉，有酸、胀以及稍微刺痛的感觉；
⑤ 每天左右两穴位分别刮揉一次，每次1～3分钟，也可以两侧穴位同时刮揉。

取穴 按摩

精确取穴

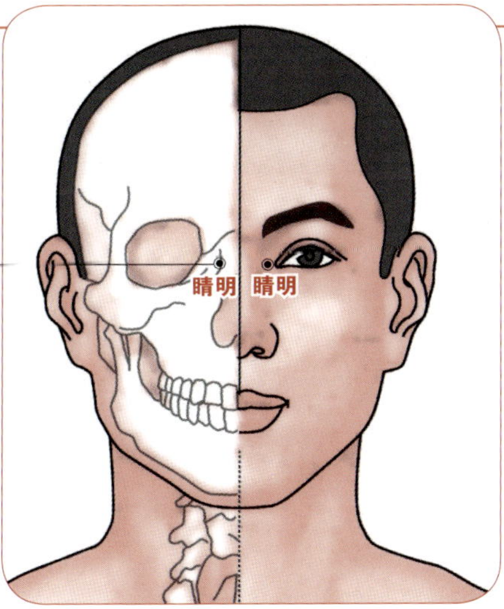

面部，距目内眦角上方 0.1 寸的凹陷处即是该穴

取穴技巧

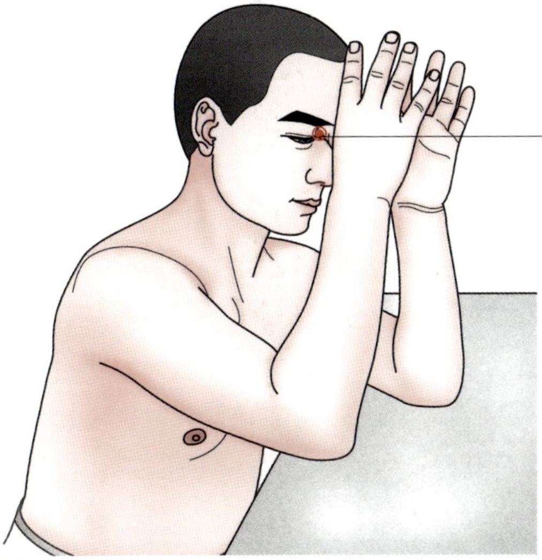

正坐轻闭双眼，双手手指交叉，八指指尖朝上，将大拇指置于鼻梁旁与内眼角的中点，则拇指指尖所在的位置即是

功用

降温除浊

配伍治病

目视不明：睛明配球后、光明

自我按摩

用大拇指指甲尖轻掐穴位，在鼻骨上轻轻前后刮揉，每次左右各（或双侧同时）刮揉 1 ～ 3 分钟。

程度	拇指切压法	时间/分钟
轻	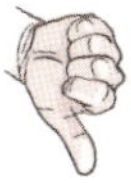	1 ~ 3

065 眉冲穴 常按眉冲穴，眩晕都退却

主治 头痛 眩晕 鼻塞 癫痫

此穴位名出自《脉经》，别名小竹，属足太阳膀胱经。据《针灸资生经》中记载："眉冲二穴，一名小竹，当两眉头直上入发际是穴。"《针灸资生经》中还说此穴位能够治疗头痛、鼻塞等疾患。可见，中国古代医家对眉冲穴在人体上的位置以及它的功用，都已有很详细的考证。事实也是如此。如果你在日常生活中，偶感风寒，感到头痛、鼻塞等不适，或者在你感到眩晕的时候，可以轻轻按揉一下自己的眉冲穴，就能使病情得以缓解。

命名：眉，就是眼眶上面的毛发，也就是我们说的眉毛，色黑，在这里指的是穴内的气血物质为寒冷的水湿之气；冲，冲射的意思。"眉冲"的意思就是说来自膀胱经的气血在此穴位处吸热向上冲行。本穴的气血是从攒竹穴传来的水湿之气，上行到本穴后，散热冷缩，又受外部传来的热，寒冷水汽复又胀散，胀散之气便沿着膀胱经向上冲行，所以名"眉冲"。"眉冲穴"也称小竹穴、星穴。"小竹穴"是指穴位内气血的特征。因为攒竹穴传来的水湿之气，相对于头部其他经脉的气血来说，温度比较低，即使在本穴吸热上行，气血量也并不大，如同纤细的小竹一般，故名小竹穴；"星穴"的意思是说穴位如同遥远的星辰一样小，所以称"星穴"。

部位：该处穴位在人体的头部，攒竹穴直上入发际0.5寸处，神庭穴与曲差穴连线之间。

主治：（1）按摩眉冲穴，具有宁神通窍、止痛通络的作用；（2）经常按摩眉冲穴，能够有效治疗头痛、眩晕、鼻塞、癫痫等疾病，使症状得到调理和改善；（3）配太阳穴，治疗头痛。

自我取穴按摩法

① 双手的中指伸直，其他手指弯曲；
② 将中指的指腹放在眉毛内侧边缘处，并沿着直线向上推，指腹直入发际，则指头所指部位就是该穴；
③ 用中指的指腹揉按穴位，用力适度；
④ 分别揉按左右穴位，或者两穴位同时揉按，每次左右各揉按1～3分钟。

取穴 按摩

精确取穴

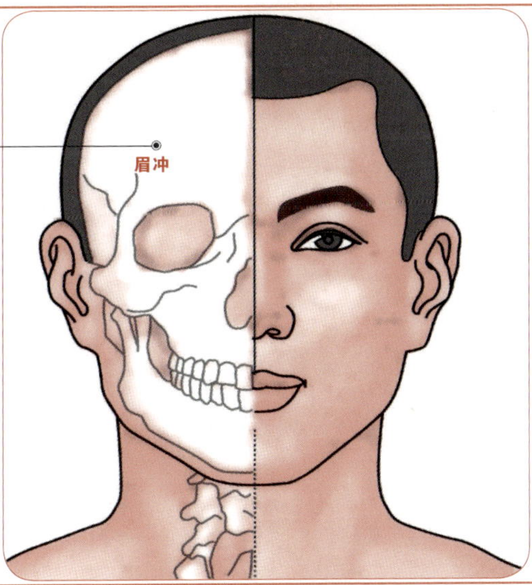

人体的头部，攒竹穴直上入发际0.5寸，神庭穴与曲差穴连线之间即是该穴

取穴技巧

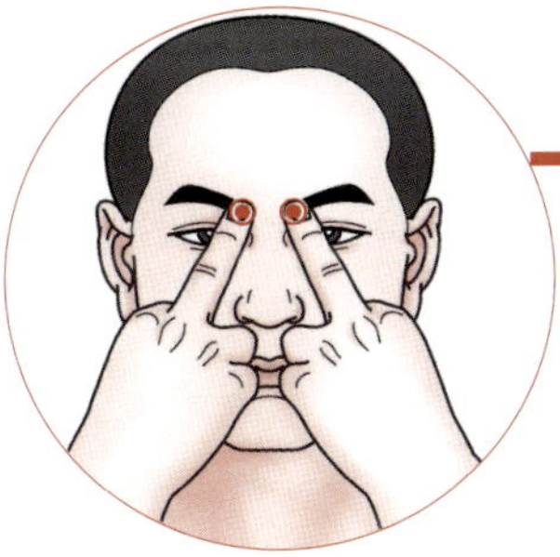

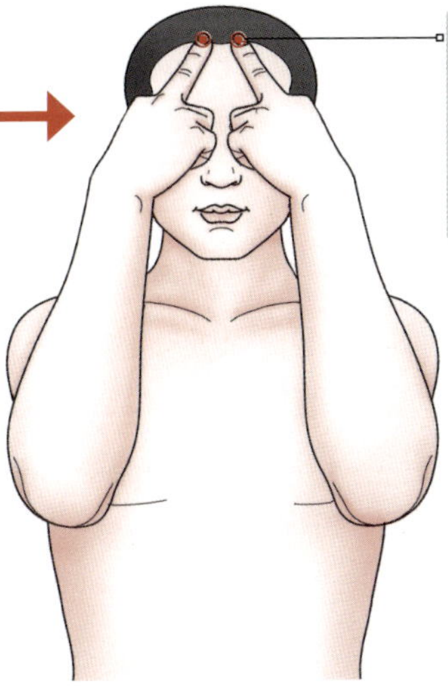

双手中指伸直，其他手指弯曲，将中指指腹放于眉毛内侧边缘处，沿直线向上推，指腹入发际，则指尖所在的位置即是该穴

功用

宁神通窍，止痛通络

配伍治病

头痛：眉冲配太阳

自我按摩

以中指指腹揉按穴位，每次左右各揉按1～3分钟。

程度	中指折叠法	时间/分钟
适度	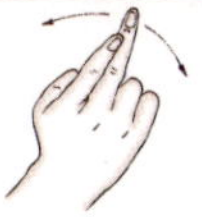	1～3

066 曲差穴 鼻窍通透有曲差

主治 头痛 鼻塞 鼽衄 目视不明

这个穴位的名字出自《针灸甲乙经》，别名鼻冲，属足太阳膀胱经。和眉冲穴一样，曲差穴对鼻塞、头痛、目视不明也具有良好的治疗作用。不过，这个穴位主要对治疗鼻疾有一定的特殊疗效，例如鼻塞、流鼻涕、鼻炎等。如果你感到自己的鼻子不舒服，或者当你在不小心感冒之后，感到鼻塞不通，或者不断地流鼻涕，此时，你只需要按一按、揉一揉曲差穴，就能够让病情得到减轻，感到舒适不少。

命名：曲，隐秘的意思；差，派遣的意思。“曲差”的意思是说膀胱经气血由此穴位输送到头上的各个部位。此穴位中的物质是眉冲穴传来的水湿之气，到达这里后，进一步吸热胀散，并输送头上各部位。但是，因为它的气血水湿成分少，呈若有若无之状，所以名“曲差”。“曲差穴”也被称鼻冲穴，鼻主肺，指穴位内的物质为气；冲，冲行的意思。“鼻冲”的意思就是说穴位内的气血运行为冲行之状。因为此穴位内的物质是眉冲穴传来的水湿之气，在此穴位进一步吸热胀散，并且向穴外冲行，所以称“鼻冲”。

部位：位于人体头部，当前发际正中直上0.5寸，旁开1.5寸，即神庭穴与头维穴连线的内1/3与中1/3的交点处。

主治：（1）按摩曲差穴，能够清褺降浊、通窍明目；（2）经常按摩这处穴位，对头痛、鼻塞、鼻衄、目视不明等疾患，具有良好的调理、改善、治疗作用；（3）配合谷穴，治疗头痛、鼻塞。

自我取穴按摩法

① 将一只手的手掌心朝面部，中间三指并拢，其他两指弯曲；
② 无名指的指腹入前发际，放在发际的正中处，那么食指的指尖所在之处就是该穴位；
③ 用食指的指腹，以适当的力度按压穴位；
④ 以同样的方法按压另一侧穴位；
⑤ 可以左右分别按压两处穴位，也可以两处穴位同时按压，每次每穴位按压1～3分钟。

取穴 按摩

精确取穴

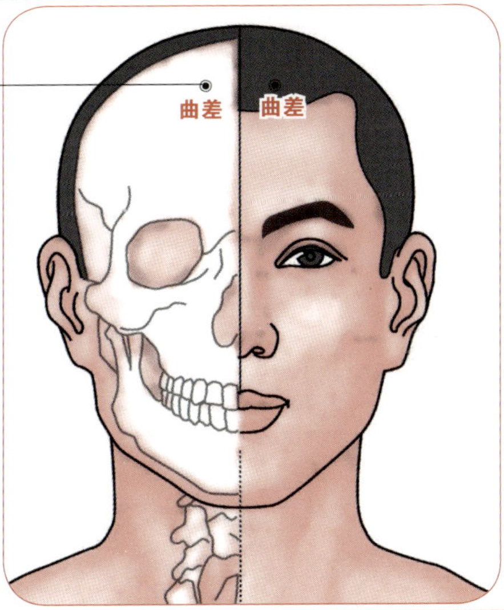

人体头部，前发际正中直上 0.5 寸，旁开 1.5 寸，即神庭穴与头维穴连线的内 1/3 与中 1/3 交点处即是该穴

取穴技巧

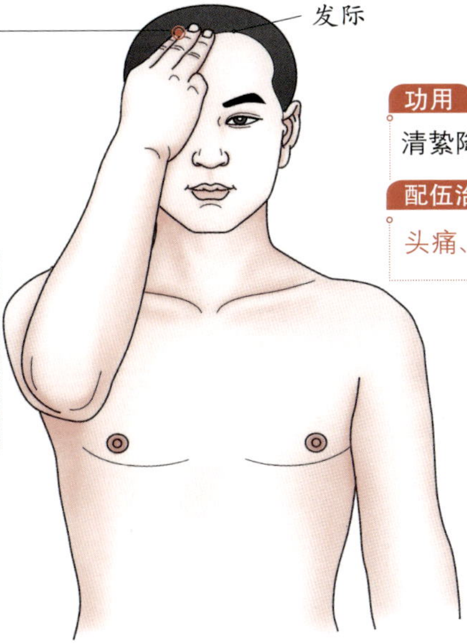

一手掌心向颜面，中间三指并拢，其他两指弯曲，无名指指腹入前发际，放于发际正中处，则食指指尖所在的位置即是该穴

功用

清鿄降浊，通窍明目

配伍治病

头痛、鼻塞：曲差配合谷

自我按摩

以食指指腹按压穴位，每次左右或双侧同时按压 1 ~ 3 分钟。

程度	食指压法	时间/分钟
适度	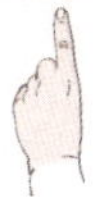	1 ~ 3

067 五处穴 癫痫不可怕，五处治好它

主治 头痛 目眩 癫痫

这个穴位的名字出自《针灸甲乙经》，在《医学入门》中作“巨处”，属足太阳膀胱经。这处穴位的功效与眉冲穴、曲差穴差不多，能够主治头痛、目眩、目视不明等疾患。如果不小心绊了一跤，感到头晕眼花，或者眼前总是看不清楚东西，那么，可以经常按揉一下这个穴位，具有很好的治疗作用。关于它的作用，《铜人腧穴针灸图经》云：“治头风，目眩。”《针灸大成》云：“主目不明。”

命名：五，指东、南、西、北、中五个方位；处，处所的意思。“五处”的意思是指此处穴位的气血来自头上的各部位。此处穴位的气血本来应该由曲差穴提供，但是因为曲差穴的气血受热后散于膀胱经之外，所以基本上没有物质再传入本穴，于是，此穴的气血就由头上各部位的气血汇入，因此名“五处穴”。“五处穴”也被称为巨处穴。巨，巨大的意思；处，处所的意思。“巨处”就是指此处穴位的气血来自穴外的广阔天部。

部位：这个穴位在人体的头部，当前发际正中直上1寸，旁开1.5寸处。

主治：（1）按摩此处穴位，具有宁神止痛、活血通络的作用；（2）经常按摩这个穴位，能够有效治疗头痛、目眩、癫痫等疾病；（3）如果遇到小儿惊风时，按摩这个穴位，能迅速缓解小儿惊风的症状，帮助孩子及时得到救治；（4）配合谷穴、太冲穴，治疗头痛、目眩；配合率谷穴、行间穴，有清利头目、平肝的作用，能够治疗头痛、目眩。

自我取穴按摩法

① 伸出一只手，中间三指并拢，其他两指弯曲，手掌心朝向面部；
② 无名指第一关节全入发际，放于发际之上正中处，那么食指的指尖所在之处就是这处穴位；
③ 用同样的方法找出另外一个穴位；
④ 以适当的力度，用食指的指腹按压穴位，左右两穴位每次各按压1~3分钟。

取穴 按摩

精确取穴

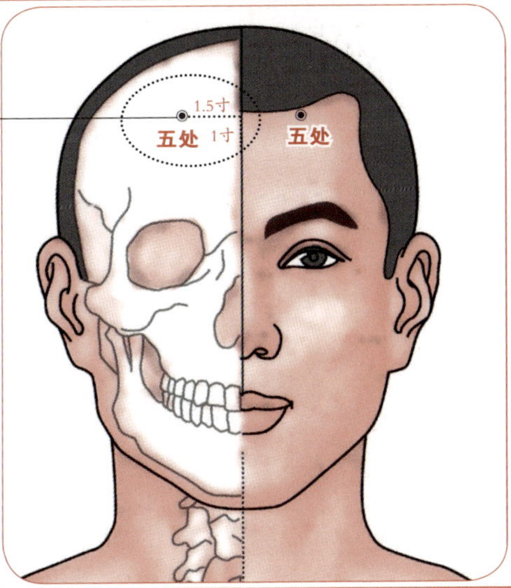

人体的头部，当前发际正中直上1寸，旁开1.5寸处即是该穴

取穴技巧

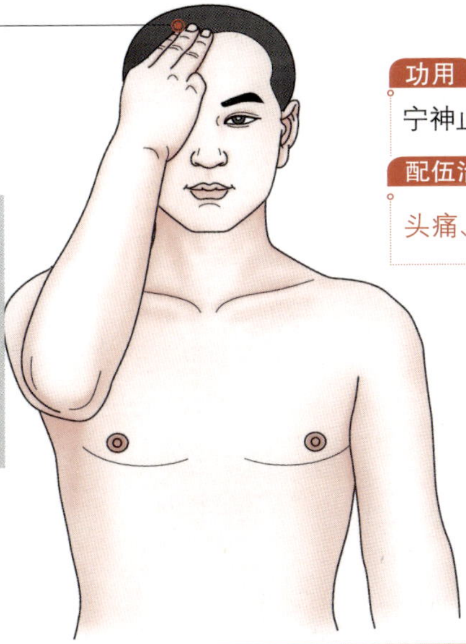

一手中间三指并拢，其他两指弯曲，掌心向颜面，无名指第一关节全入发际，放于发际上正中处，则食指指尖所在的位置即是穴位。依此法找出另一穴

功用

宁神止痛，活血通络

配伍治病

头痛、目眩：五处配合谷、太冲

自我按摩

以食指指腹按压穴位，每次左右各按压1～3分钟。

程度	食指压法	时间/分钟
适度	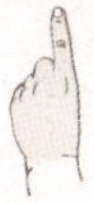	1～3

068 承光穴 止痛祛热，还您快乐

主治 头痛 目眩 鼻塞 热病

这个穴位的名称出自《针灸甲乙经》:“在五处后二寸。”在《备急千金要方》和《素问·刺热篇》中，均作“一寸”,《铜人腧穴针灸图经》和《针灸资生经》中，作“一寸五分”。据医典古籍记载，这处穴位具有医治风眩头痛、欲呕烦心、多清鼻涕、鼻塞不闻香臭、口歪、目眩、目翳、青盲、目视不明等疾患的作用。此外，这个穴位还能够让人全身放松。在长时间从事紧张的工作之后，或者在进行了剧烈的运动之后，如果身体感到疲乏不堪，就可以按摩承光穴，能够使身心放松下来。在夫妻行房事之前，相互按摩承光穴，有助于使对方得到放松，并快速达到性兴奋状态。关于这个穴位的作用，《针灸甲乙经》云:“热病汗不出，青盲远视不明。”《铜人腧穴针灸图经》云:“治风眩头痛。”《针灸大成》云:“主目生白翳。”

命名：承，受的意思；光，亮、阳、热的意思。“承光”的意思是指膀胱经气血在这个穴位进一步受热胀散。此处穴位物质是从五处穴传来的凉湿水汽，到达本穴后，进一步受热胀散，犹如受之以热一样，所以名“承光”。

部位：这个穴位在人体头部，当前发际正中直上2.5寸，旁开1.5寸处。

主治：（1）按摩这个穴位，具有清热明目、祛风通窍的作用；（2）按摩这个穴位，对头痛、目眩、鼻塞、热病具有特殊的疗效，能够使疾患的症状得到改善；（3）长期坚持按压这个穴位，还能够对面部神经麻痹、角膜白斑、鼻息肉、鼻炎、内耳眩晕症等疾病，具有明显的治疗和调理作用；（4）配百会穴，治疗头痛。

自我取穴按摩法

① 左手的四指并拢，拇指跷起；
② 将小指放在前发际正中处，找出食指指腹的位置，并以此为基点；
③ 再把左手中指与食指并拢，中指的指腹放在基点处，食指的指尖所在的位置就是这个穴位；
④ 用同样的方法找出另外一侧的穴位；
⑤ 用食指的指腹按压穴位，左右穴位每次各按压1～3分钟。

取穴 按摩

精确取穴

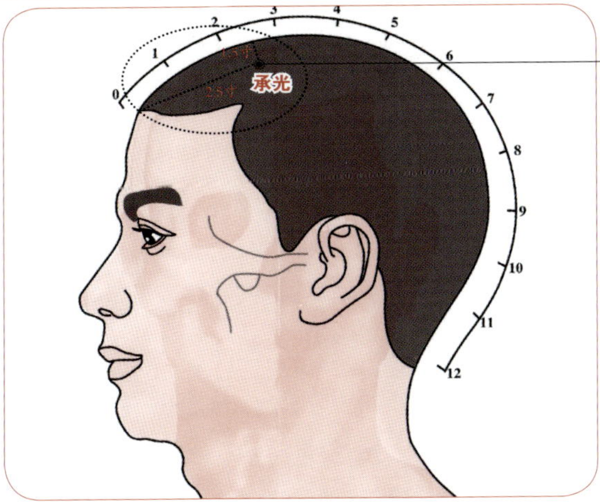

人体的头部，当前发际正中直上2.5寸，旁开1.5寸处即是该穴

取穴技巧

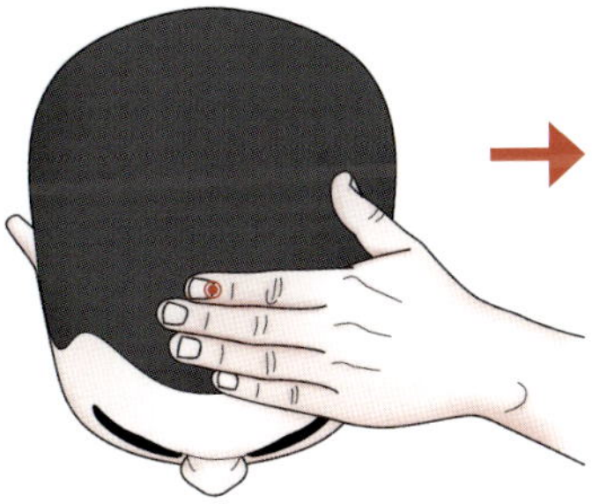

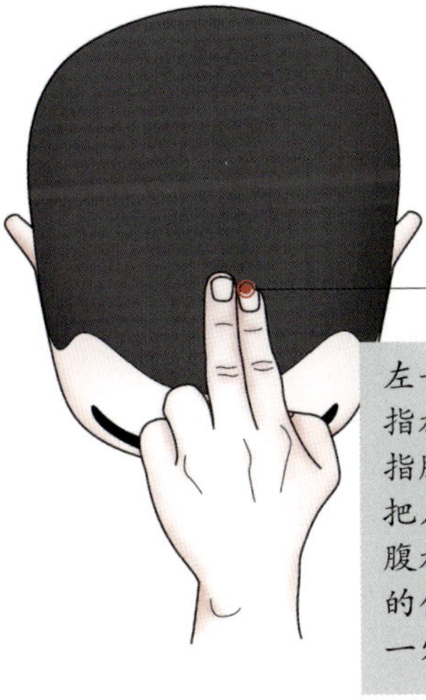

功用

清热明目，祛风通窍

配伍治病

头痛：承光配百会

左手四指并拢，拇指跷起，将小指放于前发际正中处，找出食指指腹所在位置，以此为基点；再把左手中指与食指并拢，中指指腹放于基点处，则食指指尖所在的位置即是该穴。依此法找出另一穴位

自我按摩

以食指指腹按压穴位，每次左右各按压1～3分钟。

程度	食指压法	时间/分钟
适度	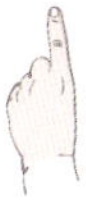	1～3

069 通天穴 鼻内畅通无阻

主治 头痛 眩晕 鼻塞 鼻出血

《针灸甲乙经》曰："头顶痛重，通天主之。"《铜人腧穴针灸图经》曰："治偏风口渴。"这些说的都是关于这个穴位的作用。在人体穴位中，这是一个重要的穴位，它能够治疗多种疾病，如鼻塞、鼻疮、虚脱、眩晕等。如果你在生活中遇到了上述这些情况后，不妨按摩通天穴一试效果。

命名：通，通达的意思；天，指天部。"通天"的意思是指膀胱经气血由此上行天部。本穴的气血来自承光穴的水湿之气，到达本穴后，水湿之气所处为天之下部，与头部的阳气不在同一层次，经本穴吸热后才上行至与头部阳气相同的天部层次，所以名"通天"。"通天穴"也称天臼穴、天伯穴、天目穴、天白穴、天日穴、天归穴、天旧穴。

部位：这个穴位在人体的头部，当前发际正中直上4寸，旁开1.5寸处。

主治：（1）按摩这个穴位，具有清热除湿、通窍止痛的作用；（2）长期坚持按摩这个穴位，对头痛、眩晕、鼻塞、鼻出血、鼻渊具有明显的治疗作用；（3）配合迎香穴、合谷穴，治疗鼻疾；配风池穴、昆仑穴，有祛风清热镇痛的作用，能够治疗头重眩晕；配迎香穴、上星穴，有清热通利鼻窍的作用，能够治疗流鼻涕、鼻疮；配人中穴、内关穴，有回阳固脱的作用，能够治疗虚脱症；（4）据报道，曾有患者在小便失禁后，医生取患者双侧通天穴治疗，取得了一定的疗效。在中医临床中还发现，针对一些癫痫病大发作的患者，利用针刺通天穴的方法，可使患者的脑电图趋于规则化，使病人的病情得以缓解。

自我取穴按摩法

① 左手的五指并拢，将小指指尖放在前发际正中处，找出拇指的指尖所在的位置，并以此为基点；
② 再把左手的中指和食指并拢，中指的指腹放在基点处，那么食指的指尖所在的地方就是这个穴位；
③ 用同样的方法找出另外一侧的穴位；
④ 以适当的力度按摩穴位，每次1～3分钟。

取穴 按摩

精确取穴

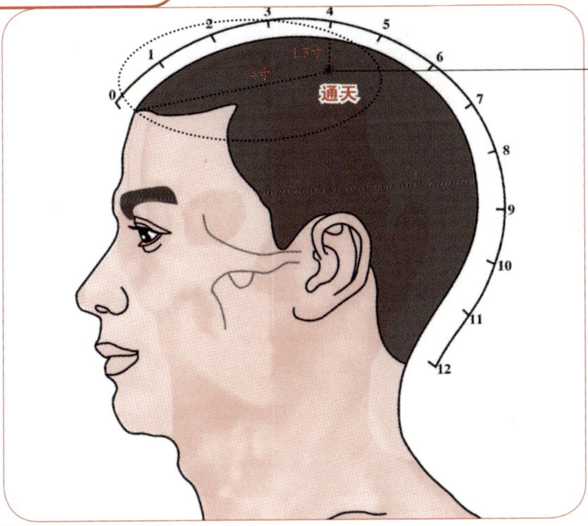

人体的头部，当前发际正中直上4寸，旁开1.5寸处即是该穴

取穴技巧

功用

清热除湿，通窍止痛

配伍治病

鼻疾：通天配迎香、合谷

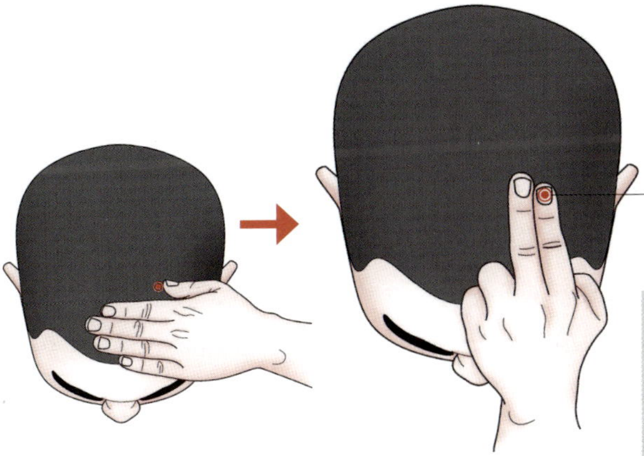

左手五指并拢，将小指指尖放于前发际正中处，找出拇指指尖所在位置，以此为基点；再把左手中指与食指并拢，中指指腹放于基点处，则食指指尖所在的位置即是该穴。依此法找出另一穴位

自我按摩

以食指指腹按压穴位，每次左右各按压1 ~ 3分钟。

程度	食指压法	时间/分钟
适度	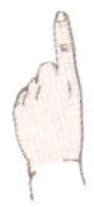	1 ~ 3

070 攒竹穴 消除疲劳眼睛好

主治 急慢性结膜炎 泪液过多 眼睑震颤

《针灸心悟》中提到：攒竹穴可以治疗急性腰扭伤。其实，攒竹穴不仅对急性腰扭伤具有良好的治疗效果。还能够改善头痛、昏晕等多种症状。尤其是在现代社会中，大多数人的工作都很紧张繁忙、疲惫不堪，特别是整天都在办公室里面工作，眼睛长时间地盯着电脑屏幕的白领们，或者是那些经常通宵达旦地熬夜加班，或者经常喜欢整夜看DVD的年轻人，非常容易遇到眼睛胀痛、眉棱骨痛的情况。对这些人士来说，只要能够经常正确地按压攒竹穴，就可以起到改善的效果。

命名：攒，聚集的意思；竹，指山林之竹。“攒竹”的意思是指膀胱经湿冷水汽由此吸热上升。因为此处穴位的物质是睛明穴上传而来的水湿之气，因其性寒吸热上行，与睛明穴内提供的水湿之气相比，由本穴上行的水湿之气量小，如同捆扎聚集的竹竿小头一样，所以名“攒竹”。攒竹穴有很多别名，如眉本穴、眉头穴、员在穴、始光穴、夜光穴、明光穴、光明穴、员柱穴、矢光穴、眉柱穴、始元穴、小竹穴、眉中穴。“眉本”的意思是指此处穴位气血的强弱关系到眉发的荣枯；“始光”的意思是说膀胱经气血在此处由寒湿之状变为阳热之状。

部位：属足膀胱经经脉的穴位，在眉毛内侧端，眼眶骨上凹陷处。

主治：（1）此穴对急慢性结膜炎、泪液过多、眼睑震颤、眼睛疼痛等症状都有明显的疗效；（2）按摩此穴，能够缓解视力不清、眼睛红肿等症状；（3）长期按摩此处穴位，对由风热、痰湿引起的脑昏头痛、眉棱骨痛等具有明显的调理和改善作用。

自我取穴按摩法

① 正坐，轻闭双眼，两手肘支撑在桌面上；

② 双手的手指交叉，指尖向上，两个大拇指的指腹向上，由下往上向眉棱骨按压，轻按有痛、酸、胀的感觉；

③ 每次左右两穴位各按揉1～3分钟，也可以两侧穴位同时按压。注意：一般人取穴，是由面部直接按压在眉棱骨上，正确的应该是由下往上按。

取穴 按摩

精确取穴

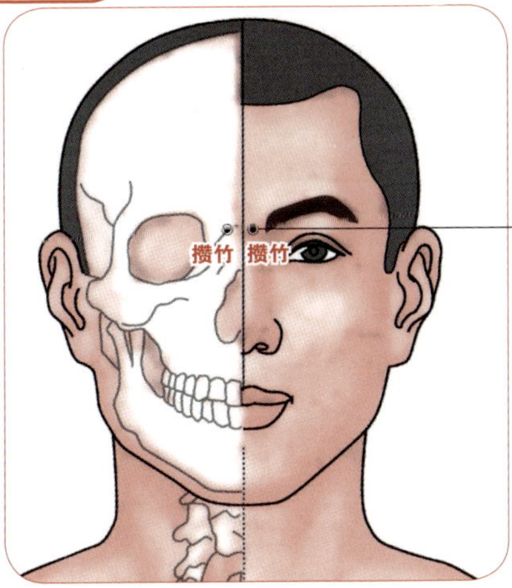

面部，当眉头陷中，眶上切迹处即是该穴

取穴技巧

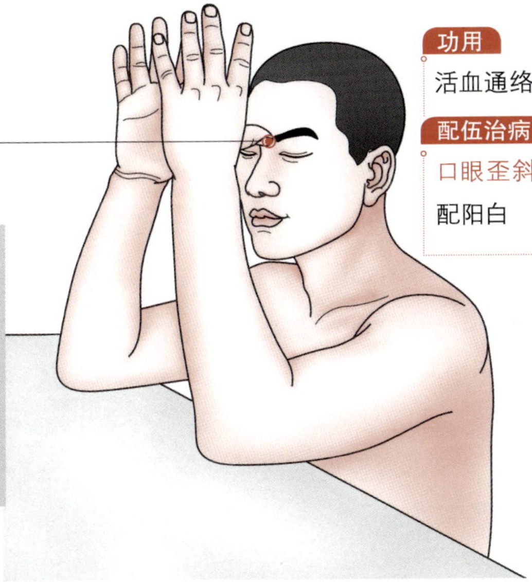

正坐轻闭双眼，两手肘撑在桌面，双手除拇指外其余四指交叉，指尖向上，将两手大拇指指腹由下往上置于眉棱骨凹陷处，则拇指指腹所在的位置即是该穴

功用

活血通络，明目止痛

配伍治病

口眼歪斜、眼睑下垂：攒竹配阳白

自我按摩

两手大拇指指腹由下往上揉按穴位，每次左右各（或双侧同时）揉按 1 ～ 3 分钟。

程度	拇指压法	时间/分钟
适度	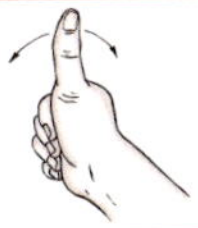	1 ~ 3

071 天柱穴 头脑清楚，天柱帮助

主治 后头痛 颈项僵硬 视力衰弱 血压亢进

《黄帝内经》中说："补天柱侠颈。""侠颈"就是说天柱穴在颈部的两旁。"补天柱"就是在天柱穴施用补法。在我国的气功八段锦中，有一个动作是"鸣天鼓"，就是用两只手掌盖住耳门，手指尖都向后，按压在天柱穴部位，两只手都用食指叠在中指上，再用食指用力叩打此处穴位，此时，头脑中就会有"嗡嗡"的声音震荡，就像在鸣鼓一样。老年人经常按摩这个穴位，不但能够很好地预防中暑，还能够改善头晕、耳鸣等中暑的症状。经常头痛、昏昏沉沉、视力模糊、头脑不清的人，只要每天都能够坚持按压天柱穴，或者每天早晚各按压一次，每次连扣九下或者九的倍数，就会获得立竿见影的效果。

命名：天有两个意思：一是指穴位内的物质为天部阳气；二是指穴位内的气血作用于人的头颈。柱，支柱的意思，支撑重物的坚实之物，比喻穴位内气血饱满坚实。"天柱"的意思是指膀胱经的气血在此穴位呈坚实饱满之状。本穴位内的气血是汇聚膀胱经背部各腧穴上行的阳气所致，其气强劲，充盈头颈交接之处，颈项受其气乃可承受头部重量，如同头上的支柱一样，所以名"天柱"。

部位：属足膀胱经经脉的穴位，位于后头骨正下方凹陷处，即脖颈处一块突起的肌肉（斜方肌），此肌肉外侧凹处即是。

主治：（1）此穴位对后头痛、颈项僵硬、肩背疼痛、血压亢进、脑出血、鼻塞、嗅觉功能减退等具有疗效；（2）按摩这个穴位，能改善视力衰弱、视神经萎缩、眼底出血等症状，并且有很好的保健、调理作用；（3）经常按摩这个穴位，还可以使头脑反应敏锐，增强记忆力，并且可以调整改善内脏功能。

自我取穴按摩法

① 正坐，双手举起，抬肘，掌心朝前，向着后头部；
② 指尖朝上，用大拇指的指腹，从下而上按进颈后枕骨下，大筋外两侧凹陷处，有酸痛、胀、麻的感觉；
③ 由下往上轻轻用力按揉两侧穴位，每次各按揉1～3分钟。

取穴 按摩

精确取穴

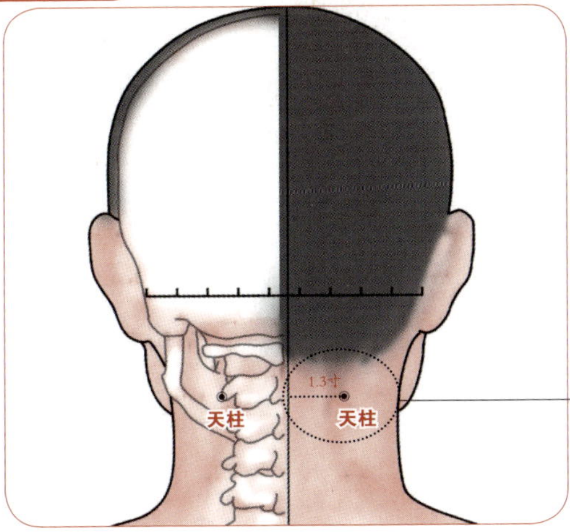

项部大筋（斜方肌）外缘之后发际凹陷处

取穴技巧

功用

通络，止痛，明目

配伍治病

头痛项强：天柱配大椎

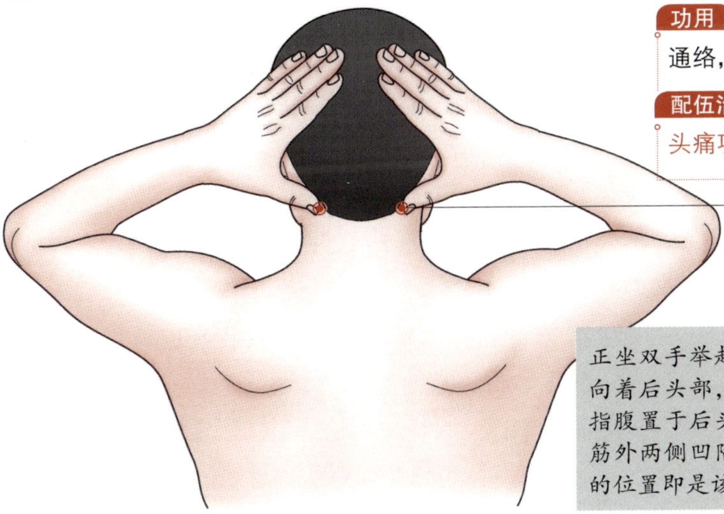

正坐双手举起，抬肘，掌心朝前，向着后头部，指尖朝上，将大拇指指腹置于后头骨正下方凹处，即大筋外两侧凹陷处，则拇指指腹所在的位置即是该穴

自我按摩

以大拇指指腹由下往上轻出力揉按，每次左右各（或双侧同时）揉按1～3分钟。

程度	拇指压法	时间/分钟
轻	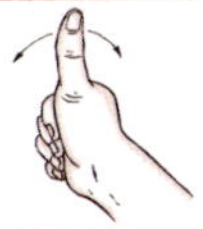	1～3

072 大杼穴 祛热祛痛，大杼常用

主 治 咳嗽 发热 项强 肩背痛

夏季长期待在空调环境中，长时间坐在办公室里面工作，或者长期使用电脑，再加上缺少运动，颈肩部位很容易感到不舒服，会感到酸痛。这种情况如果持续下去，颈肩部位就会变得疼痛、僵硬，严重的还会患上肩周关节炎。这是因为不正确的坐姿导致颈肩过度的紧张，使得颈肩部位的督脉、足太阳膀胱经脉气受阻，同时使得这个部位的大杼穴气血不通。而且不正确的姿势还会对脊柱骨质产生压力，时间久了，就会产生骨质增生，即“骨病”，会使大杼穴气血淤阻的情况加重。所以，经常按压大杼穴，可以使这个穴位的气血保持畅通，并保证了颈肩部经脉气血的流通，各种颈椎疾病的症状也就能够得到改善。

命名：大，多的意思；杼，在古代指织布的梭子。“大杼”的意思就是膀胱经水湿之气在此处穴位吸热后迅速上行。此处穴位的物质是膀胱经各背腧穴吸热上行的水湿之气，至本穴后虽散热冷缩为水湿成分多的凉湿水汽，但在本穴位进一步吸热胀散，并化为上行的强劲风气，上行之气中水湿犹如织布的梭子一样向上穿梭，所以名“大杼”。大杼穴也有很多别名，如背俞穴、本神穴、百旁穴、百劳穴。

部位：此穴位在人体背部，当第一胸椎棘突下，旁开1.5寸。

主治：（1）按摩这处穴位，具有清热除燥、止咳通络的作用；（2）长期按压这个穴位，能够有效治疗咳嗽、发热、肩背痛等疾病；（3）配肩中俞穴、肩外俞穴，治疗肩背痛。

自我取穴按摩法

① 正坐，头微微向前俯，双手举起，掌心向后，食指和中指并拢，其他手指弯曲，并越过肩伸向背部；

② 将中指的指腹放在颈椎末端最高的骨头尖（第七颈椎）下的棘突（第一胸椎的棘突）下方，食指指尖所在的部位就是这个穴位；

③ 举手抬肘，用中指的指腹按压，每次左右两侧穴位各揉按1～3分钟，或者两侧穴位同时揉按。

取穴 按摩

精确取穴

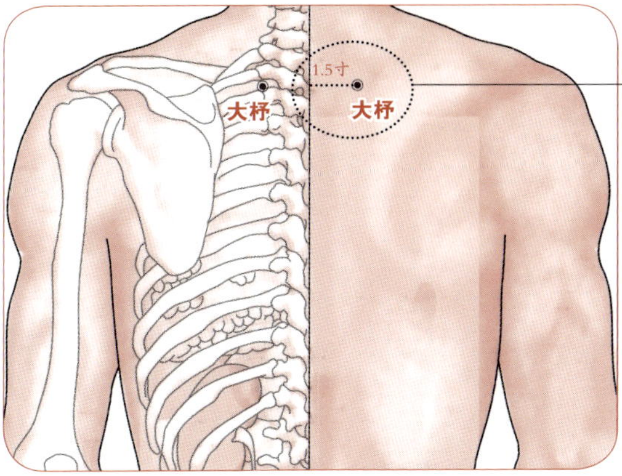

人体的背部，当第一胸椎棘突下，旁开1.5寸处

取穴技巧

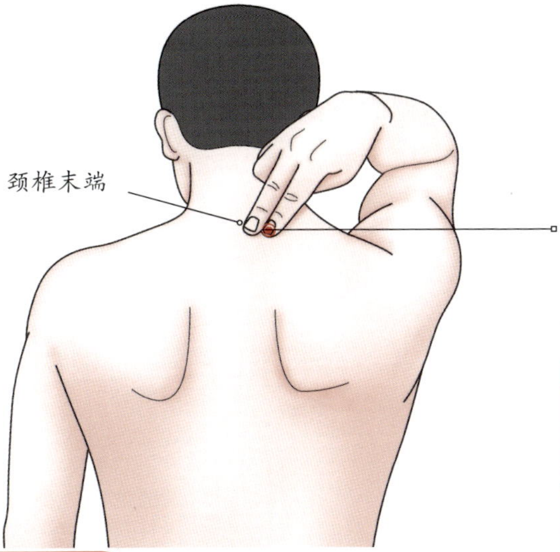

正坐头微向前俯，双手举起，掌心向后，并拢食、中两指，其他手指弯曲，越过肩伸向背部，将中指指腹置于颈椎末端最高的骨头尖（第七颈椎）下的棘突（第一胸椎的棘突）下方，则食指指尖所在的位置即是该穴

功用

清热除燥，止咳通络

配伍治病

肩背痛：大杼配肩中俞、肩外俞

自我按摩

举手抬肘，用中指指腹揉按，每次左右各（或双侧同时）揉按1～3分钟。

程度	中指折叠法	时间/分钟
适度	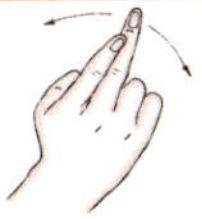	1～3

073 风门穴 治疗感冒，风门疗效好

主治 | 风寒感冒发热 | 恶寒 | 咳嗽 | 支气管炎

此处穴位名出自《针灸甲乙经》：“风眩头痛，鼻不利，时嚏，清涕自出，风门主之。”《会元针灸学》中说：“风门者，风所出入之门也，”“穴在第二椎下两旁，为风邪出入之门户，主治风疾，故名风门。”这个穴位是中医临床祛风最常用的穴位之一。比如，天冷的时候，总是很容易受风寒感冒的侵扰，咳嗽不断、颈项僵硬、肩背酸痛。遇到这种情况后，如果每天能够按摩风门穴，就会有意想不到的保健作用。

命名：风，指穴位内的气血物质主要为风气；门，指出入的门户。“风门”的意思是指膀胱经气血在此化风上行。此穴位的物质是膀胱经各背腧穴上行的水湿之气，到此穴后吸热胀散，并化风上行，所以名“风门”。“风门穴”也称热府穴、背俞穴、热府俞穴。“热府”的意思是指膀胱经气血在这里吸热上行；“背俞”的意思是指此处穴位的气血来自背部各穴位。

部位：当第二胸椎棘突下，旁开1.5寸处，属于足膀胱经经脉的穴位。

主治：（1）按摩这个穴位，具有宣通肺气、调理气机的作用；（2）按摩这个穴位，能够有效治疗各种风寒感冒发热、恶寒、咳嗽、支气管炎等疾病；（3）这个穴位对感冒、头颈痛、胸背痛、荨麻疹、呕逆上气等病症，都具有很好的保健和调理作用；（4）用热吹风机“吹”这个穴位，对剧烈的哮喘具有迅速缓解的作用；（5）此穴位还可以有效治疗背部青春痘、痈疮。

自我取穴按摩法

① 正坐，头微微向前俯，举起双手，掌心向后；
② 食指和中指并拢，其他手指弯曲，越过肩伸向背部，将中指的指腹放置在大椎下第二个凹陷的中心，即食指的指尖所在的位置就是该穴；
③ 举手抬肘，用中指的指腹按揉穴位，每次左右两侧穴位各揉按1～3分钟，或者两侧穴位同时按揉；
④ 可以正坐或者俯卧，请他人用大拇指的指腹按揉穴位。

取穴 按摩

精确取穴

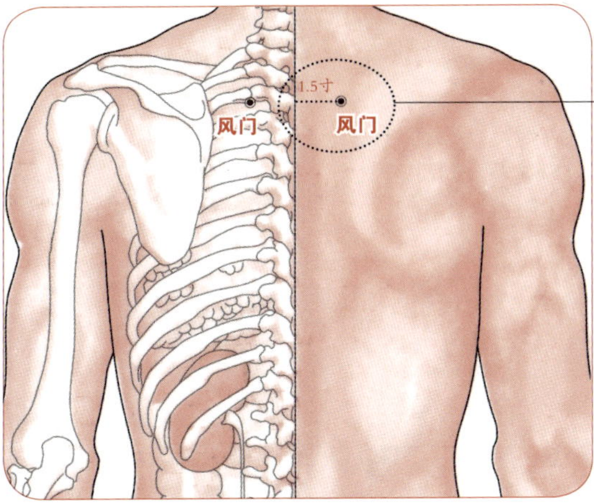

背部，当第二胸椎棘突下，旁开1.5寸处即是该穴

取穴技巧

功用

宣通肺气，调理气机

配伍治病

咳嗽、气喘：风门配肺俞、大椎

伤风咳嗽：风门配合谷

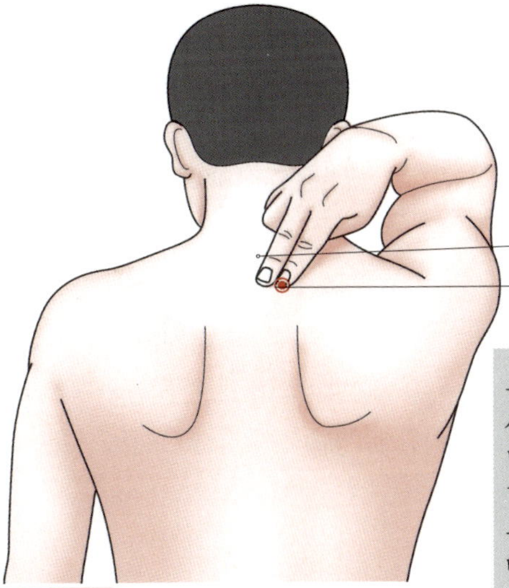

正坐头微向前俯，双手举起，掌心向后，并拢食、中两指，其他手指弯曲，越过肩伸向背部，将中指指腹置于大椎下第二个凹陷（第二胸椎与第三胸椎间）的中心，则食指指尖所在的位置即是该穴

自我按摩

举手抬肘，用中指指腹揉按穴位，每次左右各(或双侧同时)揉按1～3分钟。

程度	中指折叠法	时间/分钟
适度	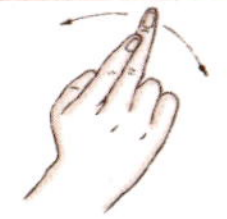	1～3

074 会阳穴 止血治痔疮，全都找会阳

主治　泄泻　便血　痔疮　阳痿

便血是一种常见的消化道疾病的症状，如痔疮、肛裂、结肠息肉等，也有可能是大肠癌等癌变的信号。如果发现便血，除了要马上前往医院检查外，也可以通过按压会阳穴，使便血的症状暂时得到缓解。关于这个穴位的作用，《针灸甲乙经》记载："肠澼便血。"《铜人腧穴针灸图经》曰："久痔阳气虚乏。"《类经图翼》云："腹中寒气。"

命名：会，会合、交会的意思；阳，阳气的意思。"会阳"的意思是指膀胱经的经气在这处穴位与督脉阳气会合。这个穴位的物质是下髎穴传来的地部剩余经水，量很小，到达这个穴位后，吸热汽化为天部之气，然后又与督脉外传的阳气会合，再循膀胱经散热下行，穴内气血的变化特点是天部的阳气相会，所以名"会阳"。"会阳穴"也名利机穴。利，便利的意思；机，机关、巧妙的意思。"利机"的意思是指这处穴位向臀部输送阳气。这个穴位的物质由膀胱经与督脉的阳气会合而成，阳热之气不仅循着膀胱经传输，也向穴外臀部传输，臀部受此阳热之气后才能灵活自如，就像灵巧的活动机关一样，所以名"利机"。

部位：这个穴位在人体的骶部，尾骨端旁开0.5寸处。

主治：（1）按摩这个穴位，具有散发水湿、补阳益气的作用；（2）经常按压这个穴位，对泄泻、便血、痔疮、阳痿、带下都具有很好的疗效；（3）配承山穴治疗痔疮；配曲池穴、血海穴，有祛风除湿、活血止痒的作用，能够治疗阴部皮炎、瘙痒症状；配百会穴、长强穴，有升阳固脱的作用，能够治疗脱肛、痔疮等症状；（4）在中医临床中，人们发现，利用针刺会阳穴，配肾俞穴，使用泻法，能有效治疗慢性前列腺炎。

自我取穴按摩法

① 双手向后，手掌心朝向背部，中指伸直，其他手指弯曲，将中指的指腹放在尾骨端两旁；

② 用中指指腹按压所在之处，有酸痛感；

③ 用中指的指腹按揉穴位，左右两侧穴位每次各按揉1～3分钟。

取穴 按摩

精确取穴

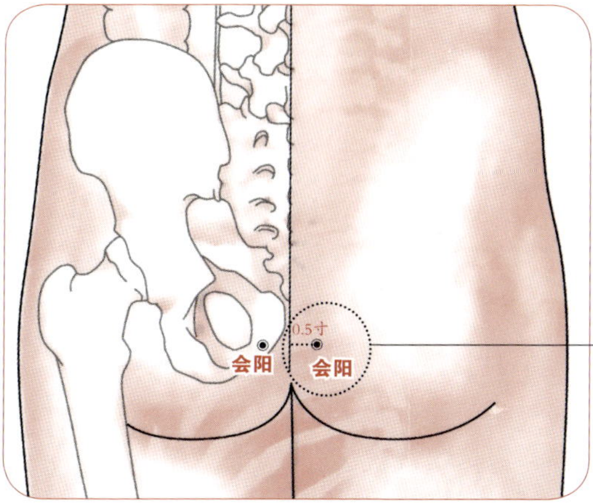

人体骶部，尾骨端旁开 0.5 寸处即是该穴

取穴技巧

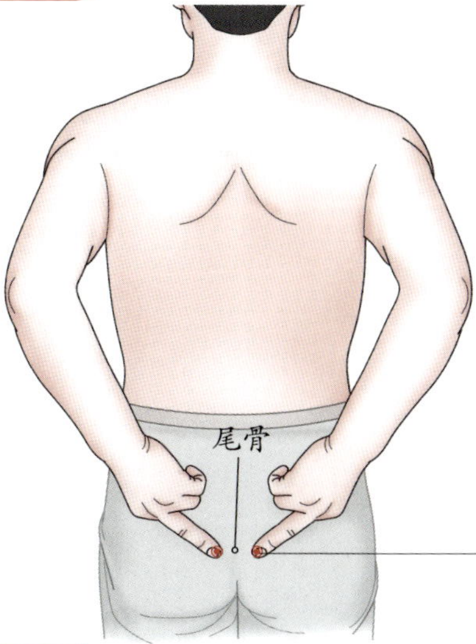

功用

散发水湿，补阳益气

配伍治病

痔疮：会阳配承山

正坐，双手向后，手心朝向背部，中指伸直，其他手指弯曲，将中指指腹置于尾骨端两旁，则中指指腹所在位置即是该穴

自我按摩

用中指指腹揉按穴位，每次左右各揉按 1 ~ 3 分钟。

程度	中指折叠法	时间/分钟
适度	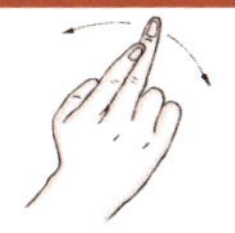	1 ~ 3

第七章 足太阳膀胱经经穴

075 承扶穴 臀部减肥按承扶

主治 腰骶臀股部疼痛 坐骨神经痛 下肢瘫痪

越来越多的职业女性由于工作繁忙，经常一坐就是一整天，臀部肌肉长期处于放松并被挤压状态，再加上贫于运动，使得臀部肌肉无韧性，原本紧翘翘的臀部变得松弛、下垂。遇到这种情况时，女性朋友可以通过按压承扶穴，使松弛的肌肉恢复弹性和活力，改善臀部下垂的状况。

命名：承，承担、承托的意思；扶，扶助的意思。“承扶”的意思是指膀胱经的地部经水在这个穴位大量蒸发外散。这个穴位中的物质是膀胱经下行的地部经水和经水中夹带的脾土微粒，由于膀胱经的经水在上髎、次髎、中髎、下髎穴四个穴位大部分流落于地之地部，到达本穴后气血物质实际上已经变成了经水和脾土微粒的混合物。气血物质在这里吸热汽化，水湿汽化上行于天部，脾土微粒固化于穴周，固化的脾土物质又干又坚硬，能够很好地承托并阻止随膀胱经经水流失的脾土，所以名“承扶”。这个穴位也被称为肉郄穴、阴关穴、皮部穴。“肉郄”的意思是指膀胱经气血物质中的脾土微粒在此处运行得很缓慢；“阴关”的意思是指膀胱经的地部经水在这个穴位被卡，不能下行；“皮部”的意思是说膀胱经经水在这个穴位汽化成天部之气。

部位：这个穴位在人体的大腿后面，左右臀下臀沟的中心点。

主治：（1）按压承扶穴，具有通便消痔、舒筋活络的作用；（2）经常按摩这个穴位，能够收紧臀部，对臀部具有减肥作用；（3）经常按摩这个穴位，对腰腿痛、坐骨神经痛、下肢瘫痪、痔疮、尿闭、便秘、生殖器官疼痛等病症，具有很好的保健和调理作用；（4）配委中穴，治疗腰骶疼痛。

自我取穴按摩法

① 正坐，把两只手的手掌心朝上，五指并拢，放在臀部与大腿的交接处，中指所在的地方即是该穴；

② 用食指、中指、无名指的指腹向上按揉左右两个穴位；

③ 每次各按揉1～3分钟，也可以两侧同时按揉。

取穴 按摩

精确取穴

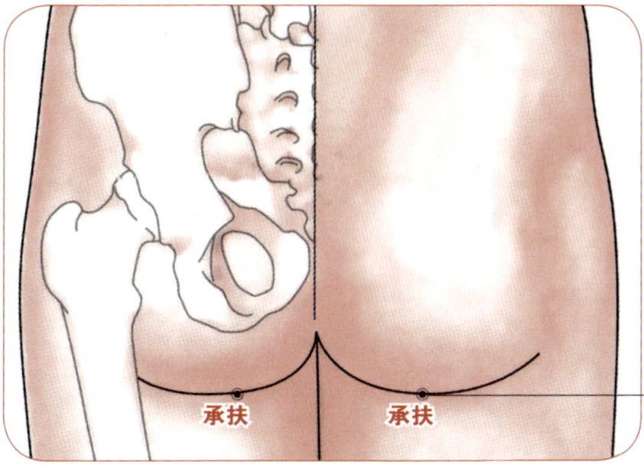

大腿后面，臀下横纹的中点处即是该穴

取穴技巧

功用

通便消痔，舒筋活络

配伍治病

腰骶疼痛：承扶配委中

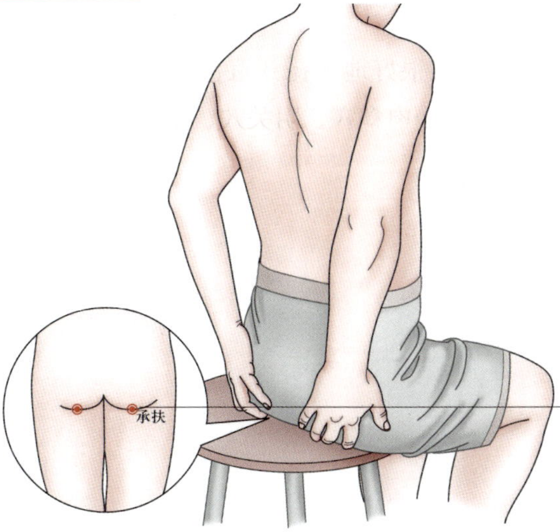

正坐，将两手掌心朝上，五指并拢，置放在臀部与大腿交接处，则中指所在的位置即是该穴

自我按摩

用食、中、无名三指指腹向上按揉，每次左右各（或双侧同时）按揉 1 ～ 3 分钟。

程度	三指压法	时间/分钟
适度	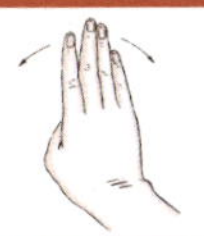	1 ~ 3

076 殷门穴 强健腿腰，殷门有绝招

主治　坐骨神经痛　下肢麻痹　小儿麻痹后遗症

殷门穴是足太阳膀胱经的穴位，在大腿后侧正中，敲打这处穴位，专门治疗腰背疼痛和腰椎间盘突出的症状，并且立竿见影，效果非常明显。敲打这个穴位时，可以用小木槌等器物。站立，以适当的力度用小木槌轮流敲打左右殷门穴各三百次，背痛能迅速得到改善，坚持敲打一个月左右，腰椎间盘突出和慢性腰痛疼的症状基本上消失，使患者到治愈。平时坚持敲打这个穴位，还能积极预防腰椎间盘突出症。同时，像前列腺炎、尿路不畅、尿滴沥等症状也能够消失。另外，经常按摩、敲打殷门穴，能够通经活络、疏通筋脉，还可以促使腿部消耗多余的脂肪，使大腿具有修长、平滑的曲线美。关于它的疗效，《针灸甲乙经》云："腰痛得俛不得仰。"《铜人腧穴针灸图经》云："举重恶血。"《针灸大成》曰："外股肿。"

命名：殷，盛大、众多、富足的意思；门，指出入的门户。"殷门"的意思是指膀胱经的地部水湿在这个穴位大量汽化。因此这处穴位的物质是承扶穴脾土中外渗至本穴的地部水湿，在此穴位，水湿分散于穴位周围并且大量汽化，气血物质显得很充盛，所以名"殷门"。

部位：位于人体的大腿后面，当承扶穴与委中穴的连线上，在承扶穴下6寸处。

主治：（1）按摩、敲打这个穴位，可以舒筋通络、强腰膝；（2）经常按摩、敲打这个穴位，可以治疗精神神经系统的疾病，如坐骨神经痛、下肢麻痹、小儿麻痹后遗症；（3）经常按压、敲打这个穴位，对腰背痛、股部炎症等，也具有明显的调理和改善作用；（4）配大肠俞穴，治疗腰痛；配肾俞穴、委中穴，有健腰补肾、舒筋活络的作用，能够治疗腰脊疼痛；配风市穴、足三里穴，有利腰腿、祛风除湿的作用，能够治疗下肢痿痹。

自我取穴按摩法

① 正坐，双手食指和中指并拢，其他手指弯曲，放在大腿后正中，臀部与膝盖的中间位置偏上处，中指所指的位置即是该穴；
② 中指和食指并拢，用指腹按揉这个穴位；
③ 按揉左右两侧的穴位，每次各按揉1～3分钟。

取穴 按摩

精确取穴

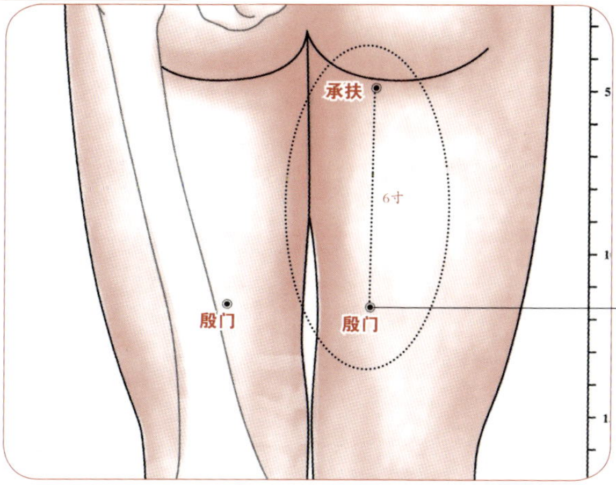

大腿后面，当承扶与委中的连线上，承扶下6寸处即是

取穴技巧

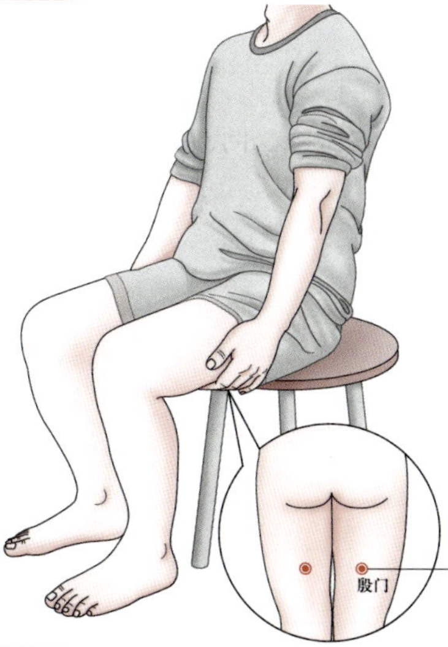

功用

舒筋通络，强腰膝

配伍治病

腰痛：殷门配大肠俞

正坐，双手食指与中指并拢，其他手指弯曲，放于大腿后正中，臀部与膝盖的中间位置偏上处，则中指所在位置即是该穴

自我按摩

并拢中指、食指，用指腹揉按该穴，每次左右各揉按1～3分钟。

程度	二指压法	时间/分钟
适度	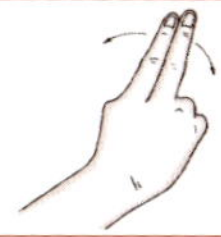	1～3

077 委中穴 腰痛背痛求委中

主治 腰腿无力 腰痛 腰连背痛 四肢发热

腰腿无力，腰酸背痛，几乎成了每一个现代文明人的通病，此时，只要按摩委中穴，就有强化腰腿力量，达到祛除腰酸、背痛的效果。委中穴是中医针灸经络中的四大总穴之一，因此，在古代的经诀歌中就有“腰背委中求”之类的句子，在《幼科铁镜》一书中也云：“惊时若身往前扑，即将委中穴向下掐住，身便直。”《灵枢·热病》云：“膀胱病者，小腹偏肿而痛，以手按之，即欲小便而不得，肩上热，若脉陷，及足小趾外廉及胫踝后皆热，取委中央。”

命名：委，堆积的意思；中，指穴内气血所在为天、人、地三部的中部。“委中”的意思是指膀胱经的湿热水汽在这里聚集。此穴物质是膀胱经膝下部各穴上行的水湿之气，吸热后的上行之气，在穴中呈聚集之状，因此称“委中”。“委中穴”也叫腘中穴，郄中穴，血郄穴。在五行中，此穴属土。因为此穴位物质为天部的湿热水汽，在本穴为聚集之状，有土的不动之义，所以属土。

部位：属足膀胱经经脉的穴位，在膝盖里侧中央处。

主治：（1）按摩这个穴位，具有通络止痛、利尿祛燥的作用；（2）长期按摩此穴位，对腰背、腿部的各种疾病，如腰腿无力、腰痛、腰连背痛、腰痛不能转侧等，都有良好的疗效；（3）长期按摩这个穴位，能够有效治疗四肢发热、热病汗不出、小便难，以及中暑、急性胃肠炎、坐骨神经痛、小腿疲劳、颈部疼痛、下肢瘫痪、臀部疼痛、膝关节疼痛、腓肠肌痉挛等病症；（4）配大肠俞穴，治疗腰痛；（5）配长强穴、次髎穴、上巨虚穴、承山穴，治疗便血。

自我取穴按摩法

① 端坐垂足、双手轻握大腿两侧、大拇指在上，其余四肢在下；

② 食指放在膝盖里侧，就是腿弯的中央部位，用食指按压所在之处，有酸痛感，即为该穴；

③ 用食指的指腹，向内用力按揉，每次左右两侧穴位各按揉1～3分钟，也可以双侧同时按揉。

取穴 按摩

精确取穴

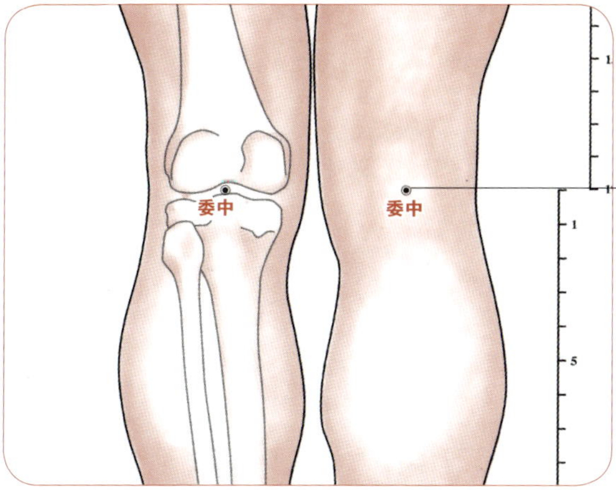

横纹中点，当股二头肌肌腱与半腱肌肌腱的中间即是该穴

取穴技巧

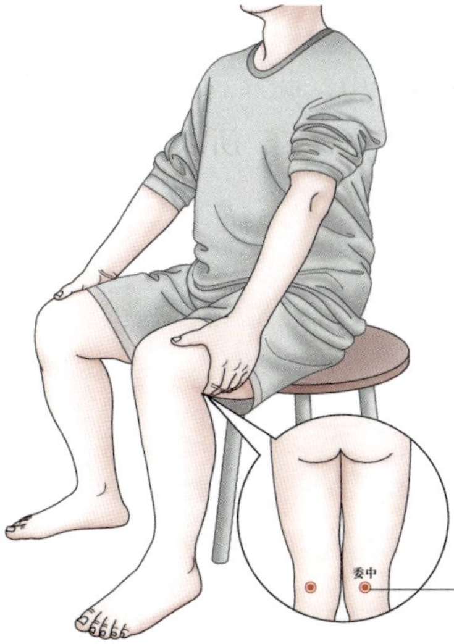

功用

通络止痛，利尿祛燥

配伍治病

腰痛：委中配肾俞、阳陵泉、腰阳关、志室、太溪

便血：委中配长强、次髎、上巨虚、承山

端坐垂足，双手轻握大腿两侧，大拇指在上，其余四指在下，食指放于膝盖里侧，即腿弯的中央，则食指所在的位置即是该穴

自我按摩

用食指指腹，用力向内揉按，每次左右各（或双侧同时）揉按 1 ~ 3 分钟。

程度	食指压法	时间/分钟
重度	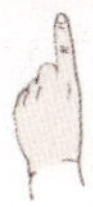	1 ~ 3

078 承筋穴 小腿痉挛揉承筋

主治 小腿痛 腓肠肌痉挛 腰背痛 痔疮

《针灸甲乙经》中云："在腨肠中央陷者中。"《素问·刺禁论》中说："刺腨肠内陷为肿。"《灵枢·本输》中说："太阳之别也，上踝五寸，别入贯腨肠，出于委阳。"在这里，"腨肠"二字指的就是承筋穴。《素问·刺腰痛论》王冰注："在腘下同身寸之五寸，上承郄中之穴，下当申脉之位，是谓承筋穴，即腨中央如外陷者中也。"这是一个很有用的穴位，可以治疗痔疮和腰背疼痛、小腿疼痛等。关于它的疗效,《针灸甲乙经》中还说："痹寒转筋。"《铜人腧穴针灸图经》云："腰背拘急霍乱。"《针灸大成》云："痔疮，胫痹不仁。"

命名：承，承受的意思；筋，肝所主的风。"承筋"的意思是指膀胱经的上行阳气在此穴位化风而行。这个穴位的物质为膀胱经足下部各穴上行的阳热之气，至本穴后为风行之状，所以名"承筋"。"承筋穴"也称腨肠穴、直肠穴，意思是说本穴的气血物质与大肠经的气血物质的特性相同。

部位：承筋穴位于人体的小腿后面，当委中穴与承山穴的连线上，腓肠肌的肌腹中央，委中穴下5寸处。

主治：（1）按摩这个穴位，具有舒筋活络、强健腰膝、清泻肠热的作用；（2）长期按摩这个穴位，对小腿痛、腓肠肌痉挛、腰背疼痛、急性腰扭伤、痔疮、脱肛、便秘，都具有良好的疗效；（3）长期按摩这个穴位，还对腿痛转盘、腰背拘急有疗效。在现代临床中，常用来治疗下肢麻痹、坐骨神经疼痛等疾病；（4）配委中穴，治疗下肢挛痛；配阳陵泉穴、足三里穴，有健脾舒筋、活血通络的作用，能够治疗下肢痿痹。

自我取穴按摩法

① 正坐垂足，一只手的五指并拢，把拇指放在同侧腿的膝盖后腿弯处；
② 手背贴小腿肚，小指所在的小腿正中央处，也就是小腿后部肌肉的最高点即是该穴；
③ 用手轻轻握住小腿侧部，拇指在小腿后，其余四指在腿侧，用拇指的指腹按揉穴位；
④ 左右两穴位，每次各按揉1～3分钟。

取穴 按摩

精确取穴

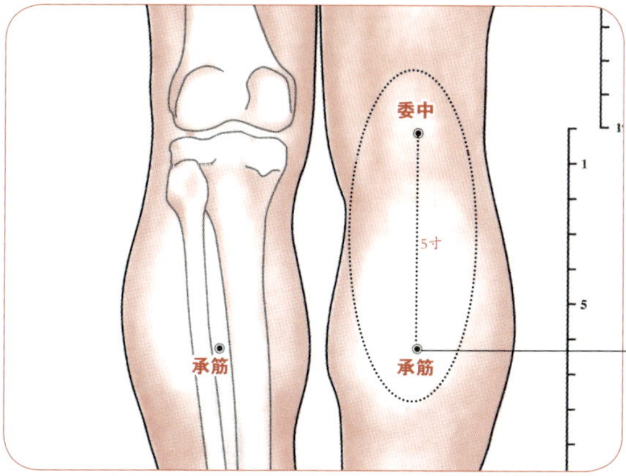

人体的小腿后面，当委中穴与承山穴的连线上，腓肠肌肌腹中央，委中穴下5寸处即是该穴

取穴技巧

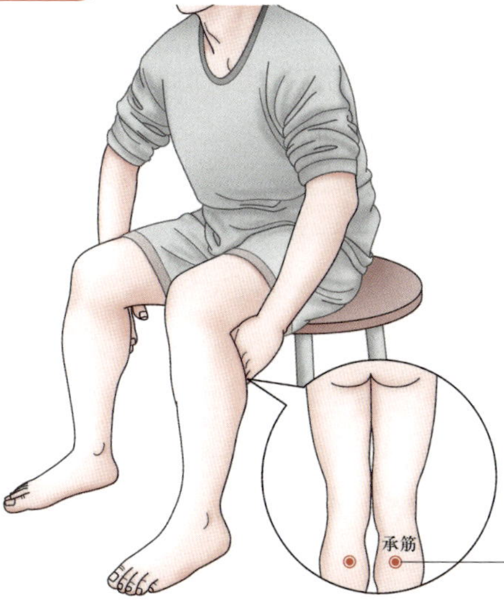

功用

舒筋活络，强健腰膝，清泻肠热

配伍治病

下肢挛痛：承筋配委中

正坐垂足，一手五指并拢，手背贴小腿肚，将拇指放于同侧腿的膝盖后腿弯处，则小指所在的小腿正中央处，即小腿后部肌肉的最高点处即是该穴

自我按摩

用手轻握小腿侧部，拇指在小腿后，其余四指在腿侧，以拇指指腹揉按穴位，每次左右各揉按 1 ~ 3 分钟。

程度	拇指压法	时间/分钟
适度	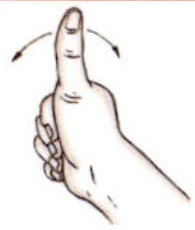	1 ~ 3

079 承山穴 腿脚有力不抽筋

主治　脚无力　小腿抽筋　腰腿痛　坐骨神经痛

承山，顾名思义，就是承受一座山。人站着的时候，小腿肚子会感到紧张，而承山穴所处的位置，正好是筋、骨、肉的一个扭结，是最直接的受力点。平时，我们在学习、工作、生活中，也要承受巨大的压力，这些压力在身上“压”久了，我们就会感到累，并且会产生疲劳感。而承山穴是一个可以帮助我们缓解疲劳的穴位，不管遇到了多大的压力，身心感到多么的疲惫，只要轻轻按压承山穴，就能够帮助我们缓解疲劳，消除压力。同时，经常按摩承山穴，还具有祛除体内湿气的良好效果。

命名：承，承受、承托的意思；山，指大堆的土石，这里指穴内物质为脾土。“承山”的意思是随膀胱经经水下行的脾土微粒在此处固化。随膀胱经经水上行而来的脾土和水液的混合物，行至本穴后，水液汽化，干燥的脾土微粒沉降穴的周围，沉降的脾土堆积如同大山一样，所以名“承山”。“承山穴”有很多别名，如鱼腹穴、肉柱穴、伤山穴、鱼肠穴、肠山穴、鱼腹山穴、玉柱穴、鱼腰穴等。

部位：属足膀胱经经脉之穴位，在人体的小腿后面正中，当委中穴与昆仑穴之间，当伸直小腿或足跟上提时，腓肠肌肌腹下出现的尖角凹陷处就是这个穴位。

主治：（1）经常按摩承山穴，具有舒筋活血的作用；（2）经常按摩这个穴位，对治疗腰腿疼痛、坐骨神经痛、腓肠肌痉挛、腰背疼痛、足跟疼痛、膝盖劳累具有非常明显的疗效；（3）长期按摩这个穴位，还能够治疗并改善四肢麻痹、脚气、痔疮、便秘、脱肛等疾病；（4）配大肠俞穴，治疗痔疮；配环跳穴、阳陵泉穴，治疗下肢痿痹。

自我取穴按摩法

① 正坐、跷足，将要按摩的脚抬起，放置在另外一只脚的膝盖上方；
② 用对侧的手掌握住脚踝，大拇指的指腹沿着脚后跟正中（阿里斯基腱）直上；
③ 在小腿肚下，“人”字形的中点就是该处穴位；
④ 用除拇指外的四指轻轻握住小腿，用大拇指的指腹按揉穴位，每次左右穴位各按揉1～3分钟，也可以两侧穴位同时按揉。

取穴 按摩

精确取穴

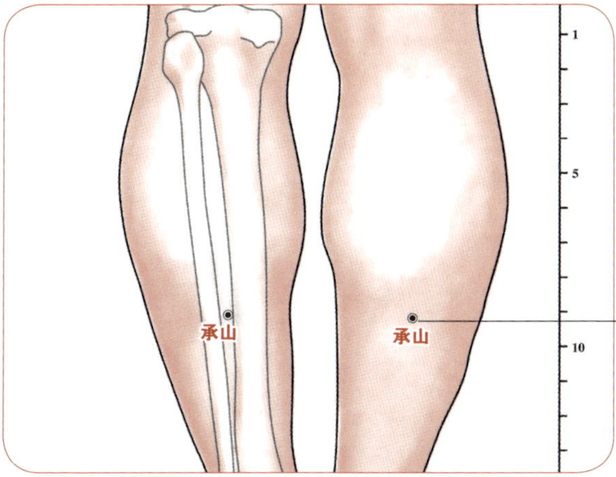

小腿后面正中，委中穴与昆仑穴之间，当伸直小腿和足跟上提时腓肠肌肌腹下出现的凹陷处即是该穴

取穴技巧

功用

舒筋活络

配伍治病

痔疾：承山配大肠俞

下肢痿痹：承山配环跳、阳陵泉

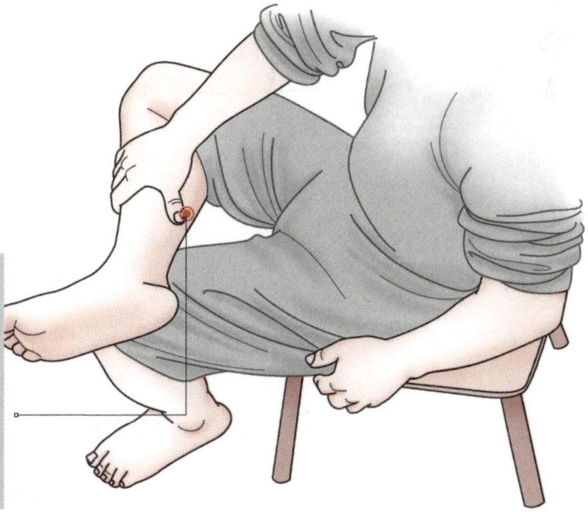

正坐跷足，将欲按摩的脚抬起，置放在另外一腿的膝盖上方。用同侧的手掌握住脚踝，大拇指指腹循着脚后跟正中（阿里斯基腱）直上，在小腿肚下，"人"字形的中点处即是该穴

自我按摩

用除拇指外的其余四指轻握小腿，用大拇指指腹揉按穴位，每次左右各（或双侧同时）揉按 1 ~ 3 分钟。

程度	拇指压法	时间/分钟
适度	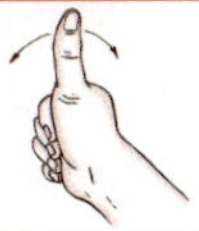	1 ~ 3

080 飞扬穴 祛除头痛，神采飞扬

主治 风湿性关节炎 痔疮 癫痫 眩晕

对腰疼的人来说，飞扬穴是一个很好的治疗穴位，关于这个穴位，还有这样一句俗语，那就是："听到飞扬穴后，腰疼的人都低眉折腰地进来，揉完飞扬穴后，就扬眉吐气地出去。"关于这个穴位的作用，《备急千金要方》云："飞扬、太乙、滑肉门，主癫狂吐舌。"《铜人腧穴针灸图经》云："主目眩，逆气鼽衄。"《医宗金鉴》云："主步履艰难。"

命名：飞，指穴内物质为天部之气；扬，指穴内物质扬而上行。"飞扬"的意思是指膀胱经气血在此处吸热上行。"飞扬穴"也名厥阳穴、厥阴穴、厥扬穴。"厥阳"的意思是指膀胱经气血在此处上扬；"厥阴"的意思是指本穴上扬的气血物质为膀胱经的寒湿水气，而不是真正的阳热之汽。这个穴位是膀胱经络穴。此穴位气血为吸热上行的水湿之气，它不但在膀胱经上行，同时也向外扩散于与膀胱经相表里的少阴肾经，所以名为膀胱经络穴。

部位：在小腿后面，外踝后，昆仑直上7寸，承山穴外下方1寸处。

主治：（1）按摩此穴位，具有清热安神、舒筋活络的作用；（2）长期按压这个穴位，能够治疗头痛、目眩、腰腿疼痛、痔疮等疾患；（3）这个穴位，对于风湿性关节炎、癫痫，也具有很好的治疗作用；（4）配委中穴，治疗腿痛；（5）长时间的站立、坐立或者步行，都会引起腿部肌肉的疲劳，甚至还有可能出现腿部肿胀，此时，轻轻用力敲打刺激飞扬穴，能够有效缓解症状；（6）体内上火、流鼻水、鼻塞时，以同样的方式，轻微用力敲打这个穴位，也能够使症状得到缓解。

自我取穴按摩法

① 正坐，垂足，膝盖稍微向内倾斜，一只手的食指和中指并拢，其他手指弯曲；
② 用食指和中指的指腹顺着跟腱外侧的骨头向上摸，在小腿肌肉的边缘即是该穴；
③ 用同样的方法找到另一侧的穴位；
④ 分别用食指和中指的指腹按揉左右两侧穴位，每次左右各按揉1～3分钟。

取穴 按摩

精确取穴

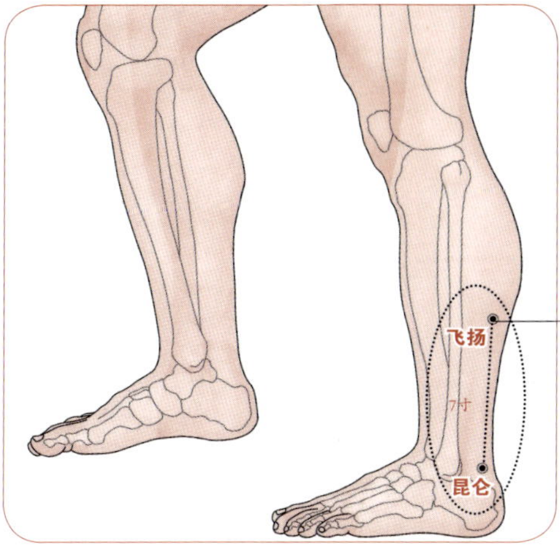

小腿后面，外踝后，昆仑穴直上7寸

取穴技巧

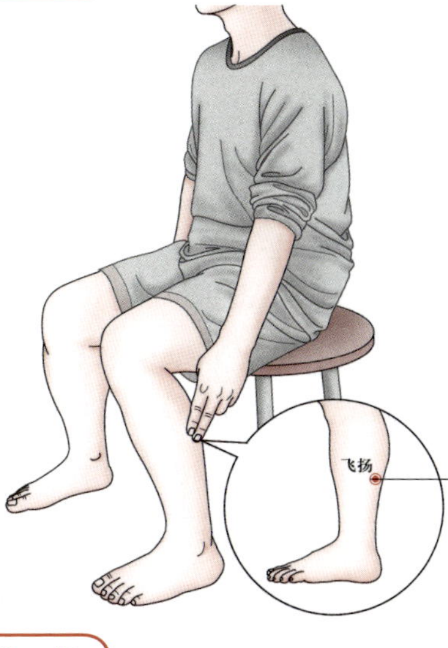

功用

清热安神，舒筋活络

配伍治病

腿痛：飞扬配委中

正坐垂足，稍稍将膝盖向内倾斜，一手食、中两指并拢，其他手指弯曲，以食、中两指指腹顺着跟腱外侧的骨头向上摸，小腿肌肉的边缘处即是该穴

自我按摩

以食、中两指指腹揉按穴位，每次左右各揉按1～3分钟。

程度	二指压法	时间/分钟
适度	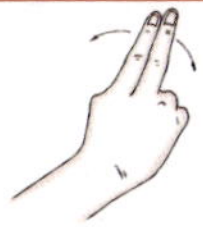	1～3

081 昆仑穴 常按昆仑，清晨睡安稳

主治 后头痛 项强 腰骶疼痛 足踝肿痛

在针灸穴中，昆仑穴是足太阳膀胱经的穴位，能够舒筋化湿、强肾健腰。中国古代医书《医宗金鉴》中写道："足腿红肿（昆仑）主，兼治齿痛亦能安。"在《肘后歌》中也记载道："脚膝经年痛不休，内外踝边用意求，穴号（昆仑）并吕细。"由此可见，这个穴位对于腿足红肿、脚腕疼痛、脚踝疼痛，都能够起到疏通经络、消肿止痛的作用，具有良好的治疗效果。在古代的《医书入门》中还记载道："背曲杖行之人，针两足昆仑，能够投杖而走。"由此可知这个穴位对腰、腿和背部脊椎具有很好的疗效。

命名：昆仑，广漠无垠的意思，指膀胱经的水湿之气在这里吸热上行。本穴物质是膀胱经经水的汽化之气，性寒湿，由于足少阳、足阳明二经的外散之热的作用，寒湿水汽吸热后也上行并充斥于天之天部，穴中各个层次都有气血物质存在，就像广漠无垠的状态一样，所以名"昆仑"，也称上昆仑穴。

部位：属足膀胱经经脉的穴位，在足外踝后0.5寸处，位于跟骨上的凹陷处。

主治：（1）按摩这个穴位，具有消肿止痛、散热化气的作用；（2）这个穴位对于腿足红肿、脚腕疼痛、脚踝疼痛、踝关节及周围软组织疾病等具有疗效；（3）长期按摩这个穴位，对女性卵巢、男性睾丸具有调整和改善作用；（4）按摩这个穴位还能够缓解头痛、项强、目眩、肩痛、腰背痛、坐骨神经痛、关节炎等症状；（5）此穴位对难产胞衣（胎盘）不下、脚气、小儿搐搦等病症也有很好的疗效；（6）配风池穴，治疗目眩。

自我取穴按摩法

①正坐，垂足，将要按摩的脚稍向斜后方移至身体旁侧，脚跟抬起；
②用同侧的手，四指在下、掌心朝上扶住脚跟底部；
③大拇指弯曲，用指节从上往下轻轻刮按，会有非常疼痛的感觉；
④开始的时候不要用大力，每次左右两侧穴位各刮按1～3分钟，也可以两侧穴位同时刮按；
⑤孕妇忌用力刮按。

取穴 按摩

精确取穴

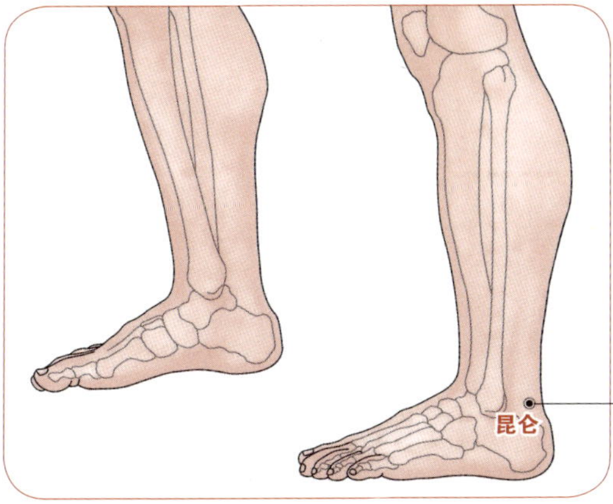

足部外踝后方，当外踝尖与跟腱之间的凹陷处即是该穴

取穴技巧

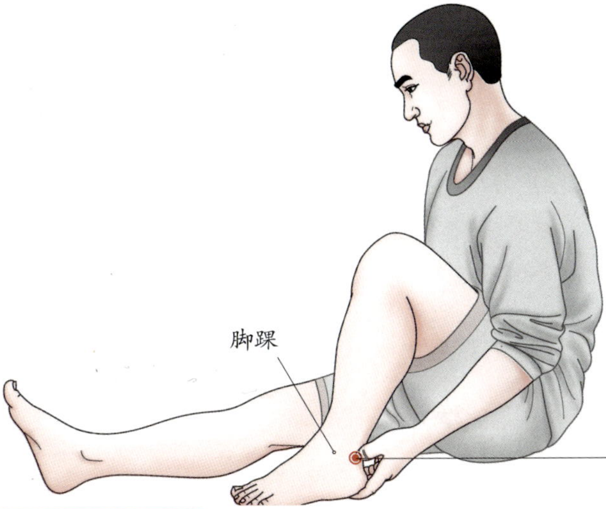

功用

消肿止痛，散热化气

配伍治病

目眩：昆仑配风池

正坐垂足，将要按摩的脚稍向斜后方移至身体侧边，脚跟抬起。用同侧手，四指在下，掌心朝上扶住脚跟底部。大拇指弯曲，指腹置于外脚踝后的凹陷处，则大拇指所在位置即是该穴

自我按摩

用大拇指指腹揉按，每次左右各（或双侧同时）刮按 1 ~ 3 分钟。

程度	拇指压法	时间/分钟
轻	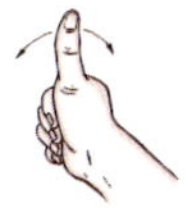	1 ~ 3

082 申脉穴 宁神止痛不眩晕

主 治 头痛 眩晕 癫狂痫 腰腿酸痛

中国古代的《医宗金鉴》中，有一首关于申脉穴的歌诀："腰背脊强足踝风，恶风自汗或头痛，手足麻挛臂间冷，雷头赤目眉棱痛，吹乳耳聋鼻出血，癫口肢节苦烦疼，遍身肿满汗淋漓，申脉先针有奇功。"这首歌诀，说的就是申脉穴的作用和功效。在人体的穴位中，这是一个非常有用的穴位，它对于足踝红肿、手足麻木、乳房红肿、头汗淋漓等症，都具有良好的疗效。

命名：申，指这个穴位在八卦中属金，因为穴内物质为肺金特性的凉湿之气；脉，脉气的意思。"申脉"的意思是指膀胱经的气血在此变为凉湿之性。本穴物质是来自膀胱经金门穴以下各穴上行的天部之气，其性偏热（相对于膀胱经而言），与肺经气血同性，所以名"申脉穴"，也称鬼路穴、阳跷穴。"鬼路"的意思是指穴内的气血物质为地部经水；"阳跷"是指本穴物质中既有天部的阳气，又有地部的经水，气血物质性同跷脉之性，所以名"阳跷"。

部位：人体申脉穴位于足外侧部，外踝直下方凹陷中。

主治：（1）按摩这个穴位，具有活血通络、宁神止痛的作用；（2）长期按压这个穴位，能够增强人体耐受性，治疗怯寒症；（3）长期按摩这个穴位，对头痛、眩晕、癫痫、腰腿酸痛、目赤肿痛、失眠等症状，都具有良好的治疗、调理与保健作用；（4）在中医临床中，常利用此穴位治疗踝关节扭伤、内耳眩晕、精神分裂症等疾病；（5）配肾俞穴、肝俞穴、百会穴，治疗眩晕；配后溪穴、前谷穴，治疗癫痫；配金门穴、足三里穴，治疗头痛目眩。

自我取穴按摩法

① 正坐垂足，把要按摩的脚稍微向斜后方移动到身体的旁侧，脚跟抬起；
② 用同侧的手，四指在下，掌心朝上，扶住脚跟底部；
③ 大拇指弯曲，指腹放在外脚踝直下方的凹陷中，垂直按压有酸痛感；
④ 用拇指的指腹按揉穴位，左右两穴每次各按揉1～3分钟。

取穴 按摩

精确取穴

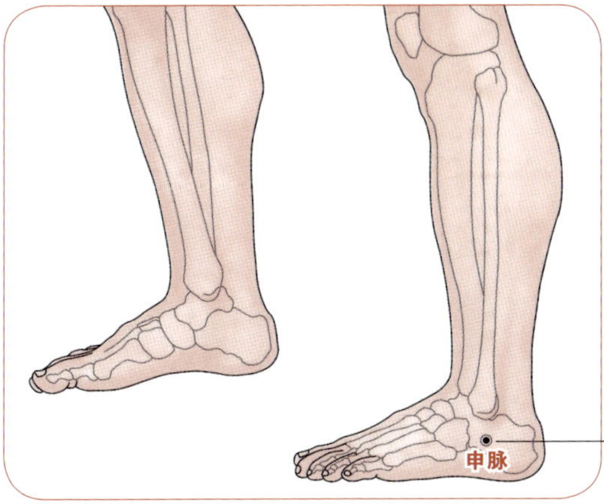

人体的足外侧部位，脚外踝中央下端凹陷处即是该穴

取穴技巧

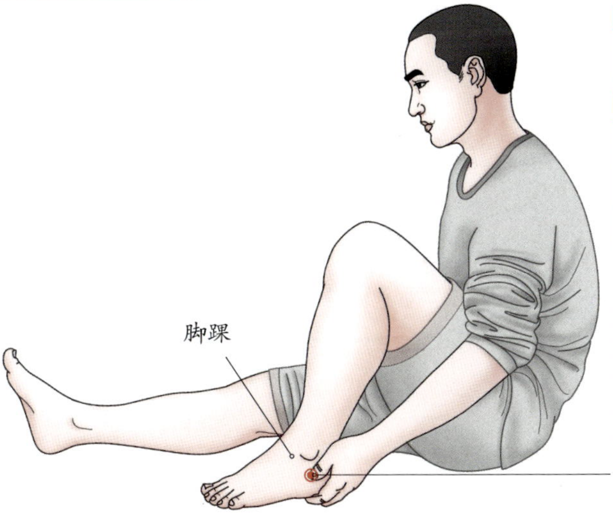

功用

活血通络，宁神止痛

配伍治病

癫狂：申脉配后溪、前谷

头痛目眩：申脉配金门、足三里

正坐垂足，将要按摩的脚稍向斜后方移至身体侧边，脚跟抬起。用同侧手，四指在下，掌心朝上扶住脚跟底部。大拇指弯曲，指腹置于外脚踝直下方凹陷中，则大拇指所在的位置即是该穴

自我按摩

以拇指指腹揉按穴位，每次左右各揉按1～3分钟。

程度	拇指压法	时间/分钟
适度	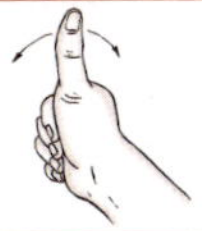	1～3

083 至阴穴 难产别发愁，至阴有特效

主 治 难产 皮肤痛痒 头痛 目痛

在妇科疾病中，至阴穴是一个重要的穴位。在中国古代社会里，妇女生育是一件异常危险的事，因为当时既没有现代医疗设备，也没有先进的医疗技术，就连正常怀孕生产的女性都有可能因为感染等各种原因导致死亡，更何况异位妊娠。因此，中国古代的医家们发现，在女性怀孕第29周到第40周时，针对至阴穴进行针灸，持续治疗四周以上，就能够有效地纠正胎位，使异常的胎位转变为正常胎位。同时，经常按摩或者灸治至阴穴，对女性月经不调、崩漏、带下、痛经、更年期综合征、乳痈、乳癖等症状，也具有治疗和改善作用。

命名：至，极的意思；阴，寒、水的意思。“至阴”的意思是指人体内膀胱经的寒湿水汽由此外输体表。此穴中物质是来自体内膀胱经的寒湿水汽，位于人体最下部，是人体寒湿水汽到达的极寒之地。因为此穴有孔隙与体内相通，是膀胱经体内与体表的气血交换处，所以是膀胱经井穴。

部位：属足膀胱经经脉的穴位，在人体足小趾末节外侧，距趾甲角约0.1寸。

主治：（1）按摩这个穴位，具有清火泄热、通窍止痛的作用；（2）这个穴位能够纠正胎位，在女性难产时，还具有催产的作用；（3）按摩这个穴位，能够缓解并治疗皮肤痛痒等症状；（4）长期按摩这个穴位，对头痛、目痛、鼻塞、鼻衄、半身不遂、足关节炎等疾病，具有良好的调理、治疗作用；（5）经常按摩这个穴位，还能缓解月经不调、更年期综合征等症状；（6）配太冲穴、百会穴，治疗头痛。

自我取穴按摩法

① 正坐，垂足，把要按摩的脚稍微向斜后方移至身体的旁侧；
② 脚跟着地，脚趾斜向外侧跷起；
③ 俯身弯腰，用同侧的手除拇指外四指握脚底；
④ 掌心朝上，拇指弯曲，放在足小趾端外侧，趾甲角旁，拇指指尖所在的部位即是穴位；
⑤ 用拇指的指甲垂直下压，掐按穴位，有刺痛感；
⑥ 左右两侧穴位，每次左右各掐按1～3分钟，或者两侧同时掐按。

取穴 按摩

精确取穴

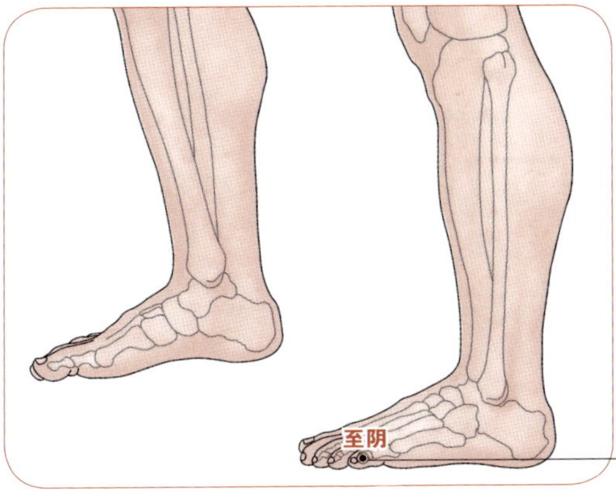

人体的足小趾末节外侧，距趾甲角 0.1 寸处即是该穴

取穴技巧

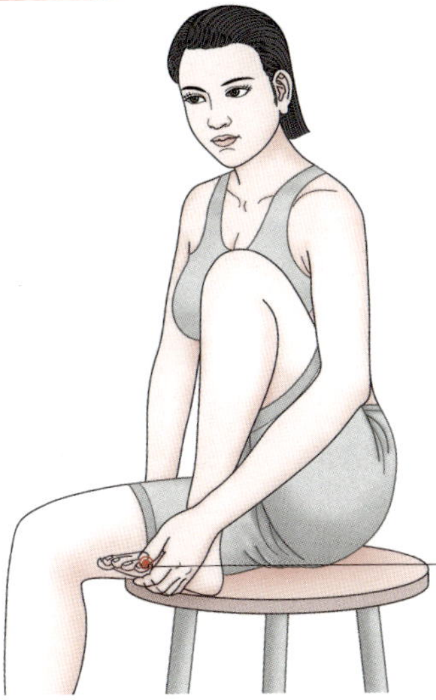

功用

清火泻热，通窍止痛

配伍治病

头痛：至阴配太冲、百会

正坐垂足，将要按摩的脚稍向斜后方移至身体侧边。脚跟着地，脚趾斜向外侧跷起。俯身弯腰，同侧手除拇指外四指握脚底，掌心朝上，拇指弯曲，置于足小趾端外侧，趾甲角旁，则拇指指尖所在的位置即是该穴

自我按摩

以拇指指甲垂直下压，掐按穴位，每次左右各（或双侧同时）掐按 1 ～ 3 分钟。

程度	拇指切压法	时间/分钟
轻	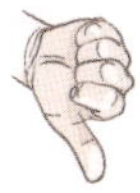	1 ~ 3

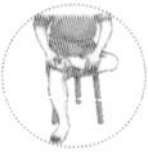
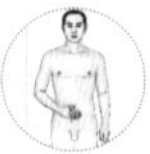
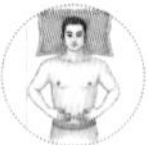

第八章 足少阴肾经经穴

足少阴肾经是人体的先天之本，是与人体脏腑器官有最多联系的一条经脉。它起于足底，止于胸前的俞府穴，主要循行于下肢的内侧和躯干的前面，沿前正中线的两侧。在灵枢·经脉有关此经的病候记载：『咳唾则有血，喝喝。而喘，坐而欲起。』本经主要治疗妇科、前阴、肾、肺、咽喉病症，如月经不调、阴挺、遗精、小便不利、水肿、便秘、泄泻以及经脉循行部位的病变。

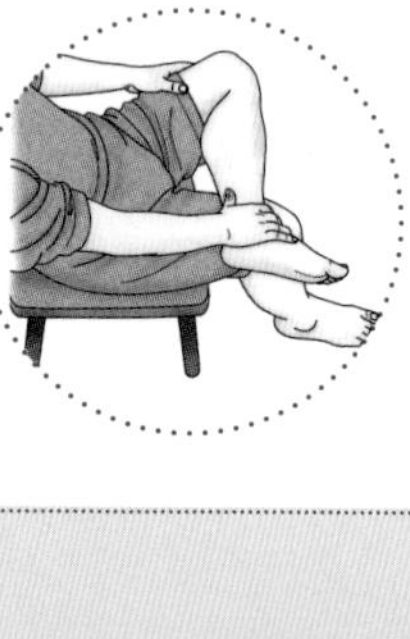

本章看点

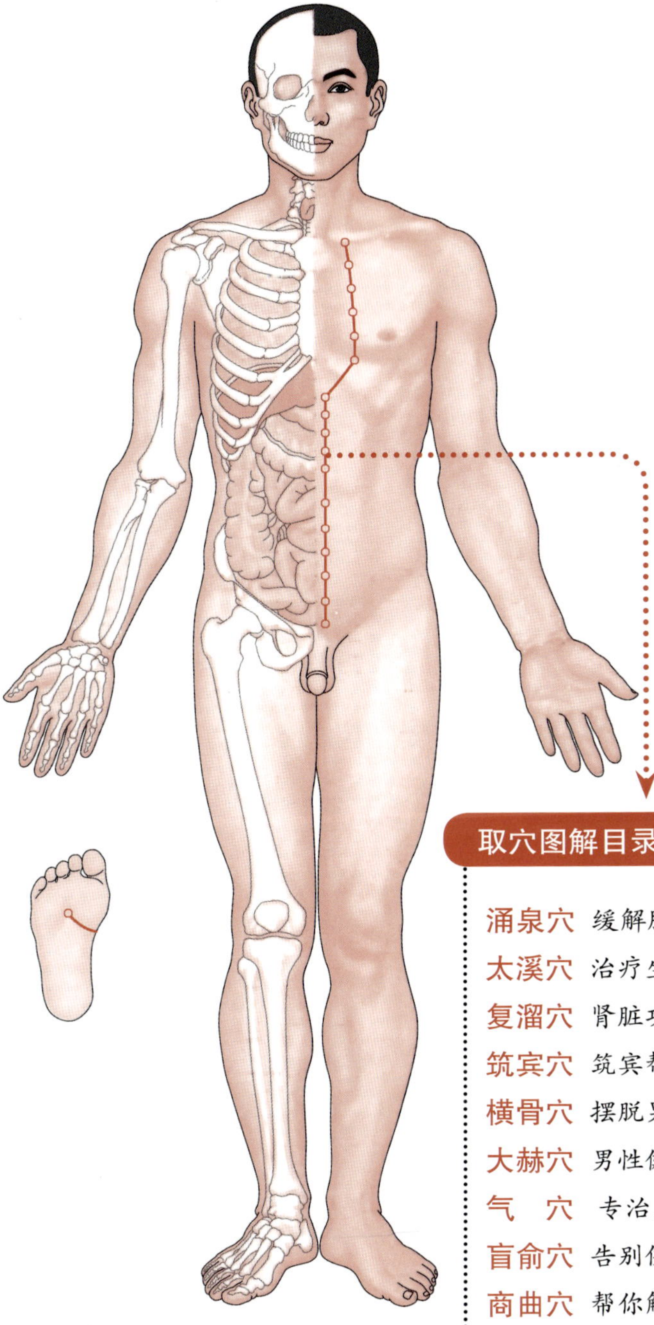

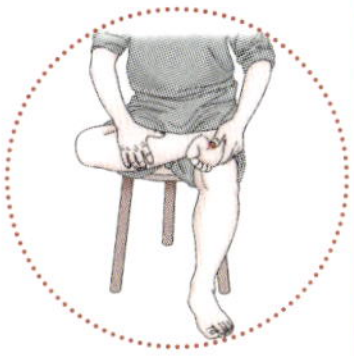

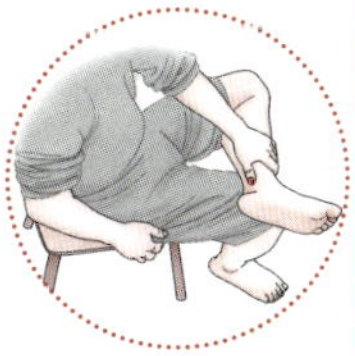

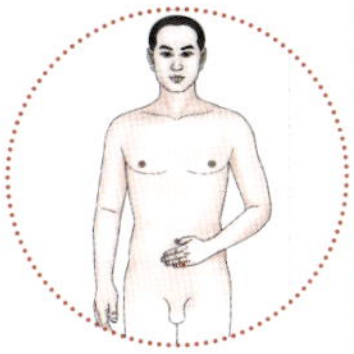

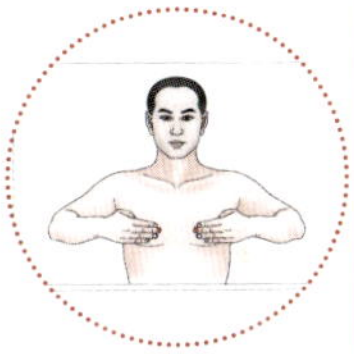

取穴图解目录

084 涌泉穴 缓解腰酸背疼就找涌泉

主治 小便不利 气喘 目眩 中暑

是肾经的首要穴位，据《黄帝内经》记载：“肾出于涌泉，涌泉者足心也。”中国民间自古就有“寒从足入”“温从足入”的说法。《黄帝内经图说》中把按摩称为做“足功”，可以起到强身健体、延年益寿的作用。《韩氏医通》上记载道：“多病善养者，每夜令人擦足心（涌泉），至发热，甚有益。”北宋著名大文豪苏东坡也在《养生记》中，把“擦”视为养生之道。《寿亲养老新书》中指出：“旦夕之间擦涌泉，使脚力强健，无痿弱酸痛之疾矣。”经常按摩还能增强人体的免疫功能，能够提高抵抗传染病的能力。苏东坡曾经讲过这样一个故事：扬州有一名武官在广州、广西地区做了十多年的官，从来没有染上过疟疾，而且始终面色红润、健步如飞，从不吃药。问他有什么方法，他说自己每天早晨天不亮就起床，然后坐着，两足相对，按摩，直到出汗。他在两广做官的十多年里，之所以从来没有感染过疟疾，完全是因为每天都坚持按摩的原因。

命名：涌，溢出的意思；泉，泉水。“涌泉”是指体内肾经的经水从此处穴位溢出体表。所以称“涌泉”。

部位：属足肾经经脉的穴位。在足底足前部的凹陷处，第二、第三趾的趾缝纹头端与足跟连线的前1/3处。

主治：（1）经常按摩，具有散热生气的作用；（2）长期按摩这个穴位，能够益肾、清热、开郁；（3）按摩这个穴位对治疗咽喉肿痛、头痛、目眩、失音、失眠、小便不利、休克、中暑、脑卒中、高血压、癫痫、女子不孕、月经不调、阴痒、阴挺等疾病具有特效；（4）经常按摩此穴位，还能缓解并治疗神经衰弱、糖尿病、更年期障碍、肾脏等疾病。

自我取穴按摩法

① 正坐，把一只脚搭在另一条腿的膝盖上，脚掌尽量朝上；
② 用另一侧的手轻握住脚，四指放在脚背，大拇指弯曲并放在穴位处；
③ 用大拇指的指腹从下往上推按穴位，有酸痛感；
④ 每日早晚各推按左右脚心1～3分钟。

取穴 按摩

精确取穴

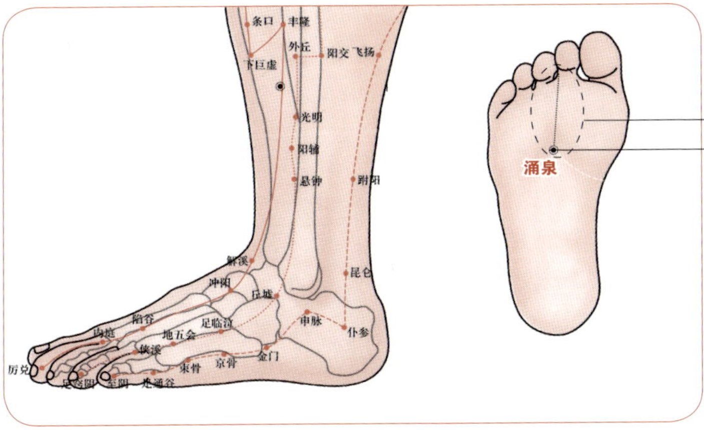

足底，第二、第三趾趾缝纹头端与足跟连线的前 1/3 处

在足前部凹陷处

取穴技巧

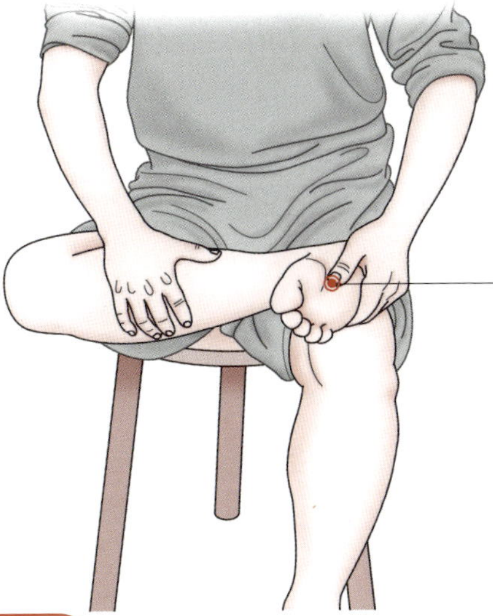

功用

散热生气

配伍治病

喉痹：涌泉配然谷

热病挟脐急痛：涌泉配阴陵泉

正坐，跷一足于另一膝上，足掌朝上，用另一手轻握，四指置于足背，弯曲大拇指按压处即是该穴

自我按摩

以大拇指指腹由下往上推按，每日早晚，左右足心各推按 1 ~ 3 分钟。

程度	拇指压法	时间/分钟
重	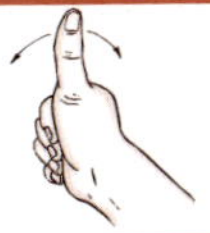	1 ~ 3

085 太溪穴 治疗生殖系统病的好手

主治 月经不调 肾炎 膀胱炎

此穴位名出自《灵枢·本输》,《针灸大成》中称它为“吕细”。这是一个重要的穴位，具有“决生死，处百病”的作用。《会元针灸学》中说：“太溪者，山之谷通于溪，溪通于川。肾藏志而喜静，出太深之溪，以养其大声，故名太溪。”《经穴解》中也说：“穴名太溪者，肾为人身之水，自涌泉发源；尚未见动之形，溜于然谷，亦未见动之形，至此而有动脉可见。溪乃水流之处，有动脉则水之形见，故曰太溪。溪者；水之见也；太者，言其渊不测也。”《针灸甲乙经》中说这个穴位“在内踝后跟骨上动脉陷中”，即在足内侧，内踝的后方，当内踝尖与跟腱之间的凹陷处。

命名：太，大的意思；溪，溪流的意思。“太溪”的意思是指肾经水液在此形成较大的溪水。此穴内物质是然谷穴传来的冷降之水，到本穴后，冷降水形成了较为宽大的浅溪，因此名“太溪”，也称大溪穴、吕细穴。“吕细”的意思是形容在此穴内流行的地部经水水面宽大而流动缓慢。

部位：属足肾经经脉的穴位，在人体足内侧，内踝后方和脚跟骨筋腱之间的凹陷处。

主治：（1）按摩这个穴位，有清热生气的作用；（2）长期按压此穴，能够益肾、清热、健腰膝、调节内脏，并且对肾炎、膀胱炎、月经不调、遗尿、遗精、神经衰弱、腰痛、足底疼痛等病症具有一定的调节和缓解作用；（3）通过刮按这个穴位，还能够有效治疗女性子宫疾患；（4）经常按揉这个穴位，对于咽喉肿痛、耳鸣、失眠、脱发、齿痛、气喘、胸闷、咯血、健忘等症状，也具有很好的保健和调理作用。

自我取穴按摩法

① 正坐垂足，抬起一只脚放在另一只脚的膝盖上；

② 用另一侧的手轻握脚，四指放在脚背上，大拇指弯曲，从上往下刮按，有胀痛感。注意，不要用力过度，尤其孕妇更要特别小心不要用力；

③ 每天早晚各刮按左右脚上的穴位1～3分钟。

取穴 按摩

精确取穴

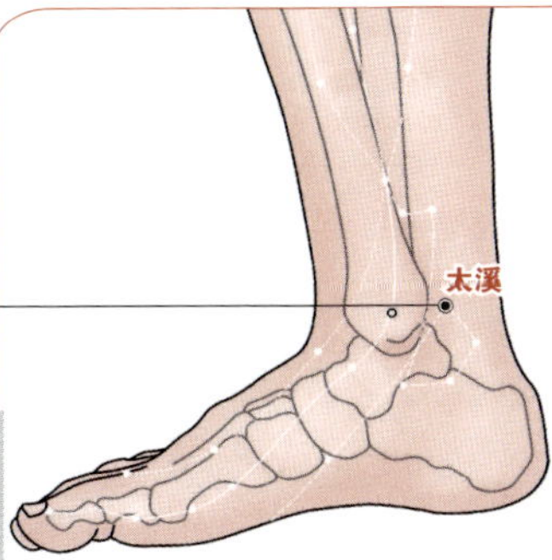

位于足内侧，内踝后方与脚跟骨筋腱之间的凹陷处

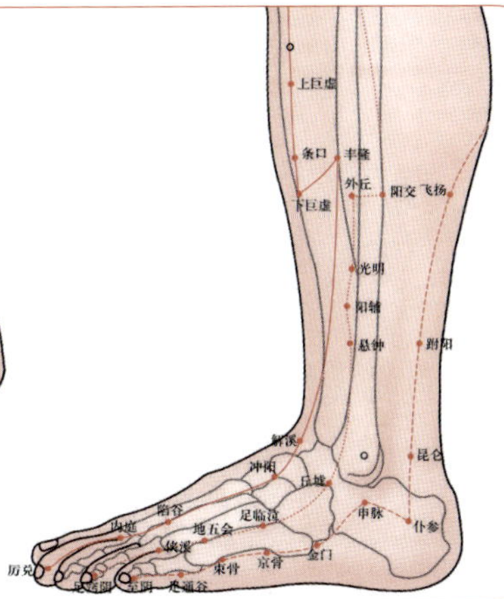

取穴技巧

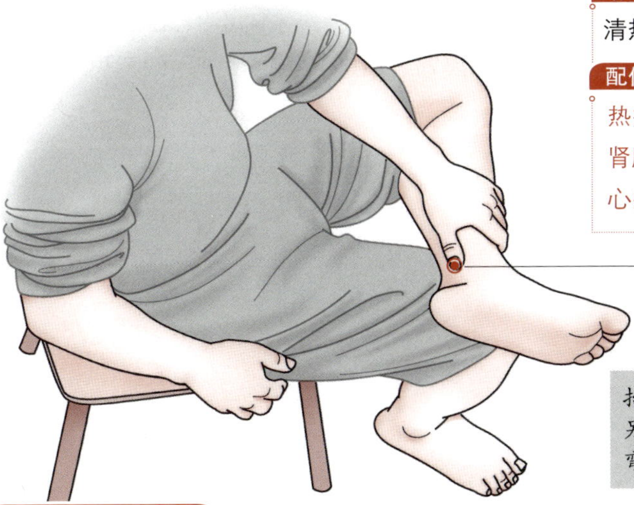

功用

清热生气

配伍治病

热病烦心、足寒清：太溪配然谷

肾胀：太溪配肾俞

心痛如锥刺：太溪配支沟、然谷

抬一足置于另一足膝盖上。用另一手轻握，四指置放脚背，弯曲大拇指按压处即是该穴

自我按摩

以大拇指指腹由上往下刮按该穴，每日早晚左右各刮按 1 ~ 3 分钟。

程度	拇指压法	时间/分钟
轻	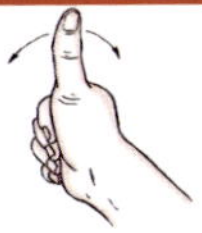	1 ~ 3

086 复溜穴 肾脏功能的调理师

主治 睾丸炎 尿路感染 白带过多

人体腰部不舒适的感觉很难受，有时候会感觉酸胀，并且隐隐作痛；既不能久坐，又不能久站；稍微活动就会感觉酸胀和疼痛加剧，把人折磨得烦恼痛苦，几乎无法忍受。此时，只要按压复溜穴，就能获得不错的治疗效果。复溜穴是滋阴补肾的重要穴位，也能够治疗多种病症。《针灸大成》记载："主肠澼，腰脊内引痛，不得俯仰起坐。"《医宗金鉴》中记载："主治血淋，气滞腰痛。"《玉龙歌》中记载："无汗伤寒泻复溜，汗多宜将合谷收，若然六脉皆微细，金针一补脉还浮。"

命名：复，再的意思；溜，悄悄地散失。"复溜"的意思是指肾经的水湿之气在此穴再次吸热蒸发上行。本穴物质是照海穴传输来的寒湿水汽，上行至本穴后再次吸收天部之热而蒸升，气血的散失就像溜走了一样，所以名"复溜"，也称伏白穴、昌阳穴。"伏白"的意思是指此穴吸热溜散的水汽隐伏着肺金之气的凉湿之性；"昌阳"的意思是指从照海穴传来的寒湿之气，在此穴吸热后变主天部阳气，肾经阳气在此变得繁荣昌盛。

部位：属足肾经经脉的穴位，在人体的小腿里侧，脚踝内侧中央上二指宽处，胫骨和跟腱之间。

主治：（1）按摩这处穴位，具有补肾益气的作用；（2）按摩这个穴位，对泄泻、肠鸣、水肿、腹胀、腿肿、足痿、盗汗、身热无汗、腰脊强痛等症状，具有缓解、改善的作用；（3）长期按压这个穴位，还能够有效医治肾炎、神经衰弱、精力衰退、记忆力减退、手脚冰冷、手脚水肿等疾病；（4）本穴位对男性睾丸炎、女性子宫功能性出血、尿路感染、白带过多等症状，也具有改善作用；（5）配后溪穴、阴郄穴，治疗盗汗不止；配中极穴、阴谷穴，治疗癃闭。

自我取穴按摩法

① 正坐垂足，将一只脚抬起放在另一只脚的膝盖上跷起；
② 以另一侧的手轻握脚，四指放在脚背，大拇指的指腹从下往上推按穴位，有酸痛感；
③ 每天早晚各推按左右两脚上的穴位1～3分钟。

取穴 按摩

精确取穴

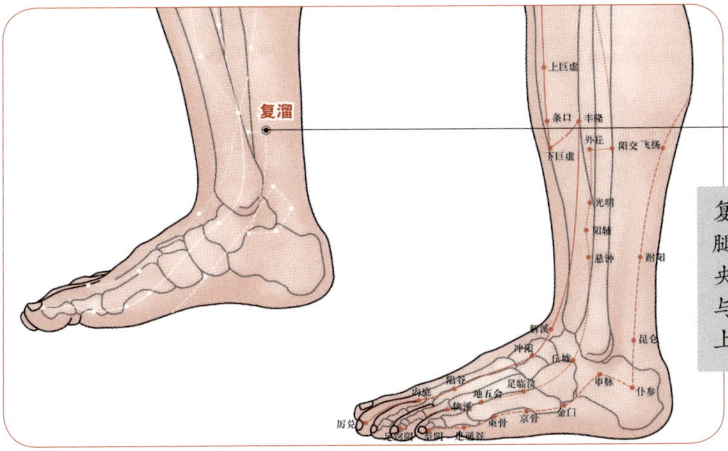

复溜穴位于人体的小腿里侧，脚踝内侧中央上二指宽处，胫骨与跟腱间（或太溪穴直上2寸，跟腱的前方）

取穴技巧

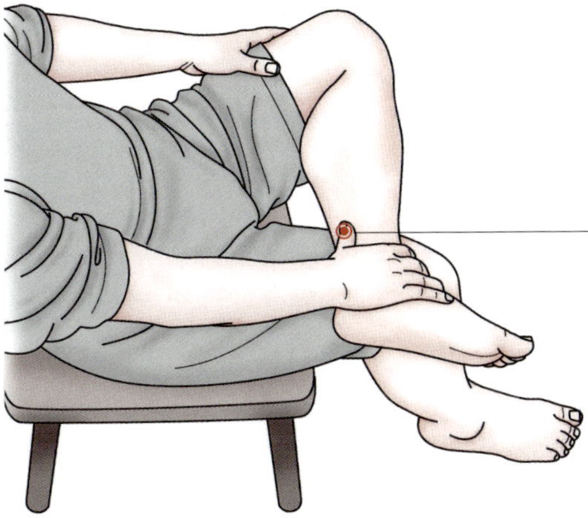

功用

清热生气

配伍治病

盗汗不止：复溜配后溪、阴郄

癃闭：复溜配中极、阴谷

垂足，将一足抬起，跷放另一足膝盖上。再以另一手轻握，四指放脚背，大拇指指腹所压之处即是该穴

自我按摩

用大拇指指腹由下往上推按该穴，每日早晚各一次，左右各推按 1 ~ 3 分钟。

程度	拇指压法	时间/分钟
轻	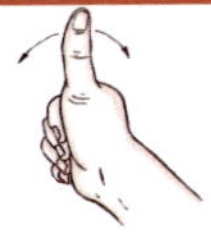	1 ~ 3

087 筑宾穴 筑宾帮您，安心宁神

主治 药物中毒 吗啡中毒 梅毒

《素问·刺腰痛论》中写道：“刺飞阳之脉，在内踝上五寸，少阴之前，与阴维之会。”这个穴位指的是人体的筑宾穴。筑宾穴是人体解毒大穴，具有保护肝、肾的重要作用。在日常生活中，我们可能时常会因为各种各样的疾患而服用西药。俗话说：“是药三分毒。”在某种程度上，西药在治疗疾病的同时，都含有不同的毒性，尤其是那些平时经常服用西药的朋友，如果能够多揉一揉筑宾穴，可以帮助化解体内的化学毒素。另外，按揉筑宾穴对尿酸过高的人也有帮助。尿酸过高会导致痛风、结石等疾病，而多按揉这个穴位则对这些疾病都具有缓解和调理的作用。

命名：筑，与“祝”相通，庆祝；宾，指的是宾客。“筑宾”的意思是足三阴经气血混合重组后的凉湿水汽在这个穴位交于肾经。此穴物质是从三阴交穴传来的凉湿水汽，性同肺金之气，由此穴传入肾经后，为肾经所喜庆，本穴受此气血如待宾客，所以名“筑宾”。此穴也是阴维脉郄穴，因为本穴气血细少，就像从孔隙中传来的一样。

部位：属足肾经经脉的穴位，在人体的小腿内侧，当太溪穴和阴谷穴的连线上，太溪穴上5寸处，腓肠肌肌腹的内下方。

主治：（1）按摩此穴位有散热降温的作用；（2）经常按摩这个穴位能够有效排毒，如药物中毒、吗啡中毒、梅毒及其他毒素等；（3）长期按压此穴位对癫痫、精神分裂症、肾炎、膀胱炎、睾丸炎、盆腔炎、舌肥大、阴痿、呕吐涎沫、疝痛、小儿脐疝、小腿内侧痛等，具有明显疗效；（4）配肾俞穴、关元穴，治疗水肿；配大敦穴、归来穴，治疗疝气；配承山穴、合阳穴、阳陵泉穴，治疗小腿痿、痹、瘫；配水沟穴、百会穴，治疗癫、狂、痫症。

自我取穴按摩法

① 正坐垂足，把一只脚抬起，跷放在另外一只脚的膝盖上；
② 用另一侧的手轻握脚，四指放在脚背，用大拇指的指腹从下往上推按穴位，有酸痛感；
③ 每天早晚各推按左右穴位1～3分钟。

取穴 按摩

精确取穴

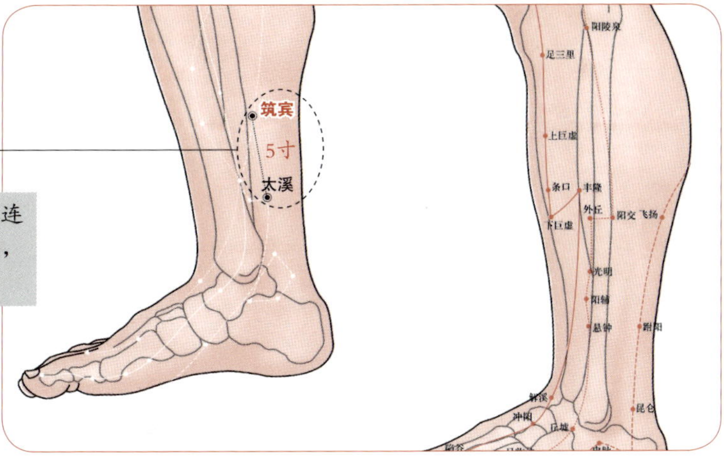

当太溪穴与阴谷穴的连线上，太溪穴上5寸，腓肠肌肌腹的内下方

取穴技巧

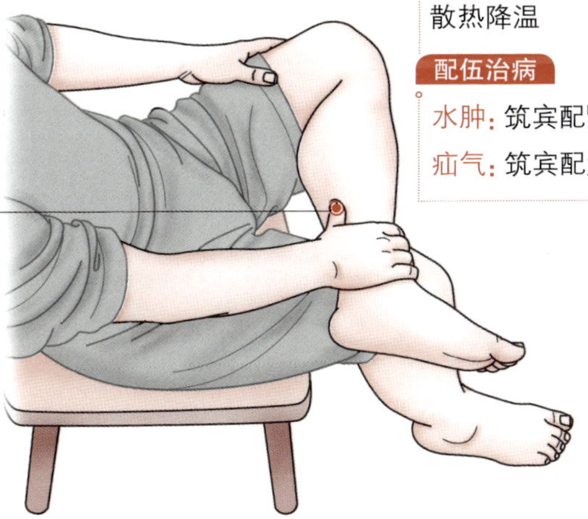

正坐、垂足，将一足抬起，跷放于另一足膝盖上。再以另一手轻握，四指放脚背，大拇指指腹所压之处即是

功用

散热降温

配伍治病

水肿：筑宾配肾俞、关元

疝气：筑宾配大敦、归来

自我按摩

用大拇指指腹由下往上推按该穴，每日早晚各一次，左右各推按1～3分钟。

程度	拇指压法	时间/分钟
重	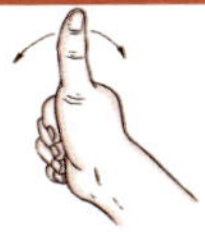	1～3

088 横骨穴 摆脱男人难言的痛苦

主治 遗精 阳痿 遗尿 小便不通

《中诰孔穴图经》中称“腰俞穴”为“髓空”，《素问·水热论》张志聪注：“髓空即横骨穴。”横骨穴是肾经的穴位。王冰说：“按今《中诰孔穴图经》云，腰俞穴一名髓空，在脊中第二十一椎节下，主汗不出，足清不仁，督脉气所发也。”张志聪说：“髓空即横骨穴，所谓股际骨空，属足少阴肾经。”《针灸甲乙经》中也记载道：“横骨一名下极，在大赫下一寸，冲脉、足少阴之会，刺入一寸，灸五壮。”由此可见，中国古代医家们都将此穴视为肾经主穴之一。经常按摩这个穴位，能够治疗阳痿等疾病。

命名：横，指此处穴位内的物质为横向移动的风气；骨，指穴位内的物质富含骨所主的水液。“横骨”的意思指肾经的水湿云气在此处横向外传。本处穴位物质是从阴谷穴横行传来的冷湿水汽，到达本穴后，因为吸热胀散，并横向传于穴外，外传的风气中富含水湿，所以名“横骨”，也名下极穴、屈骨穴、屈骨端穴、曲骨端穴。“下极”的意思是指此处穴位物质是阴谷穴传来的寒湿水汽，因其寒湿滞重要靠不断吸热才能上行，而本穴是肾经下部经脉气血上行所能达到的最高点。“屈骨”和“曲骨”的意思都是指肾经气血由于此处穴位的向外散失而处于亏缺状态。

部位：在下腹部，当脐中下5寸，前正中线旁开0.5寸。

主治：（1）此穴位具有清热除燥的作用；（2）经常按摩这个穴位，可以治疗阴部疼痛、小腹疼痛、遗精、阳痿、遗尿、小便不通、疝气等疾病；（3）配中极穴、三阴交穴治疗癃闭；配关元穴、大赫穴，治疗阳痿、遗精、崩漏、月经不调等疾病。

自我取穴按摩法

① 把一只手掌放在腹部，掌心朝内，拇指刚好位于肚脐眼上，再以小指头为起点，向下一个拇指的位置就是这个穴位；

② 用双手的四指头轻轻地压揉触摸这个穴位；

③ 每天早晚各按揉一次，每次1～3分钟。

取穴 按摩

精确取穴

横骨穴位于人体的下腹部，当脐中下5寸，前正中线旁开0.5寸

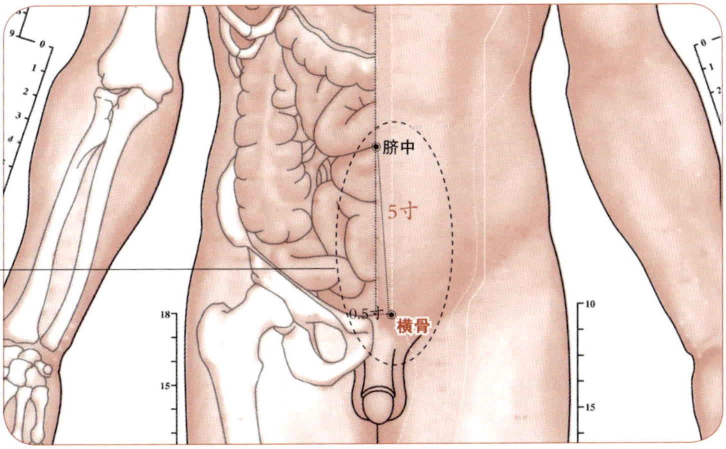

取穴技巧

站立，将一手掌放于腹部，掌心朝内，拇指刚好位于肚脐眼，再以小指头为起点向下一个拇指的位置即是该穴

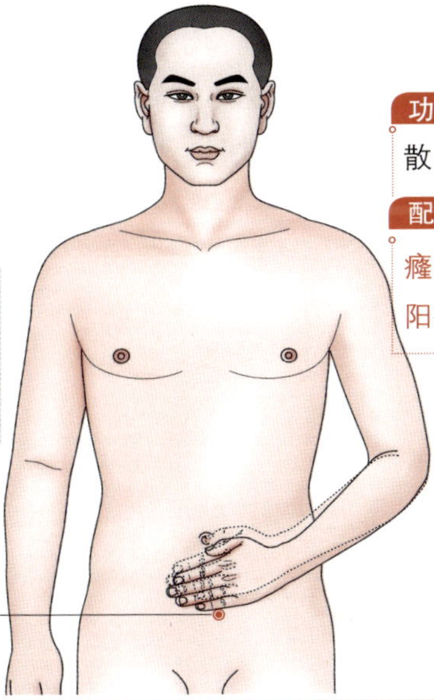

功用

散热降温

配伍治病

癃闭：横骨配中极、三阴交

阳痿：横骨配关元、大赫

自我按摩

用双手除拇指外其余四指轻压揉按该穴，每日早晚各一次，每次各按1～3分钟。

程度	四指压法	时间/分钟
轻	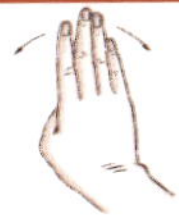	1～3

089 大赫穴 男性健康的福星

主治　阳痿　早泄　膀胱炎

此穴位名出自《针灸甲乙经》。《针灸大成》中说这个穴位在“脐下 4 寸，旁开 1 寸”处。在中医临床上治疗妇科疾病和一些男性疾病的时候，这是一处关键的穴位。它与膀胱俞穴、太冲穴等穴位配合，对男性前列腺炎具有极为神奇的疗效。这个穴位也能调理并改善各种妇科病症。平常没事儿的时候，可以多按揉一下这个穴位，对人体有良好的保健作用。

命名：大，大、盛的意思；赫，指红如火烧，显得十分耀眼。“大赫”的意思是指体内冲脉的高温高湿之气从本穴而出肾经。本穴物质是体内冲脉外出的高温高压水湿之气，其高温如火烧一般显耀，因其高压而气强劲盛大，所以名“大赫”，也称阴维穴、阴关穴。“阴维”的意思是指本穴物质为冲脉外传的高温高压水汽，以及由横骨穴传来的寒湿水汽，在冲脉强劲之气的带动下，横骨穴传来的寒湿水汽由此输布胸腹各部，有维护胸腹阴面阴液的作用；“阴关”的意思是指冲脉外输的强劲热只能带动本穴天部的水湿之气上行，而对穴内流行的地部经水无此作用，所以，阴性水液只能循肾经下行。

部位：大赫穴位于人体下腹部，从肚脐到耻骨上方画一线，将此线五等分，从肚脐往下4/5点的左右各一指宽处，就是这个穴位。

主治：（1）按摩这个穴位具有散热生气的作用；（2）经常按摩这个穴位，能够治疗阳痿、早泄、膀胱疾病等；（3）长期按摩这个穴位，对子宫脱垂、遗精、带下、月经不调、痛经、不孕、泄泻、痢疾等，都具有良好的治疗效果；（4）配阴交穴、肾俞穴、带脉穴、大敦穴、中极穴，治疗阳痿、遗精、带下；配命门关、志室穴、中极穴治疗男科疾病、不育症等。

自我取穴按摩法

① 仰卧，将一只手掌放在腹部，掌心朝内，拇指刚好位于肚脐眼，无名指所在位置就是这个穴位；

② 用双手的四指头轻轻压揉这个穴位，每天早晚各一次，每次压揉3～5分钟。

取穴 按摩

精确取穴

从肚脐到耻骨上方画一线，将此线五等分，从肚脐往下4/5点的左右各一指宽处，即为该穴

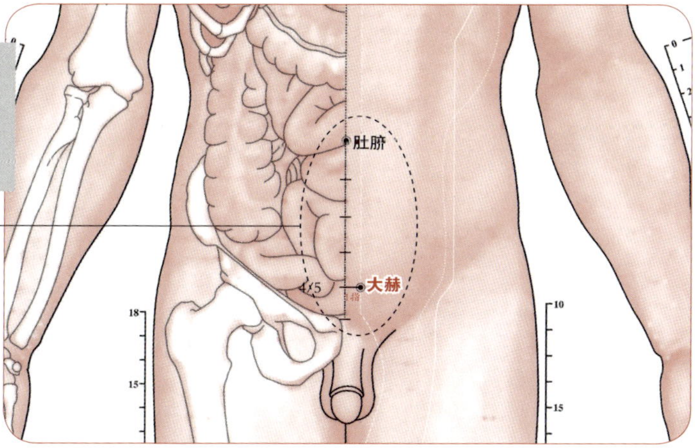

取穴技巧

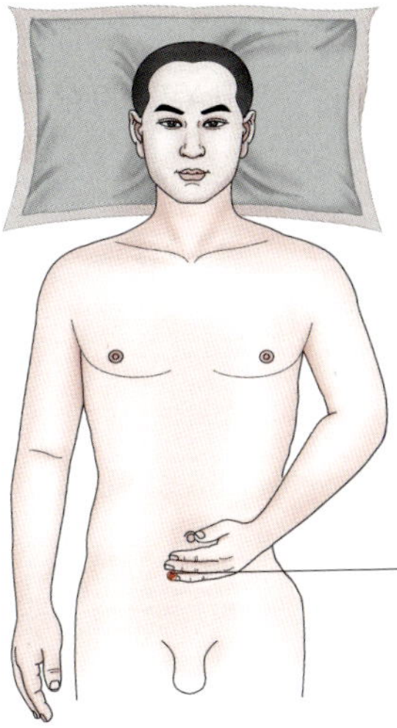

平躺，将一手掌放于腹部，掌心朝内，拇指刚好位于肚脐眼，无名指所处的位置即是该穴

功用

散热生气

配伍治病

阳痿、遗精、带下：大赫配阴交、肾俞、带脉、大敦、中极

男科病、不育症：大赫配命门、肾俞、志室、中极、关元

自我按摩

用双手除拇指外其余四指轻压揉按该穴，每日早晚各一次，每次各按3 ~ 5分钟。

程度	四指压法	时间/分钟
轻	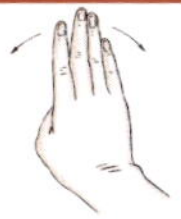	3 ~ 5

090 气 穴 专治生殖泌尿疾病

主 治 | 月经不调 | 白带 | 小便不通

此穴位名出自《针灸甲乙经》，因为它的穴位与人体的脏腑经络之气相通，所以称“气穴”。《素问·气穴论》中说：“气穴之处，游针之居。”有关这个穴位的位置，在古典医书中的说法颇多，《针灸甲乙经》中说其：“在脐下2.5寸，前正中线旁开0.5寸。”《针灸资生经》又说它在“脐下3寸，旁开1.5寸。”这是一个很有用处的穴位，经常按摩这个穴位，能够主治各种女性妇科疾病。

命名：“气穴”指穴内物质为气态物。因为本穴物质是从大赫穴传来的高温高压水汽，到达本穴后，快速强劲的高温高压水汽开始势弱缓行，并扩散为温热之性的气态物，因此名“气穴”，也称胞门穴、子户穴。“胞门”的意思是指此处穴位出入的门户，即胞宫的外输气血由此外出冲脉。本穴物质为天部温热之气，它来源于胞宫，在本穴开始向冲脉以外传输，是冲脉气血外出的主要门户，所以称“胞门”。因为本穴物质既有肾经气血，又有冲脉气血，所以为冲脉、足少阴之会。

部位：这个穴位在人体的下腹部，关元穴左右一指宽处。

主治：（1）按摩此穴位，具有补益冲任的作用；（2）长期按摩此穴位，能够有效治疗月经不调、白带、小便不通、泄泻、痢疾、腰脊痛、阳痿、生理不顺、腰部疼痛、冷感症等疾患，它是人体足少阴肾经上的重要穴道；（3）配天枢穴、大肠俞穴，治疗消化不良；配中极穴、阴陵泉穴、膀胱俞穴，治疗五淋、小便不利；配气海穴、三阴交穴、肾俞穴、血海穴，治疗月经不调、血带、宫冷不孕、先兆流产、阳痿、不育症。

自我取穴按摩法

① 一只手掌的四指并拢，拇指收起，放在腹部，掌心朝内，食指刚好位于肚脐眼处，小指所在的位置就是这个穴位；

② 用双手的四指头轻轻压揉这个穴位，每天早晚各一次，每次压揉1～3分钟。

取穴 按摩

精确取穴

在下腹部，当脐中下3寸，前正中线旁开0.5寸

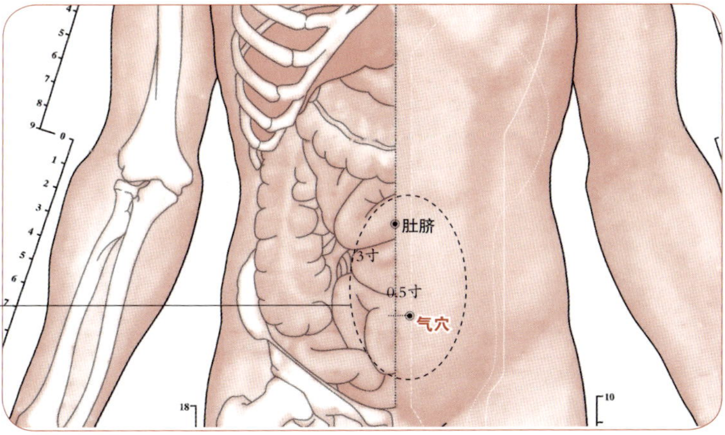

取穴技巧

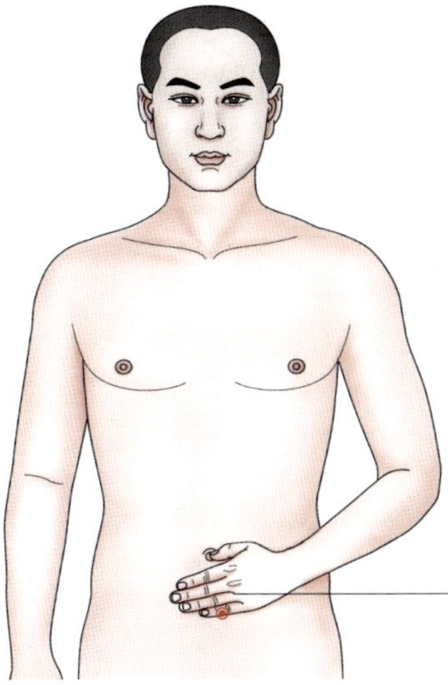

功用

补益冲任

配伍治病

消化不良：气穴配天枢、大肠俞

五淋、小便不利：气穴配中极、阴陵泉、膀胱俞

站立，将一手掌的四指并拢，拇指收起，放于腹部，掌心朝内，食指刚好位于肚脐眼，则小指所处的位置即是

自我按摩

用双手拇指外其余四指轻压揉按该穴，每日早晚各一次，每次按 1 ~ 3 分钟。

程度	四指压法	时间/分钟
轻	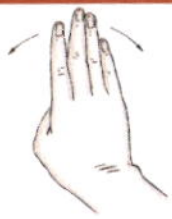	1 ~ 3

091 肓俞穴 告别便秘的痛苦

主治 胃痉挛 习惯性便秘 肠炎

中医古籍《铜人腧穴针灸图经》中记载，肓俞穴治疗“大腹寒疝、大便干燥，腹中切痛”等病症。当腹部受凉之后，腹痛如刀绞，此时也拉不出大便来，哪怕用尽了吃奶的力气，将大便勉强挤出来，也是像羊屎一样的干硬颗粒。如果你遇到了这种情况，那么，只需要深深地吸气，同时按摩肓俞穴，就能够使情况得到改善。

命名：肓，心下的膈膜，指穴位内膏脂之类的物质；俞，同“腧”，输的意思。“肓俞”的意思是胞宫中的膏脂之物由此穴外输体表。本穴位内物质是来自胞宫中的膏脂之物，膏脂之物由本穴地部孔隙外输体表，因此名“肓俞”，也称肓俞穴、子户穴。“肓俞”的意思是穴内外输气血物质为膏脂，混浊不清，有别于肾经经水应有的清。本穴物质既有肾经气血又有冲脉气血，所以为冲脉、足少阴之会。另外，此穴在肚脐旁，肚脐是人体胸腹部体表重力场中心，从这外输的气血物质一定来自与之对应的体内重力场中心。体内重力场中心是两肾，相邻脏器有胞宫和膀胱，本穴位于冲脉，气血物质一定来自于胞宫。

部位：属足肾经经脉的穴位，在人体腹中部，当脐中旁开0.5寸处。

主治：（1）这个穴位有积脂散热的作用；（2）经常按摩这个穴位，对黄疸、胃痉挛、习惯性便秘、肠炎、胃部厥冶、腹痛绕脐、腹胀、痢疾、泄泻、疝气、腰脊疼痛都具有良好的疗效；（3）长期按压这个穴位，能够使月经疼痛、子宫疼痛、睾丸炎、眼球充血、角膜炎、呕吐等症状，得到调理与改善；（4）配天枢穴、足三里穴、大肠俞穴，治疗便秘、泄泻、痢疾；配中脘穴、足三里穴、内庭穴、天枢穴，治疗胃痛、腹痛、疝痛、排尿疼痛、尿道涩痛等病症。

自我取穴按摩法

① 正坐或仰卧，举起双手，掌心向下，用中指的指尖垂直下按肚脐旁的穴位；
② 深深地吸气，让腹部下陷，用中指的指尖稍稍用力揉按穴位，有热痛感；
③ 每天早晚各揉按左右两穴位一次，每次各揉按1～3分钟。

取穴 按摩

精确取穴

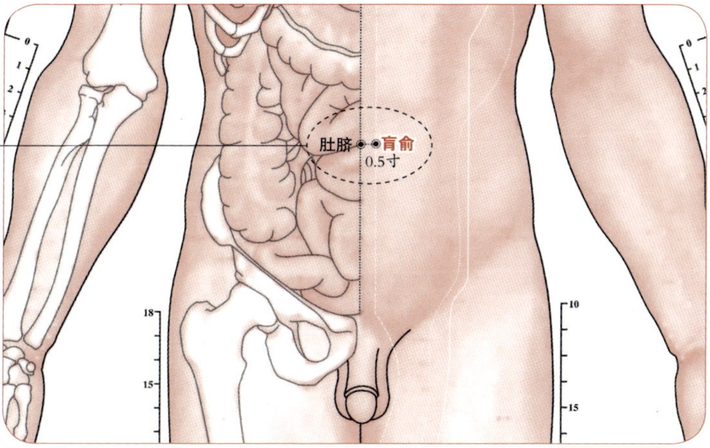

该穴位于人体的腹中部，当脐中旁开0.5寸

取穴技巧

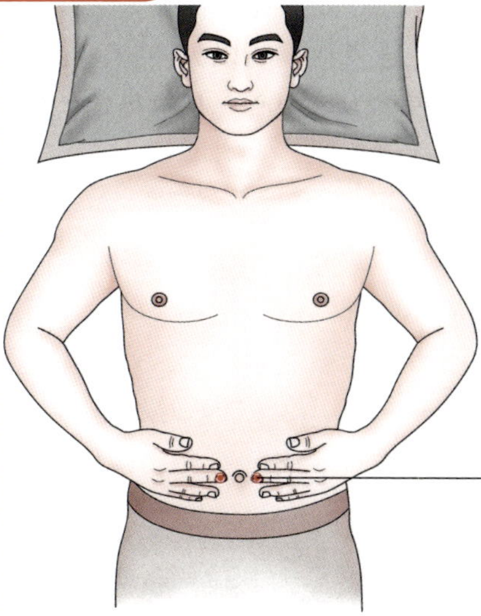

功用

积脂散热

配伍治病

便秘、泄泻、痢疾：肓俞配天枢、足三里、大肠俞

胃痛、腹痛、疝痛：肓俞配中脘、足三里、内庭、天枢

正坐或仰卧，举两手掌心向下，以中指指尖垂直下按脐旁穴位即是该穴

自我按摩

深吸气，让腹部下陷，用中指指尖稍出力揉按，有热痛的感觉。每天早晚各一次，左右各（或双侧同时）揉按1～3分钟。

程度	中指折压法	时间/分钟
重	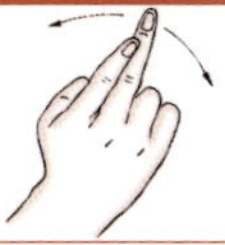	1～3

092 商曲穴 帮你解决腹痛的烦恼

主治 腹痛 泄泻 便秘 腹中积聚

不知你是否体验过便秘的痛苦？便秘是指大便次数减少及大便干结，不易排出体外，久而久之，有可能引起腹胀、腹痛、食欲不振、睡眠不安，严重的还有可能引起痔疮、便血、肛裂。便秘主要是因为现代人饮食结构改变，摄入体内的植物性纤维和粗纤维越来越少，再加上又缺乏必要的运动，导致患便秘的人越来越多，并成为诱发心肌梗死、脑溢血的重要因素。遇到这种情况，可以试着按揉商曲穴，就能够使身体的不适症状得到缓解。此穴位名出自《针灸甲乙经》，别名高曲，属足少阴肾经，为冲脉、足少阴之会。

命名：商，漏刻的意思；曲，隐秘的意思。“商曲”的意思是指肾经冲脉气血在这个穴位处吸热后缓慢上行。本穴物质是从肓俞穴以下各穴上行的水湿之气，至本穴后散热冷缩，少部分水汽吸热后持续上行，就像从漏刻中传出而不易被人觉察一样，所以名“商曲”，也称高曲穴、商谷穴。“高曲”的意思是指肾经冲脉的水汽在这里吸热后缓慢上行；“商谷”的意思是指本穴位范围内的寒湿水汽吸热后都由本穴上行。因为穴位内的物质既有肾经气血，又有冲脉气血，所以为冲脉、足少阴之会。

部位：这个穴位在人体的上腹部，当脐中上 2 寸，前正中线旁开0.5寸。

主治：（1）这个穴位具有清热降温的功效；（2）按摩这个穴位，对腹痛、泄泻、便秘、肠炎、腹中积聚等不适症状，具有显著的疗效；（3）配中脘穴、大横穴，治疗腹痛、腹胀；配支沟穴，治疗便秘；配大肠俞穴、天枢穴，治疗泄泻、痢疾。

自我取穴按摩法

① 三指并拢，置于肚脐上方，肚脐直上再旁开半横指；按压有酸胀感处即是此穴；
② 深深地吸气，让腹部下陷，用中指的指尖稍微用力揉按穴位，有热痛感；
③ 每天早晚左右两侧穴位各按揉一次，每次按揉1～3分钟，也可以两侧穴位同时按揉。

取穴 按摩

精确取穴

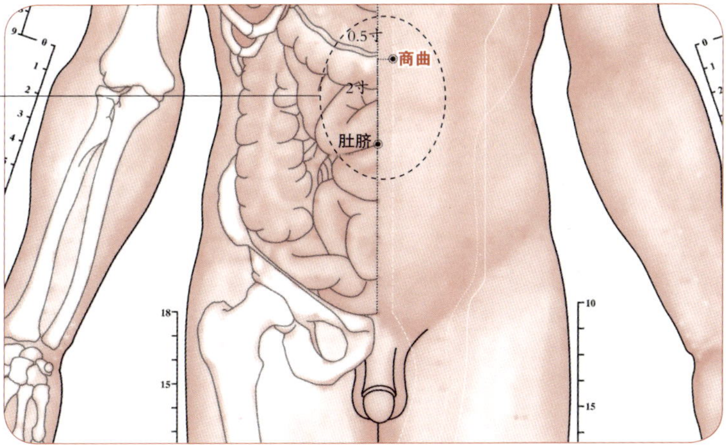

当脐中上 2 寸，前正中线旁开 0.5 寸

取穴技巧

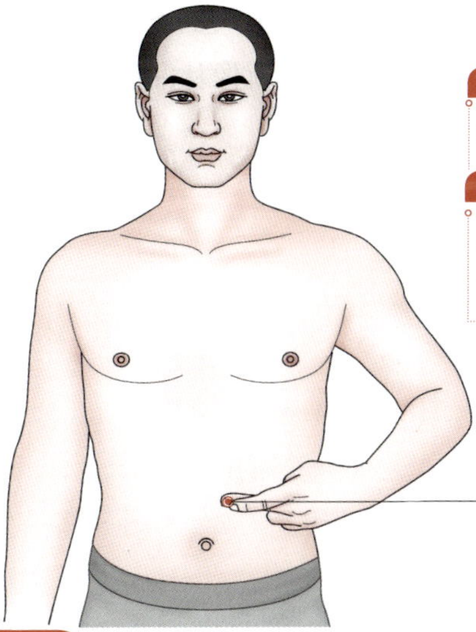

功用

运化水湿，清热降温

配伍治病

腹痛、腹胀：商曲配中脘、大横

泄泻、痢疾：商曲配大肠俞、天枢

将食指、中指和无名指并拢，掌心朝内，置于腹部，无名指指尖位于肚脐眼处，则食指所在的位置即是该穴

自我按摩

将双手食指分别扣压在各自中指上，轻按于商曲穴上，顺时针轻轻揉按，每天早晚各揉按一次，每次各揉按 1 ～ 3 分钟。

程度	中指折压法	时间/分钟
轻	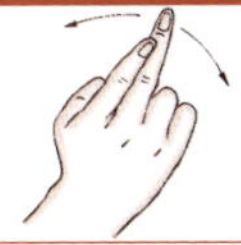	1～3

093 神封穴 咳嗽气喘点神封

主治 咳嗽 气喘 胸胁支满 呕吐 不嗜食

很多人可能都认为咳嗽是小问题，不足为虑，所以对此并不在意，即使自己在经常不断地咳嗽，也懒得理会。其实，恰恰正是像咳嗽这种不起眼的小疾，更有可能诱发隐藏在人体中的大病。大家都知道，我们多数时候都处于一个并不是那么清洁、健康的环境，空气中有很多的灰尘、细菌、病毒。而我们在咳嗽的时候，非常容易将空气中的尘埃、细菌、病毒吸入肺部，从而引发肺部炎症，或者导致其他疾患。由此可见，即使咳嗽，也不应该被忽视。咳嗽的时候，可以按压神封穴，这个穴位具有很好的止咳效果。除了止咳，神封穴也具有缓解和治疗气喘的作用。例如，跑步跑得气喘吁吁后，或者因为搬重物气喘，或者因为身体疾病引发的气喘，只要多按按这个穴位，就能使情况好转。神封穴这个名称出自《针灸甲乙经》。

命名：神，与鬼相对，指穴内物质为天部之气；封，封堵的意思。“神封”的意思是指肾经吸热上行的经气在这里散热冷缩。本穴物质为从步廊穴传来的水湿风气，到达本穴后，水湿风气势弱缓行，并散热冷缩，大部分冷缩之气不能循经上行，就像被封堵了一样，所以名“神封”。

部位：这个穴位在人体的胸部，当第四肋间隙，前正中线旁开 2 寸处。

主治：（1）这个穴位具有降浊升清的作用；（2）长期揉按这个穴位，对咳嗽、气喘、胸胁支满、呕吐、不嗜饮食、乳痈等疾患，具有良好的治疗效果；（3）配阳陵泉穴、支沟穴，治疗胸胁胀痛；配肺俞穴、太渊穴，有宣肺理气、止咳平喘的作用，能够治疗咳嗽；配肝俞穴、阳陵泉穴，有疏肝利胆、镇静止痛的作用，能够治疗胸胁疼痛。

自我取穴按摩法

① 将两只手的四指并拢，手掌心朝内，分别放在胸部边沿的位置，此时，中指所在的部位就是神封穴；

② 两只手的四指并拢，轻轻按揉两侧胸部边沿的神封穴，一按一放，持续1～3分钟。

取穴 按摩

精确取穴

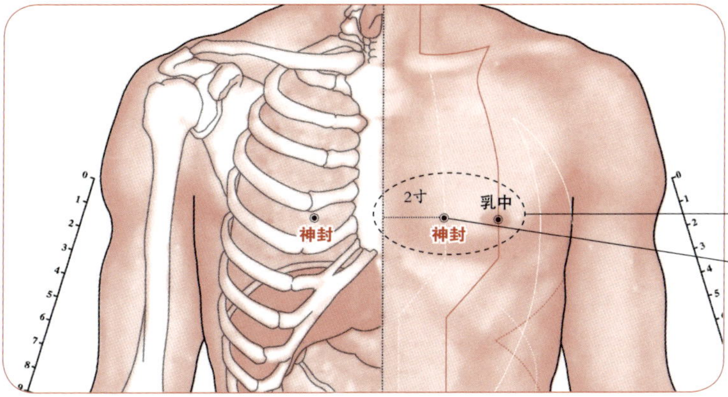

取穴技巧

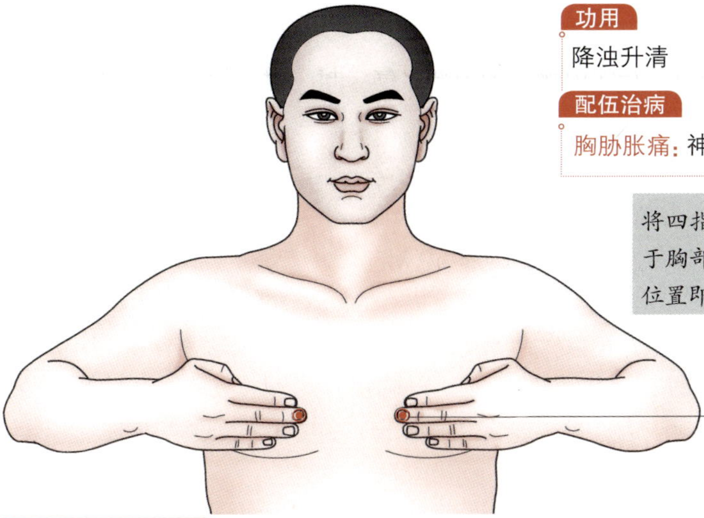

功用

降浊升清

配伍治病

胸胁胀痛：神封配阳陵泉、支沟

将四指并拢，掌心朝内，放置于胸部边沿位置，中指所在的位置即是该穴

自我按摩

双手的四指并拢，轻按胸部边沿的神封穴，一按一放，持续1～3分钟。

程度	四指压法	时间/分钟
轻	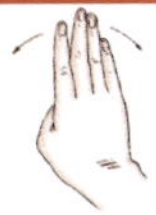	1～3

094 俞府穴 胜过止咳良药

主 治 久喘 肺充血 支气管炎

“俞”是中国古代“输”、“腧”二字的简写，意思是聚合。“府”是相会的意思。俞府穴是人体足肾经和手心包经的交会处，是肾气传输聚合之处。古人们很早就发现了俞府穴的妙处。据中国古代医书《铜人腧穴针灸图经》记载，此穴位：“主治咳逆上喘、呕吐、胸满不得饮食，有特效。”如果有患者久咳不止，而且咳得非常厉害，就连吃东西也无法正常下咽，甚至吃了就想吐，感到胸满气喘时，按压此穴会获得很好的治疗效果。

命名：俞，通“输”；府，体内的脏腑。“俞府”的意思是指肾经气血由此处穴位回归体内。这个穴位是肾经体内经脉和体表经脉在人体上部的交会点，或者是由中穴传来的湿热水汽在本穴散热冷凝、归降地部后，由本穴的地部孔隙注入肾经的体内经脉，气血的流注方向是体内脏腑，所以名“俞府”，也称腧中穴。这里需要注意的是：肾经气血物质运行变化是体内气血由外出体表；自外出体表后，经水汽化上行；自大钟穴后，寒湿水汽吸热上行；自大赫穴开始，受冲脉外传之热而水湿之气散热上行；自幽门穴开始，受胸部外传之热而上行；在灵虚穴，肾经气血达到了温度的最高点；从灵虚穴到俞府穴的经脉气血是降温吸湿而下行。

部位：属足肾经经脉的穴位，在人体的上胸部位，人体正面正中线左右各三指宽处，锁骨正下方。

主治：（1）长期按压这个穴位，对于肺充血、支气管炎、肋间神经痛、胸膜炎、咳嗽、胸中痛、久喘、呕吐、不嗜食、呼吸困难等病症，具有很好的调理和保健作用；（2）配天突穴、肺俞穴、鱼际穴，治疗咳嗽、咽喉疼痛；配足三里穴、合谷穴，治疗胃气上逆之呕吐、呃逆。

自我取穴按摩法

① 正坐或仰卧；
② 举起双手，用大拇指的指尖垂直揉按胸前两侧、锁骨下穴位，有酸痛的感觉；
③ 每天早晚左右穴位各揉按3～5分钟，或者两侧穴位同时揉按。

取穴 按摩

精确取穴

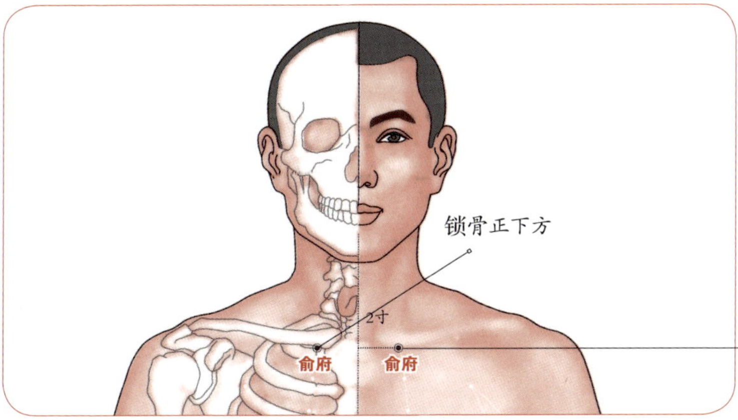

取穴技巧

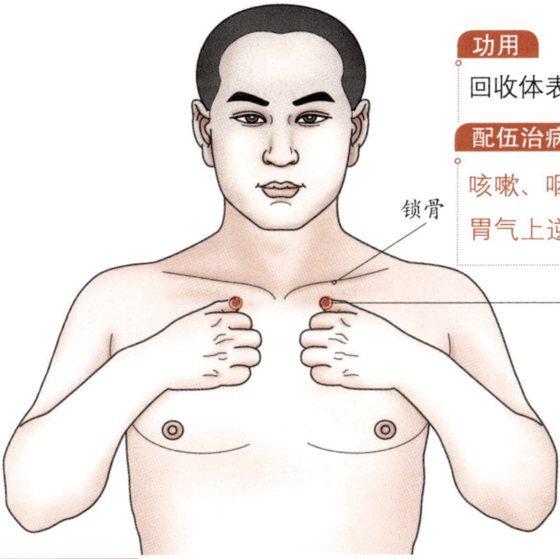

功用

回收体表液体

配伍治病

咳嗽、咽痛：俞府配天突、肺俞、鱼际

胃气上逆之呕吐：俞府配足三里、合谷

自我按摩

举双手，用大拇指指尖垂直揉按胸前两侧、锁骨下穴位。每天早晚左右各（或双侧同时）揉按 3 ~ 5 分钟。

程度	拇指压法	时间/分钟
重	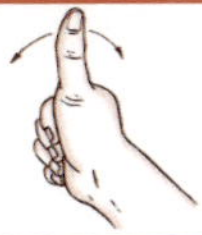	3 ~ 5

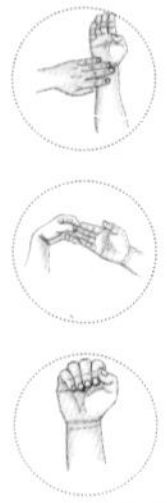

第九章　手厥阴心包经经穴

手厥阴心包经是心脏的保护神，能够代心受过，替心承受侵袭。它起始于胸腔，浅出属于心包，通过膈肌，经历胸部、上腹和下腹，散络上、中、下三焦。在灵枢·经脉有关此经的病候记载：『手心热，臂、肘挛急，腋肿；甚则胸胁支满，心中澹澹大动，面赤，目黄，嬉笑不休。』此经穴可主治胸部、心血管系统、精神神经系统和本经经脉所经过部位的病症。例如：心痛、心悸、心胸烦闷、癫狂、呕吐、热病、疮病及肘臂挛痛等。

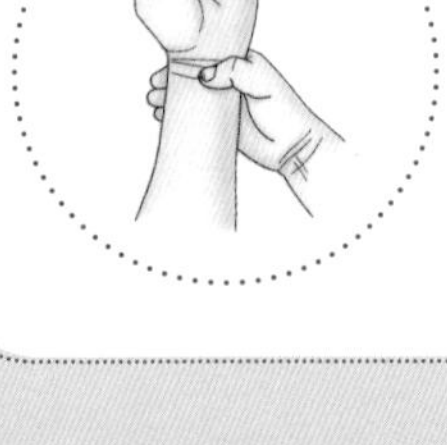

DI-JIU ZHANG

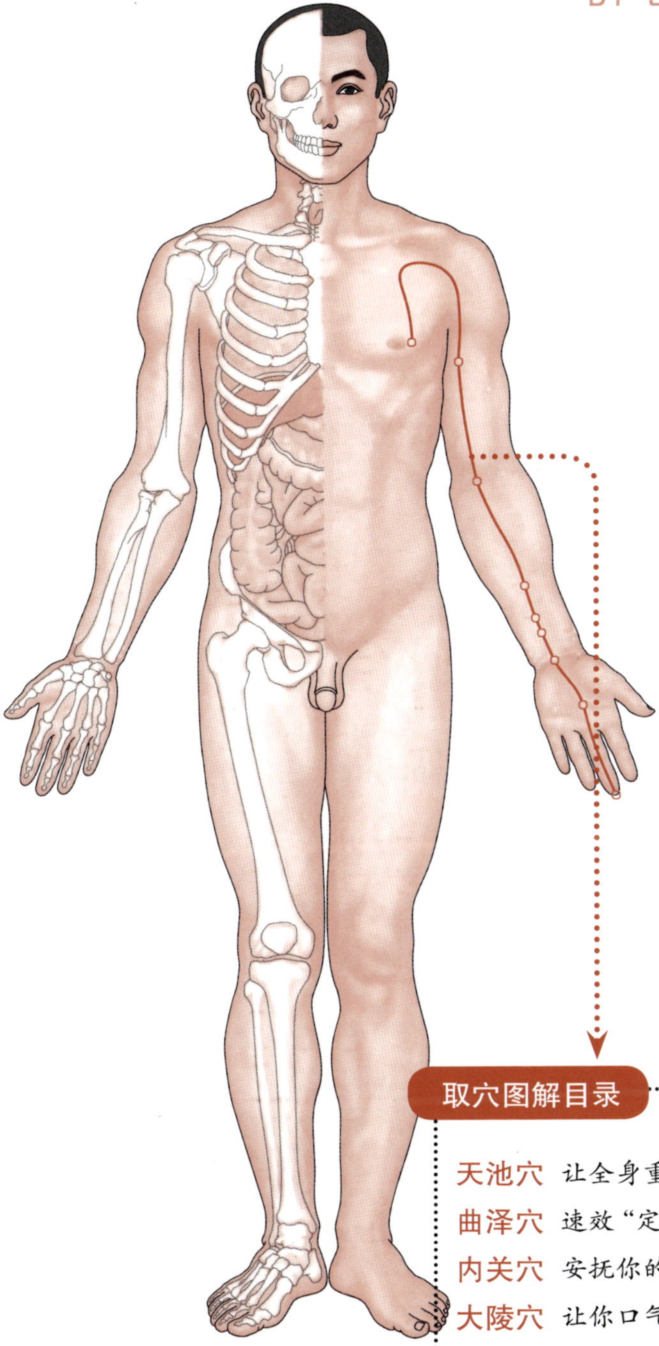

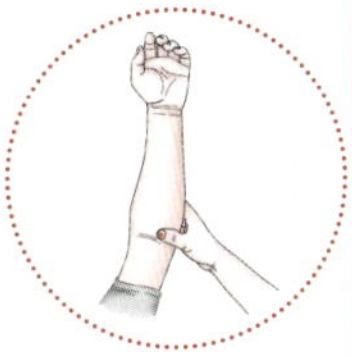

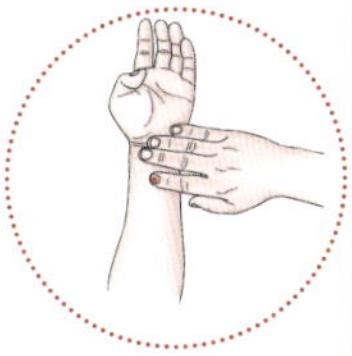

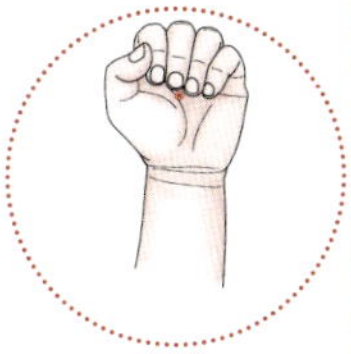

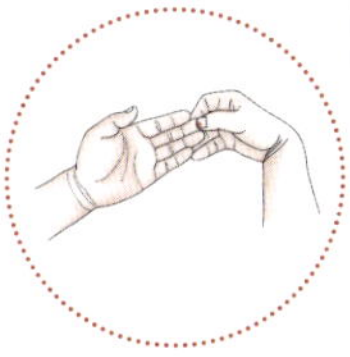

本章看点

取穴图解目录

095 天池穴 让全身重新焕发活力

主 治　胸膈烦满　头痛　四肢不举　腋下肿

如果有一天，你发现自己很容易疲乏、倦怠，就要提防心脏问题。当心脏的泵血能力下降时，流向肌肉的血液就不足以满足需要，患者时常会感到疲乏倦怠。这些症状往往难以捉摸，很难引起患者的重视。患者容易误把这种症状归咎于衰老，并试图通过逐渐减少运动量来让身体恢复。有人还可能会经常感到身体不舒服、四肢无力，头痛、吸气的时候好像胸中有杂音。还有的人腋窝下面会出现肿块。遇到这些情况时，不妨试着按压天池穴，或许能够使情况得到好转。天池穴是心包经上的重要穴位之一，据中国古典医籍《铜人腧穴针灸图经》中记载，此处穴位能够治疗“胸膈烦满、头痛、四肢不举、腋下肿、上气、胸中有声、喉中鸣”等疾病。

命名：天，天部的意思；池，储液之池。“天池”的意思是指心包外输的高温水汽在此处穴位冷凝为地部经水。这个穴位在乳头外侧，乳头为人体体表的高地势处，因此，这个穴位也位于高地势处，即天部。穴内物质又是心包经募穴膻中穴传来的高温水汽，到达本穴后散热冷降为地部经水。本穴气血既处高位又为经水，所以名“天池”，也称天会穴。“天会”的意思是指心包经外输的高温水汽在此会合。

部位：属手心包经经脉的穴位，在人体的胸部，腋下3寸，乳中穴外1寸处。

主治：（1）长期按压这个穴位对心脏外膜炎、脑充血、腋腺炎、乳房炎、肋间神经痛、目视不明、咳嗽、热病汗不出等病症，有很好的调理和保健作用；（2）按摩该穴位，还能有效缓解胸闷、心烦、气喘、胸痛、腋下肿痛、疟疾等症状；（3）配列缺穴、丰隆穴，治疗咳嗽；配内关穴治疗心痛；配支沟穴治疗胁痛。

自我取穴按摩法

① 正坐或仰卧；
② 举起双手，掌心朝向自己的胸前，四指相对，用大拇指的指腹向下垂直按压乳头外1寸的穴位处，有酸痛感；
③ 每天早晚左右两穴位各按压一次，每次1～3分钟，或者两侧穴位同时按压。

取穴 按摩

精确取穴

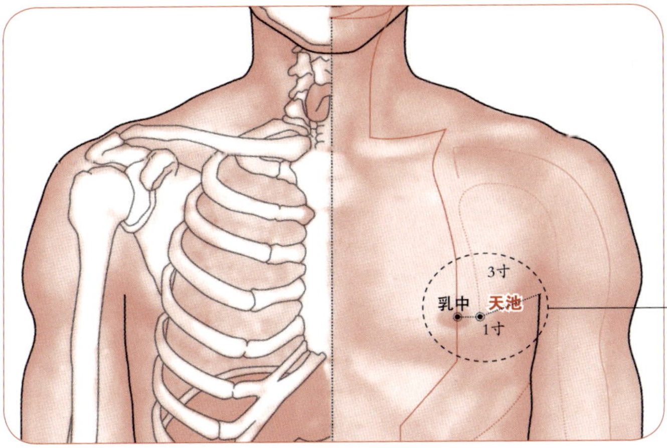

在腋下3寸，乳中穴外1寸处

取穴技巧

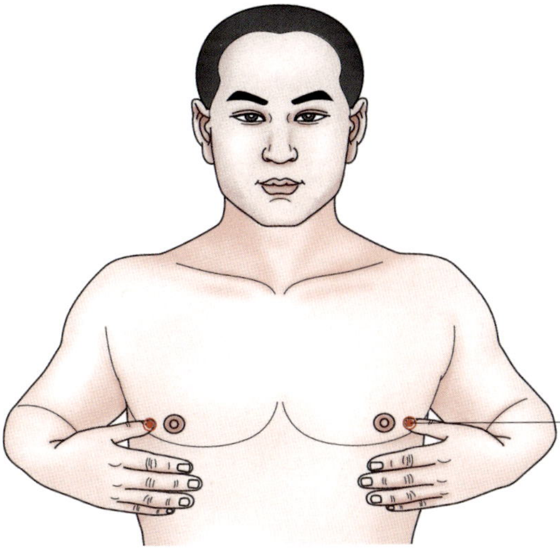

功用

散热降浊

配伍治病

咳嗽：天池配列缺、丰隆

胁肋痛：天池配支沟。

正坐，举双手，掌心朝向自己胸前，四指相对，用大拇指指腹向下垂直按压乳头旁1寸的穴位即是该穴

自我按摩

用大拇指指腹向下垂直按压乳头外1寸穴位处，有酸痛的感觉。每天早晚左右各（或双侧同时）按压一次，每次各按压1～3分钟。

程度	拇指压法	时间/分钟
重	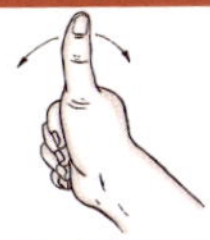	1～3

096 曲泽穴 速效“定心丸”

主治　心痛　善惊　心神昏乱　心悸

据《针灸甲乙经》记载：“心痛卒咳逆，曲泽主之，出血则已。”《备急千金要方》中说：“曲泽、大陵，主心下憺憺，喜惊。”《铜人腧针灸图经》中云：“治心痛，善惊身热，烦渴口干，逆气呕血，风胗，臂肘手腕善动摇。”这些说的都是曲泽穴的作用。曲，代表肝；泽，表示滋润、润泽。为什么“曲”代表肝呢？据《尚书·洪范》记载：“木曰曲直。”因为在五行之中，肝属木，而曲直就是曲中有直、刚柔相济的意思，肝木的正常属性是“坚中有韧”，就像肝所主的“筋”。所以，这个穴位具有护肝的功效，对于痉挛性肌肉收缩、手足抽搐、心胸烦热、头晕脑胀等病症非常有效。曲泽穴还能治疗呕吐，据《灵枢·顺气一日分为四时》中记载：“病在胃及以饮食不节得病者，取之于合。而对曲泽穴刺络放血则具有开窍祛邪、活血化瘀、疏经通络的作用。”

命名：曲，隐秘的意思；泽，沼泽的意思。“曲泽”的意思是指心包经气血在此汇合。这个穴位是心包经的穴位，虽然心包经上、下二部经脉的经气在这里汇合并散热冷降，表现出水的润下特征，但是从天泉穴下传本穴位的经水仍然大量汽化水湿，这个穴位就像热带沼泽一样生发气血，所以名“曲泽”。本穴物质一为天泉穴下传的地部经水和天部的冷湿水汽，二为心包经肘以下各穴上行而至的水湿之气，上、下二部经脉的气血在本穴为汇合之状，是心包经合穴。

部位：属手心包经经脉的穴位，在人体的时横纹中，当肱二头肌腱的尺侧缘。

主治：（1）按摩此穴位对心痛、善惊、身热、烦渴口干、风疹、肘臂手腕处不自主的抖动，都具有一定疗效；（2）按摩此穴位可以清烦热，对心神昏乱、心悸、心肌炎、中暑等症状均有疗效；（3）长期按摩该穴位，能够治疗胃痛、呕吐、泄泻（急性肠胃炎）等疾病，并具有很好的调理和保健作用。

自我取穴按摩法

① 正坐伸肘，掌心向上，微曲约45°；

② 用另一手轻轻握住肘尖，四指在外，大拇指弯曲，用指尖垂直按压穴位，有酸、胀、痛感；

③ 每天早晚左右穴位各按压一次，每次按压1～3分钟。

取穴 按摩

精确取穴

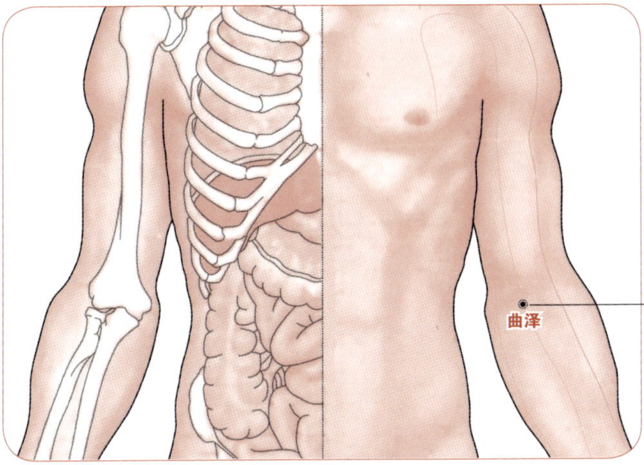

取穴技巧

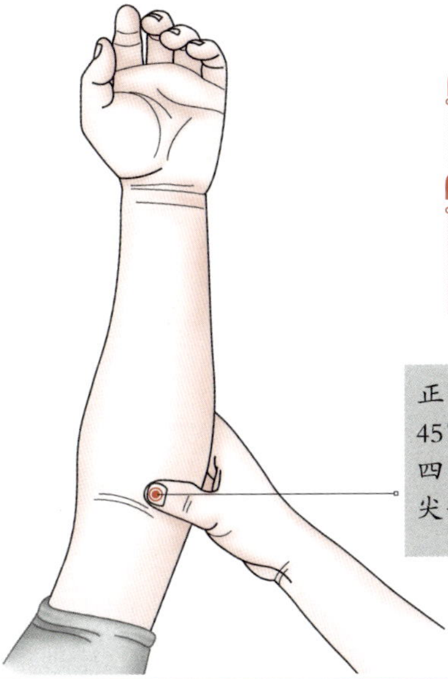

功用

散热降浊

配伍治病

呕血：曲泽配神门、鱼际

心胸痛：曲泽配内关、大陵

自我按摩

用大拇指指尖垂直按压穴位，有酸、胀、痛的感觉。每天早晚各一次，左右各按压一次，每次各按压 1 ～ 3 分钟。

程度	拇指压法	时间/分钟
重	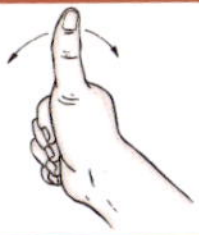	1 ~ 3

097 内关穴 安抚你的胃，体贴你的心

主治 心脏衰弱 胃痛 膈肌痉挛

《针灸甲乙经》中说："心澹澹而善惊恐，心悲，内关主之……实则心暴痛，虚则心烦，心惕惕不能动，失智，内关主之。"《针灸大成》中也记载："主手中风热，失志，心痛，目赤，支满肘挛。实则心暴痛泻之，虚则头强补之。"内关穴也是心包经上的重要穴位之一。这个穴位对于由于饮食不洁、饮酒过度、呕吐不止或者想吐又吐不出来等各种原因导致的身体不适，具有良好的疗效。所以，在中医古籍中，还有"吐，可不吐；不吐，可吐"的记载。经常按摩内关穴，还可以治疗心脑血管和消化系统方面的疾病。

命名：内，内部；关，关卡。"内关"是指心包经的体表经水由此穴位注入体内。本穴物质是间使穴传来的地部经水，流至本穴后，由本穴的地部孔隙从地之表部注入心包经的体内经脉，心包经体内经脉经水的汽化之气无法从本穴的地部孔隙外出体表，如同被关卡阻挡住了一样，所以名"内关"，也称阴维穴。

部位：属手心包经经脉的穴位，在人体的前臂掌侧，从近手腕的横皱纹的中央，往上约三指宽的中央部位。

主治：（1）这个穴位对于因怀孕呕吐、晕车、手臂疼痛、头痛、眼睛充血、恶心想吐、胸胁痛、上腹痛、腹泻、痛经等症状，具有明显的缓解作用；（2）长期按压这个穴位，对心绞痛、精神异常、风湿疼痛、胃痛、脑卒中、哮喘、偏瘫、偏头痛、产后血晕、忧郁症，具有明显的改善和调理作用；（3）长期按压这个穴位，还能够治疗失眠、心悸等；（4）配公孙穴治疗腹痛；配隔俞穴治疗胸满支肿；配中脘穴、足三里穴治疗胃脘痛、呕吐、呃逆；配外关穴治疗上肢不遂；配建里穴除胸闷；配三阴交穴和素髎穴治疗痛经；配外关穴治疗落枕。

自我取穴按摩法

① 正坐、手平伸，掌心向上；
② 轻轻握拳，手腕后隐约可见两条筋；
③ 用另外一只手轻轻握住手腕后，大拇指弯曲，用指尖或指甲尖垂直掐按穴位，有酸、胀和微痛感；
④ 先左后右，每天早晚两侧穴位各掐按1～3分钟。

取穴 按摩

精确取穴

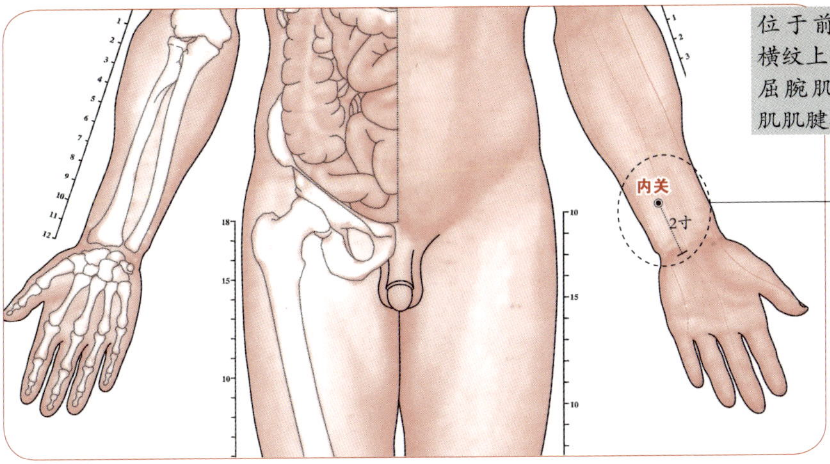

位于前臂正中，腕横纹上2寸，在桡侧屈腕肌肌腱同掌长肌肌腱之间

取穴技巧

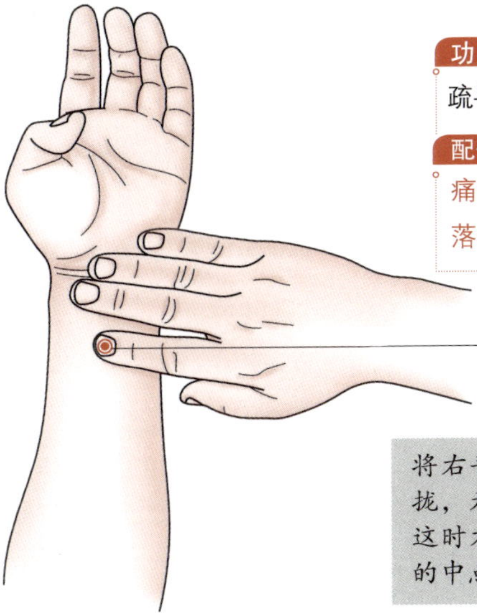

功用

疏导水湿

配伍治病

痛经：内关配三阴交、素髎

落枕：内关配外关

将右手食、中、无名三个手指并拢，无名指放在左手腕横纹上，这时右手食指和左手手腕交叉点的中点，就是内关穴

自我按摩

用拇指指尖或指甲尖垂直掐按穴位，有特别酸、胀、微痛的感觉。每天早晚各一次，左右各掐按1～3分钟，先左后右。

程度	拇指切压法	时间/分钟
重	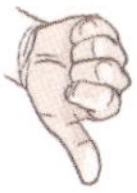	1～3

098 大陵穴 让你口气清新每一天

主治 失眠症 心胸痛 心悸 精神病

《针灸甲乙经》中记载："热病烦心而汗不止，肘挛腋肿，嘻笑不止，心中痛，目赤黄，小便如血，欲呕，胸中热，苦不乐，太息，喉痹嗌干，喘逆，身热如火，头痛如破，短气胸痛，大陵主之。"《铜人腧针灸图经》中也说："治热病汗不出，臂挛腋肿，嘻笑不休，心悬善饥，喜悲泣惊恐。"《玉龙歌》中还有"心胸有病大陵泻，气攻胸腹一般针"这样的句子。从古典医书对大陵穴的这些详细记述中，我们可以知道这个穴位具有重要作用。这个穴位甚至还能够治疗口臭。当你被口臭烦恼时，不妨每天坚持按按大陵穴，那么，不用多久，口臭的症状就能得到改善，并还给你清新的口气。

命名：大，与小相对；陵，丘陵、土堆的意思。"大陵"的意思是指随心包经经水冲刷下行的脾土物质在这里堆积。本穴物质为内关穴下传的经水与脾土的混合物，到达本穴后，脾土物质堆积如山，如同丘陵一样，所以名"大陵"，也名心主穴、鬼心穴。"心主"的意思是穴内气血以气为主；"鬼心"的意思是指脾土中的水湿在这个穴位汽化为天部之气。本穴向外输出的是脾土中的汽化之气，为心包经经气的重要输出之地，所以是心包经腧穴。此外，本穴脾土中生发的干热之气性同心包经气血，为心包经气血的重要输出之源，所以也是心包经原穴。在五行中，这个穴位属土。

部位：属手心包经经脉的穴位，在人体的腕掌横纹的中点处，当掌长肌肌腱与桡侧腕屈肌肌腱之间。

主治：（1）本穴具有清心降火、清除口臭的特效；（2）经常按摩此穴，能治失眠、心胸痛、心悸、精神病等；（3）长期按压这个穴位，对呕吐、胃痛、胃炎、扁桃腺炎、头痛、肋间神经痛、腕关节及周围软组织疾患等，具有很好的调理和保健作用。

自我取穴按摩法

① 正坐，手平伸，手掌心向上；

② 轻轻握拳，用另一只手握住手腕处，四指在手背面，大拇指弯曲，用指尖或者指甲尖垂直掐按穴位，有刺痛感；

③ 先左后右，每天早晚两侧穴位各掐按一次，每次掐按1～3分钟。

取穴 按摩

精确取穴

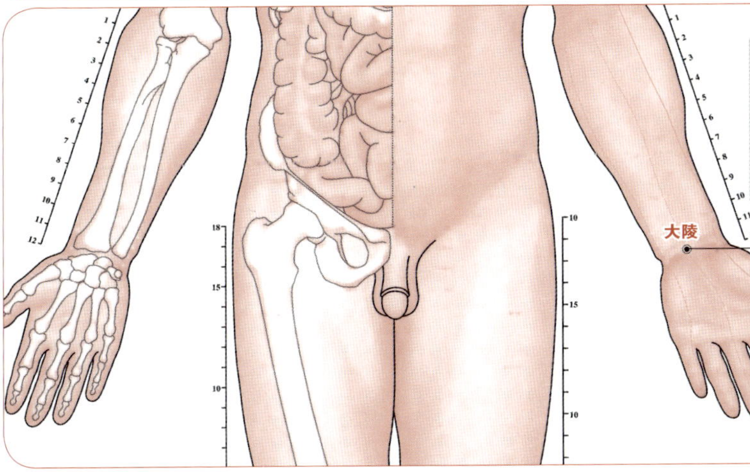

大陵穴位于人体的腕掌横纹的中点处，当掌长肌肌腱与桡侧腕屈肌肌腱之间

取穴技巧

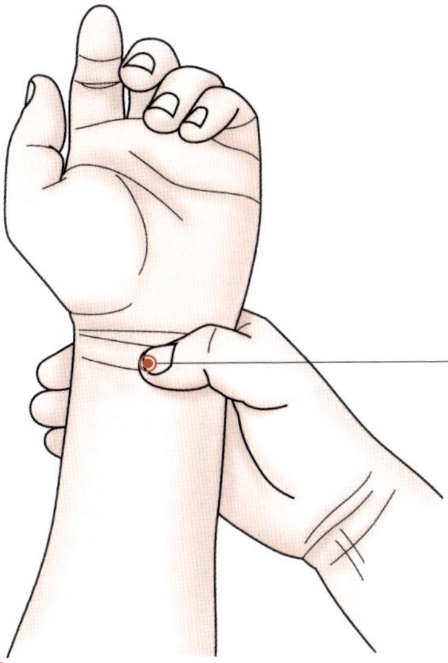

功用

燥湿生气

配伍治病

心绞痛、失眠：大陵配劳宫

腹痛、便秘：大陵配外关、支沟

正坐，手平伸，掌心向上，轻握拳，用另一只手握手腕处，四指在手背侧，弯曲大拇指，以指尖（或指甲尖）垂直掐按穴位即是该穴

自我按摩

用拇指指尖（或指甲尖）垂直掐按穴位，有刺痛的感觉。每天早晚左右各掐按一次，每次各掐按1～3分钟，先左后右。

程度	拇指切压法	时间/分钟
重	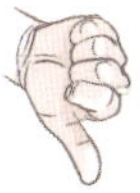	1～3

099 劳宫穴 手痒难忍，重掐劳宫

主 治 手掌痒 脑卒中昏迷 中暑 心绞痛

《针灸甲乙经》中记载：“风热善怒，心中喜悲，思慕嘘唏，善笑不休，劳宫主之……衄不止，呕吐血，气逆，噫不止，嗌中痛，食不下，善渴，舌中烂，掌中热，欲呕，劳宫主之……口中肿腥臭，劳宫主之。”在《太平圣惠方》中有：“小儿口有疮蚀龈烂，臭秽气冲人，灸劳宫二穴，各一壮。”《医宗金鉴》中云：“主治痰火胸痛，小儿疮及鹅掌风等症。”这些说的都是劳宫穴的作用。患上鹅掌风的人，手掌和手背都奇痒无比，而且越抓越痒，让人非常难受，此时，只要稍微用力按压劳宫穴，就能够快速止痒。经常点压劳宫穴，还能够控制人体血压，并使血压逐渐恢复正常。

命名：劳，劳作的意思；宫，宫殿的意思。“劳宫”的意思是指心包经的高热之气在此处穴位带动脾土中的水湿汽化为气。本穴物质为中冲穴传来的高温干燥之气，行至本穴后，高温之气传热于脾土，使脾土中的水湿随之汽化，穴内的地部脾土未受其气血之生，反而付出其湿，如人的劳作付出一样，所以名“劳宫”，也称五里穴、鬼路穴、掌中穴。“五里”的意思是指穴内气血场的覆盖范围如同五里一样广；“鬼路”的意思是指穴内气血来自于地部；“掌中”的意思一指指本穴位于手掌，二指穴内气血来自掌中。

部位：属手心包经经脉的穴位，在人体的手掌心，即当握拳屈指时，中指尖所在的部位。

主治：（1）这个穴位能够治疗各种瘙痒症状，尤其是手掌痒，比如鹅掌风；（2）长期按压这个穴位，对于脑卒中昏迷、中暑、心绞痛、呕吐、口疮、口臭、癔病、精神病、手掌多汗症、手指麻木等，具有很好的调理和保健效果。

自我取穴按摩法

① 正坐，手平伸，微曲约45°，手掌心向上；
② 轻轻握掌，中指尖所指的掌心部位即是该穴；
③ 用另一手轻握，四指放在手背，大拇指弯曲，用指甲尖垂直掐按穴位，有刺痛感；
④ 先左后右，每天早晚两手穴位各掐按一次，每次各掐按1～3分钟。

取穴 按摩

精确取穴

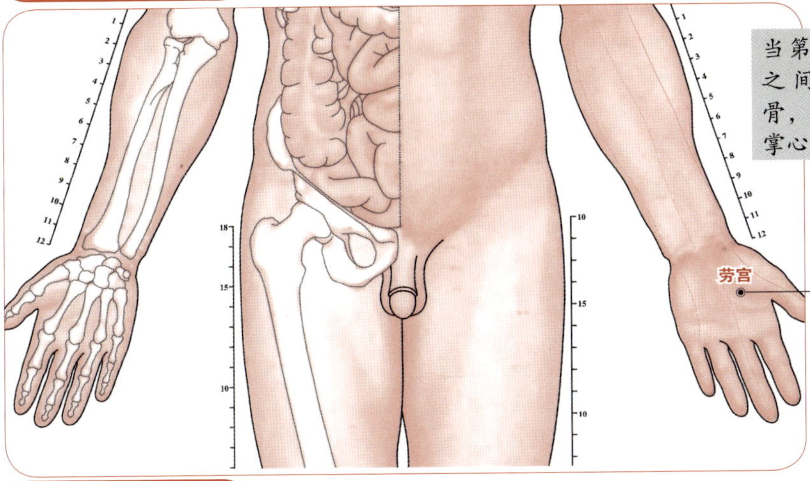

当第二、第三掌骨之间偏于第三掌骨，中指所对应的掌心的位置即是

取穴技巧

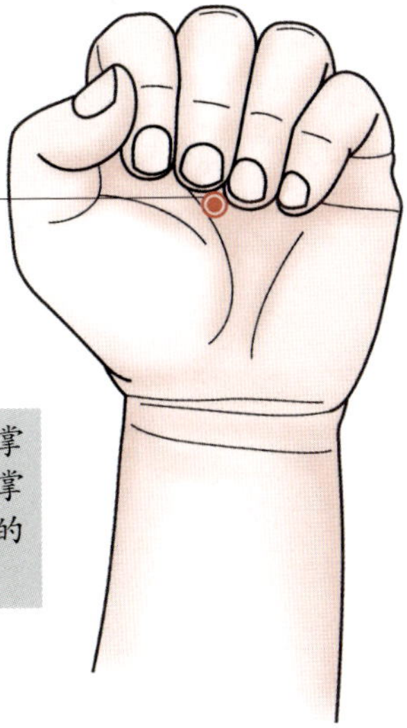

手平伸，微曲约45°，掌心向上，轻握掌，屈向掌心，中指所对应的掌心的位置即是劳宫穴

功用

镇静安神，清热解毒

配伍治病

中暑昏迷：劳宫配水沟、十宣、曲泽、委中

口疮、口臭：劳宫配金津、玉液、内庭

自我按摩

正坐，手平伸，掌心向上。以另一只手轻握，四指置手背，弯曲大拇指，用指甲尖垂直掐按。每天早晚左右各掐按一次，每次1～3分钟，先左后右。

程度	拇指切压法	时间/分钟
重	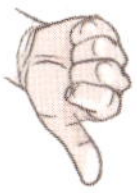	1～3

100 中冲穴 迅速降低体温就找中冲穴

主治 热病 烦闷 汗不出 掌中热

据《针灸甲乙经》中记载中冲穴："在手中指之端，去爪甲如韭叶陷者中。"《针灸大全》中说它在"手指端内廉"；《素问·缪刺论》中还有"刺中指爪甲上与肉交者"的说法。因此，有人据此断定中冲穴在中指桡侧指甲角，并认为《针灸甲乙经》中"在手中指之端"的"端"字，指的是末端而非尖端。但不管怎样，中冲穴都是一个很有用的穴位。如果有一天你发现自己的指甲内皮出现了皱纹，那表示你的肝肾功能开始衰弱了。这可是一种危险的信号，因为肝肾具有排泄人体内废物、毒素的功能，所以如果肝肾功能出现衰退，就必须要格外小心。此时，你可以经常按摩中指甲角左下方的中冲穴，通过自我按摩刺激中冲穴，能让肝肾功能得以恢复。

命名：中，与外相对，指穴内物质来自体内心包经；冲，冲射之状。"中冲"的意思是指体内心包经的高热之气从这个穴位冲出体表。本穴物质为体内心包经的高热之气，由体内外出体表时呈冲射之状，所以名"中冲"。因为本穴物质是来自体内心包经的高热之气，并且由本穴的地部孔隙而出，所以是心包经井穴。在五行中，此穴属木。因为本穴物质为体内心包经外出体表的高热之气，此气外出体表后急速散热降温，所行为天之中下部而不能上行天之天部，表现出木的生发特性。

部位：属手心包经经脉的穴位，在人体的手中指末节尖端中央。

主治：（1）这个穴位对热病、烦闷、汗不出、掌中热、身如火痛、烦满舌强具有明显的疗效；（2）长期坚持按压这个穴位，能够有效治疗脑卒中、舌强肿痛等病症，对身体及肝肾功能具有很好的调理作用。

自我取穴按摩法

① 正坐，手平伸，掌心向上，微曲约45°；
② 用另一手轻握，四指轻扶着指背；
③ 大拇指弯曲，用指甲尖垂直掐按中指末端的正中穴位，有刺痛的感觉；
④ 先左后右，每天早晚两侧穴位各掐按一次，每次各掐按1～3分钟。

取穴 按摩

精确取穴

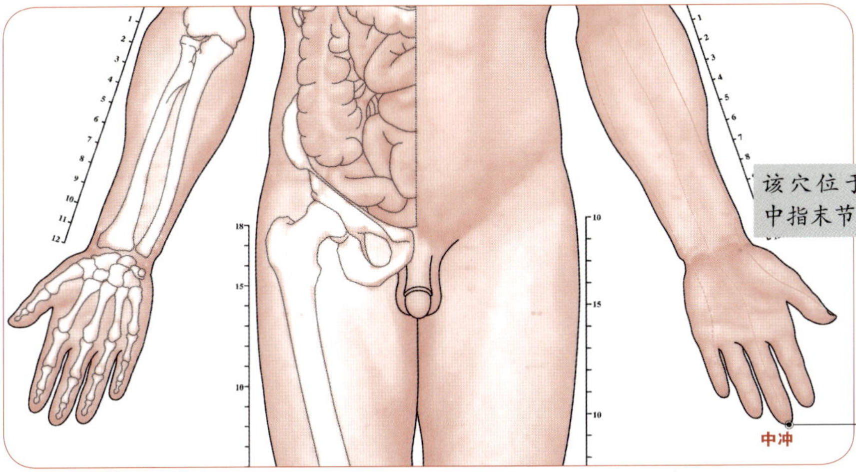

取穴技巧

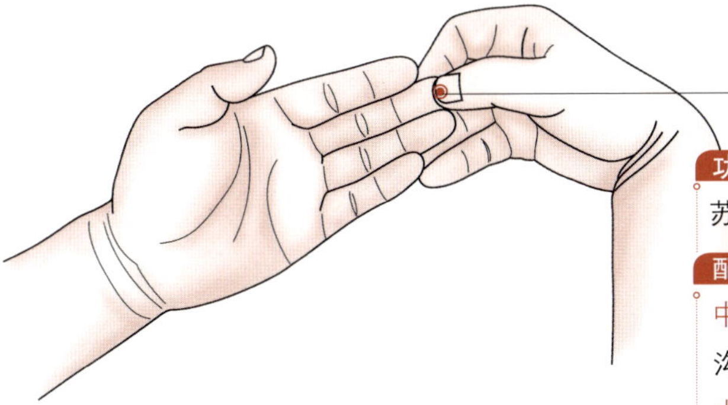

功用

苏厥开窍，清心泄热

配伍治病

中风昏迷、舌强不语：中冲配水沟、太冲、劳宫、曲泽

小儿惊风：中冲配大椎、合谷、外关

自我按摩

用大拇指指甲尖垂直掐按中指末端的正中穴位，有刺痛的感觉。每天早晚左右各掐按一次，每次各掐按 1 ~ 3 分钟，先左后右。

程度	拇指切压法	时间/分钟
重	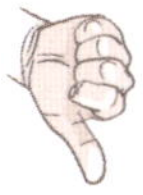	1 ~ 3

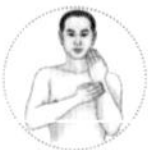
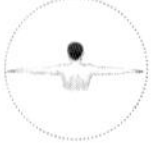
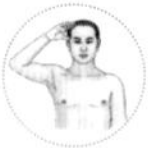

第十章 手少阳三焦经经穴

手少阳三焦经又可称为『耳脉』，是耳朵的忠实守护者，它分布于人体体侧，就像一扇门的门轴，起始于无名指末端的关冲穴，上行小指与无名指之间，沿手背出于前臂桡侧两骨之间，向上通过肘尖，沿上臂外侧，向上通过肩部，进入缺盆穴，分布于膻中。本经穴主治『气』方面所发生病症：自汗出，眼睛外眦痛，面颊肿，耳后、肩部、上臂、肘弯、前臂外侧发生病痛及无名指不好使用。

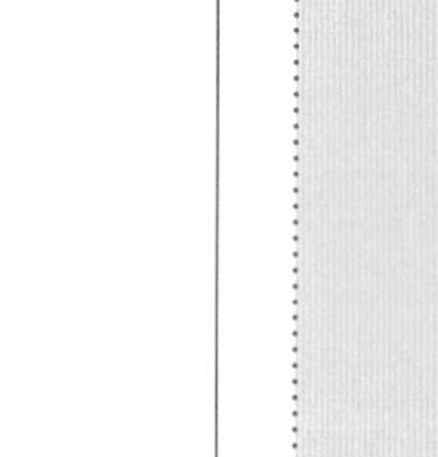

DI-SHI ZHANG

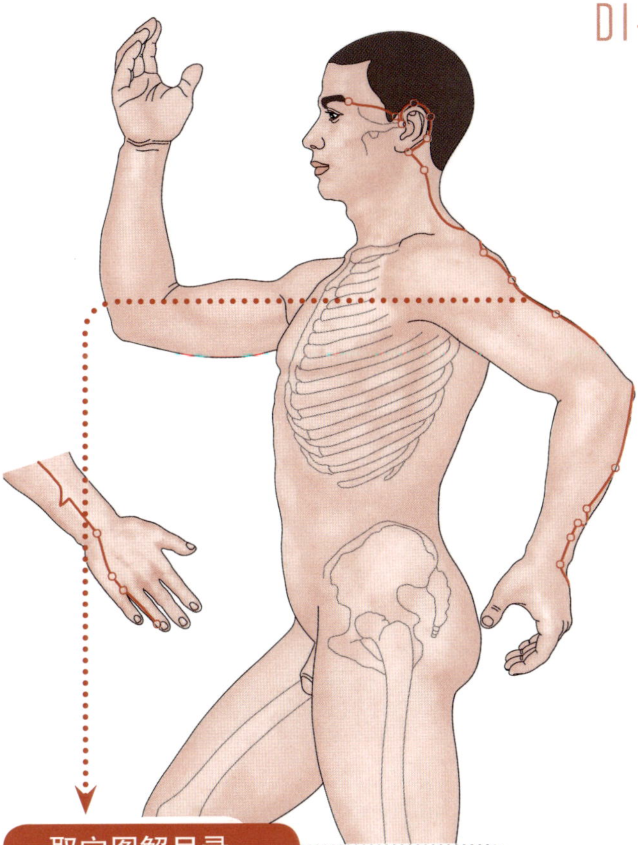

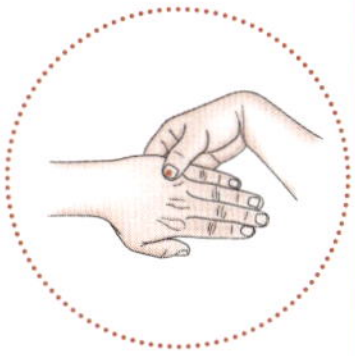

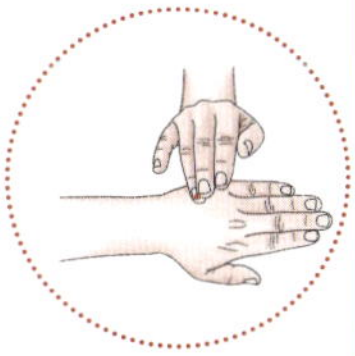

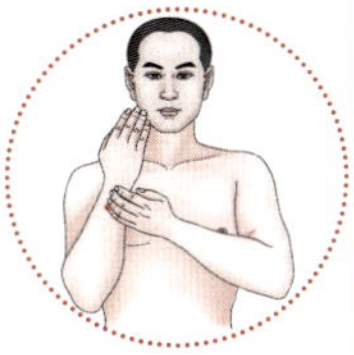

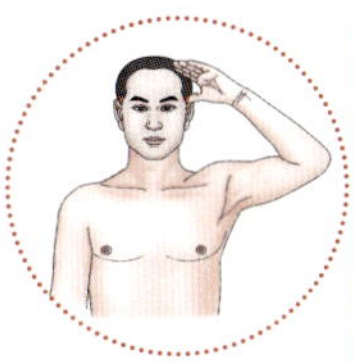

本章看点

取穴图解目录

101 关冲穴 调整身体内分泌

主治 喉炎 口干 头痛

此穴位名出自《灵枢·本输》，属手少阳三焦经。《针灸大辞典》中云："手少阳经承接手厥阴之经气，失会于无名指外侧端，即本穴所居处，故本穴可谓手少阳经之关界，要冲，故名。"这句话说明了关冲穴的重要作用。关冲穴不仅能治疗各种头面部疾病，而且对中年女性的更年期症状还具有调节作用。女性平均从40岁开始，就会逐渐开始生理性退化，体内雌激素分泌逐渐减少，全身受雌激素控制的皮肤、黏膜、骨素、内脏、肌肉、血管、神经等组织和器官也会衰退，并出现多种更年期症状，如心慌气短、胸闷不适、心律不齐、血压波动、情绪容易波动、烦躁不安、消沉抑郁、焦虑、恐惧、失眠、多疑、注意力不集中、性欲减退等。此时，女性朋友只要每天坚持按按关冲穴，就能够使更年期症状得到缓解。

命名：关，关卡的意思；冲，冲射之状。"关冲"的意思是指三焦经体内经脉的温热水汽由此外冲体表经脉，阴性水液被关卡于内。本穴物质为来自三焦经体内经脉外冲而出的温热水汽，而液态物由于压力不足不能外出体表，如被关卡一般，所以名"关冲"。因为这个穴位是三焦经体内与体表经脉的交接处，气血物质由本穴的地部孔隙而连通，所以是三焦经井穴。在五行中，这个穴位属金。

部位：属手三焦经经脉的穴位，在人体的无名指末节尺侧，距指甲角0.1寸（指寸）处。

主治：（1）对喉炎、口干、头痛，胸中气噎不嗜食、臂肘痛不能举、目生翳膜、视物不明等，具有明显的疗效；（2）长期按压这个穴位，对结膜炎、耳聋、颊肿、前臂神经痛、五指疼痛、热病等疾患，具有很好的调理和保健作用。

自我取穴按摩法

① 正坐，举臂屈肘，掌心朝下，放在自己胸前；
② 用另一手的四指轻抬无名指末端；
③ 大拇指弯曲，用指甲尖掐按无名指的指甲旁的穴位；
④ 先左后右，每天早晚两穴位各掐按一次，每次各掐按1~3分钟。

取穴 按摩

精确取穴

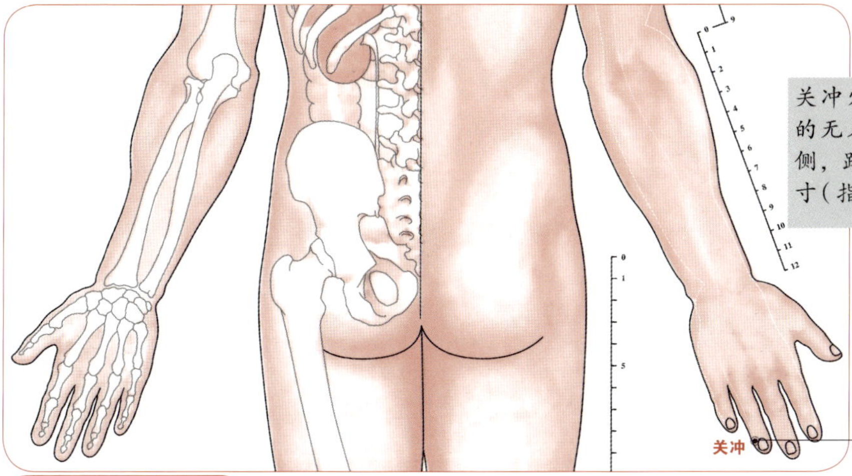

关冲穴位于人体的无名指末节尺侧，距指甲角 0.1 寸（指寸）处

取穴技巧

功用

苏厥开窍，清心泄热

配伍治病

中风昏迷、舌强不语：关冲配水沟、太冲、劳宫和曲泽

小儿惊风：关冲配大椎、合谷、外关

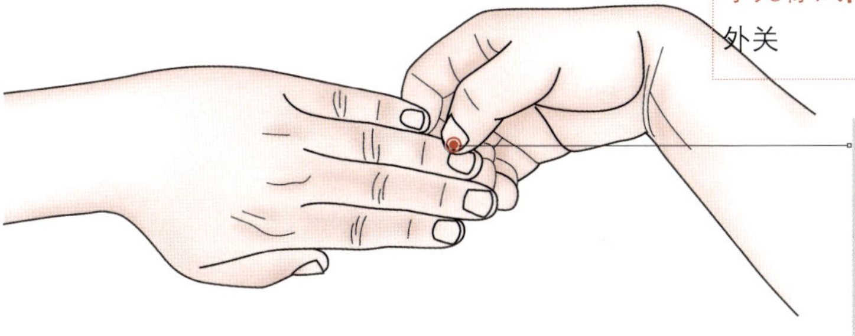

正坐，举臂屈肘，掌心朝下，在自己的胸前，用另一只手四指轻抬无名指末端，弯曲大拇指，以指甲尖掐按无名指指甲旁穴位即是

自我按摩

弯曲大拇指，以指甲尖掐按无名指指甲旁穴位。每天早晚各掐按一次，每次左右各掐按 1 ~ 3 分钟，先左后右。

程度	拇指切压法	时间/分钟
重	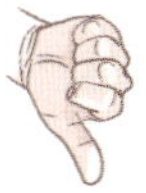	1 ~ 3

102 液门穴 清火散热的“牛黄解毒片”

主 治 咽喉肿痛 眼睛赤涩 龋齿

每位母亲可能都有这样的体验，那就是在孩子小的时候，身体的免疫力不是特别好，对环境变化的适应能力很差，对外界病毒的抵抗能力弱，特别容易感冒发烧。母亲们一发现孩子感冒发烧了，心里都很焦急，尤其是看着孩子鼻塞、不停地流清鼻涕、咳嗽、食欲不振，甚至高烧40℃以上，还出现了咽喉发炎、扁桃腺红肿等症状，更是心疼不已。其实在这个时候，如果母亲们能够稍微懂点儿中医穴位的治疗原理，直接掐按孩子的液门穴，就可以使情况迅速得到好转。那么，液门穴在哪里呢？《医宗金鉴》中云：“从关冲上行手小指次指岐骨间陷中，握拳取之，液门穴也。”

命名：液，液体，指经水；门，出入的门户。“液门”的意思是指人体三焦经经气在这个穴位散热冷降，化为地部经水。本穴物质为关冲穴传来的凉湿水汽，凉湿水汽到达此穴位后，快速散热冷却，冷却后的水湿归降地部，表现出水的润下特征，因此名“液门”。从关冲穴传来的凉湿水汽，到本穴后散热冷降为地部经水，所生之水的量很少，所以这个穴位是三焦经荥穴。此穴位属水。

部位：属手三焦经经脉的穴位，在人体的手背部，当第四、第五指间，指蹼缘后方赤白肉际的部位。

主治：（1）这个穴位具有清火散热的特殊功能，对于头痛、目眩、咽喉肿痛、眼睛赤涩、龋齿等病症，均有明显的疗效；（2）长期按压这个穴位，可以有效治疗耳聋、耳鸣、手指肿痛、手臂疼痛等病症；（3）按压这个穴位，对喉痹、疟疾、感冒发烧等疾患，具有迅速缓解的作用；（4）配鱼际穴，治疗喉痛。

自我取穴按摩法

① 正坐，伸手屈肘，朝着自己的胸前，手掌心向下；

② 轻轻握拳，用另外一只手轻轻扶住小指侧的掌心处，大拇指弯曲，用指尖或者指甲尖垂直掐按穴位，有酸胀的感觉；

③ 先左后右，每天早晚两侧穴位各掐按一次，每次各掐按1～3分钟。

取穴 按摩

精确取穴

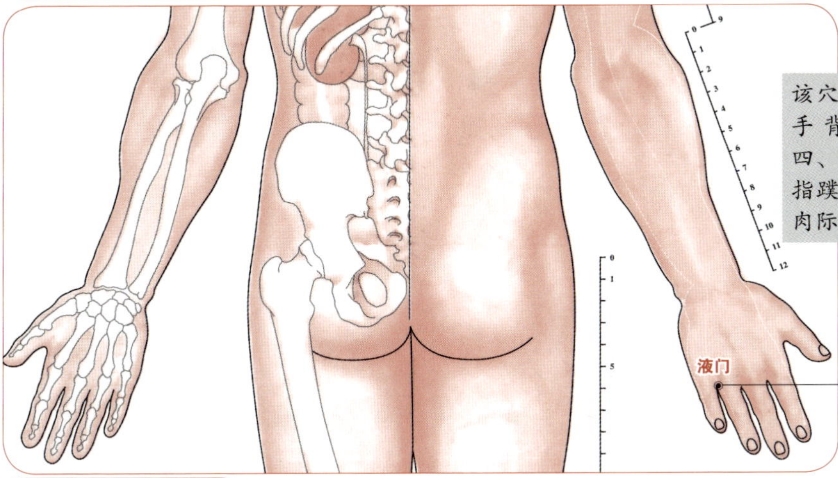

该穴位于人体的手背部，当第四、第五指间，指蹼缘后方赤白肉际处

取穴技巧

功用

苏厥开窍，清心泄热

配伍治病

喉痛：液门配鱼际

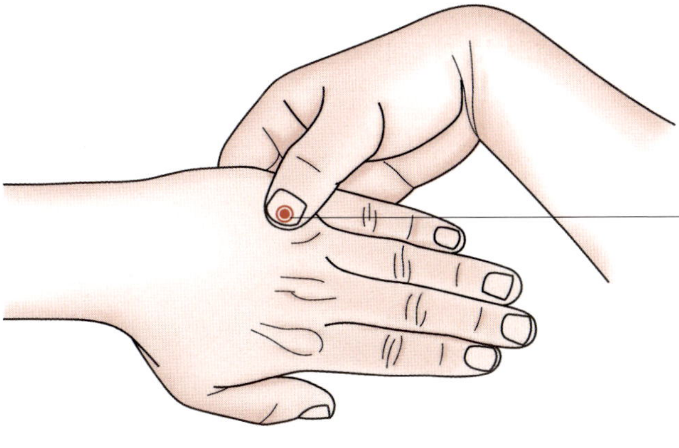

正坐，伸手屈肘向自己胸前，掌心向下。轻握拳，用另一手轻扶小指侧掌心处，弯曲大拇指，用指尖或指甲尖垂直掐按穴位即是

自我按摩

用拇指指尖或指甲尖垂直掐按穴位，有酸胀的感觉。每天早晚左右各掐按一次，每次各掐按1～3分钟，先左后右。

程度	拇指切压法	时间/分钟
重	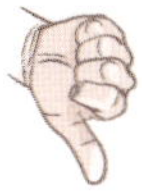	1～3

103 中渚穴 治疗更年期女性的疾病

主治 耳聋 耳鸣 头痛 头晕 咽喉痛

此穴位名出自《灵枢·本输》，别名下都，是手少阳三焦经的经穴。《医宗金鉴》中说："关冲穴，在手四指外侧端，去爪甲角如韭叶许，是其穴也。从关冲上行手小指次指岐骨间陷中，握拳取之，液门穴也。从液门上行一寸陷中，中渚穴也。"这段描述，形象指明了中渚穴的位置。每位中年女性都会面临更年期，并多多少少会具有一些更年期综合征症状，像头晕、目眩、焦虑、耳鸣、失眠等等。按压中渚穴，能够对更年期综合征进行有效调理，保证中年女性朋友们的身心健康，生活品质提高。

命名：中，与外相对，指本穴内部；渚，水中小块陆地或水边。"中渚"的意思是指随三焦经气血扬散的脾土尘埃在此穴中囤积。本穴物质为液门穴传来的水湿之气，到达本穴后，随水湿风气扬散的脾土尘埃在此冷降归地，并形成了经脉水道穴旁边的小块陆地，因此名"中渚"。因为三焦经气血温度不高，所行之地无外界提供的充足热能使其水液汽化上升，气血物质在此穴位的变化主要是散热冷降，只有少部分水汽吸热上行才保证了三焦经经脉的气血畅通，此穴位也就如三焦经经脉气血的输出之地，所以是三焦经腧穴，在五行中属木。

部位：属手三焦经经脉的穴位，在人体手背部位，小指与无名指的指根间下2厘米的手背凹陷处，用力按压，会有力量脱落之感。

主治：（1）此穴位对耳聋、耳鸣、头痛、头晕、咽喉痛、失眠等具有疗效；（2）此穴位还能治疗前额疼痛，有止痛的效果；（3）长期按压这个穴位，对落枕、肩背疼痛、肋间神经痛、手指不能屈伸等症状，都具有很好的调理和保健作用。

自我取穴按摩法

① 正坐，手平伸，内屈，肘向自己胸前，掌心向内，手背向外；

② 轻轻握拳，把另一只手的大拇指放在手掌心，其余四指放在手掌背部，食指弯曲，用指头旁侧边缘垂直揉穴位，有酸胀和痛感；

③ 先左后右，每天早晚各揉按一次，每次各揉按1～3分钟。

取穴 按摩

精确取穴

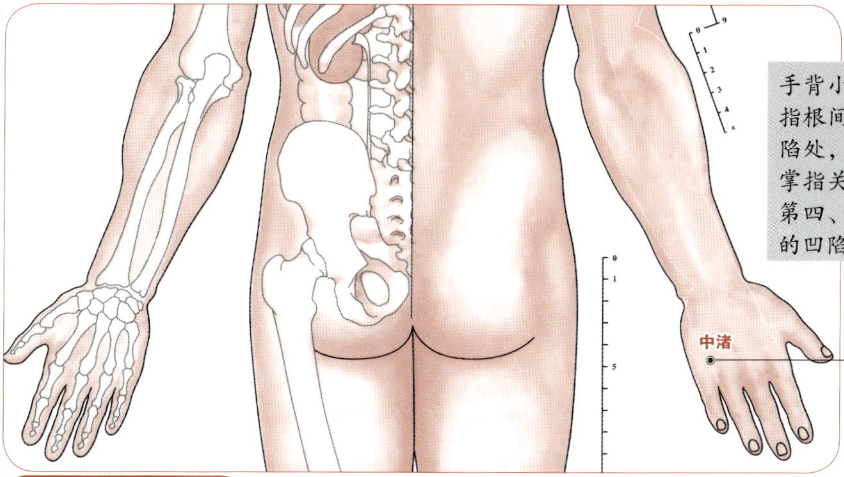

手背小指与无名指指根间下2厘米凹陷处，或当无名指掌指关节的后方，第四、第五掌骨间的凹陷处

取穴技巧

功用

泄热、聪耳

配伍治病

耳鸣、耳聋：中渚配耳门

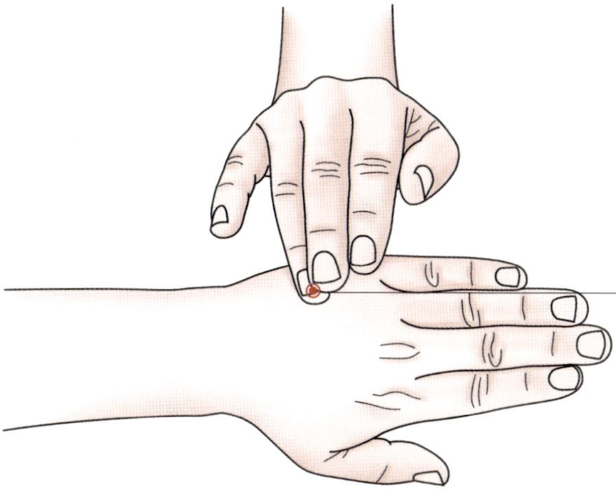

正坐，手平伸，内屈，肘向自己胸前，掌心向内，弯背向外。将另一手拇指置于掌心，另外四指并拢置于掌背，食指指尖置于液门穴处，那么无名指指尖所在的位置即是中渚穴

自我按摩

轻握拳，用另一手大拇指，置掌心，食指按在穴位上，拇指、食指上下用力，揉按穴位，有酸胀痛的感觉。每天早晚各揉按一次，每次左右各揉按1～3分钟，先左后右。

程度	食指压法	时间/分钟
重	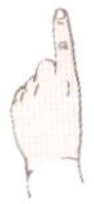	1～3

104 阳池穴 提高怀孕妈妈的幸福度

主治 妊娠呕吐 耳鸣 耳聋 眼睛红肿

《医宗金鉴》明确说明了人体阳池穴的位置："从中渚由四指本节直上，行手表腕上陷中，阳池穴也。"这个穴位能够有效治疗女性身体发冷的症状。尤其是在秋冬季节，总是会有很多女性手、脚冰冷，并且还患有腰寒等疾患。其实，有一个好办法可以解决这个问题，就是按摩手背腕上的阳池穴。阳池穴是支配人体全身血液循环及荷尔蒙分泌的重要穴位，只要刺激这个穴位，就可以使血液循环迅速得以畅通，并且平衡体内荷尔蒙的分泌，让身体变得暖和，从而消除发冷的症状。除了按摩阳池穴，还可以将关冲、命门两处穴位和"手心"配合起来对穴位加以刺激，从而获得更好的治疗效果。此外，对妊娠中的女性来说，按摩阳池穴，还能够对妊娠呕吐进行调理。

命名：阳，指天部阳气；池，指屯物之器。"阳池"的意思是指三焦经气血在这个穴位处吸热后，化为阳热之气。此穴位物质为中渚穴传来的弱小水湿之气，到达本穴后，受外部的传入之热，并吸热胀散化为阳热之气，就像阳气的生发之池一样，所以名"阳池"，也称别阳穴、发阳穴。"别阳"的意思是指三焦经的阳气由此别走厥阴心包经；"发阳"的意思是指三焦经在此生发阳气。

部位：属手三焦经经脉的穴位，在人体的手腕部位，即腕背横纹上，前对中指和无名指的指缝。

主治：（1）此穴位能治妊娠呕吐、女性汗毛过长；（2）按摩此穴，对腕关节及周围软组织风湿等疾患、腕痛无力、肩臂痛不得举等症状具有疗效；（3）此穴能治疗耳鸣、耳聋、眼睛红肿、咽喉肿痛；（4）长期按压此穴，对糖尿病、子宫不正等病症具有调节、改善作用。

自我取穴按摩法

① 正坐或者仰卧，手平伸，屈肘向内，翻掌，掌心向下；
② 用另一只手轻握手腕处，大指在上，其余四指在下；
③ 大拇指弯曲，用指尖垂直揉按手背腕横纹中点的穴位处，有酸、痛感；
④ 先左后右，每天早晚各按揉一次，每次各按揉1～3分钟。

取穴 按摩

精确取穴

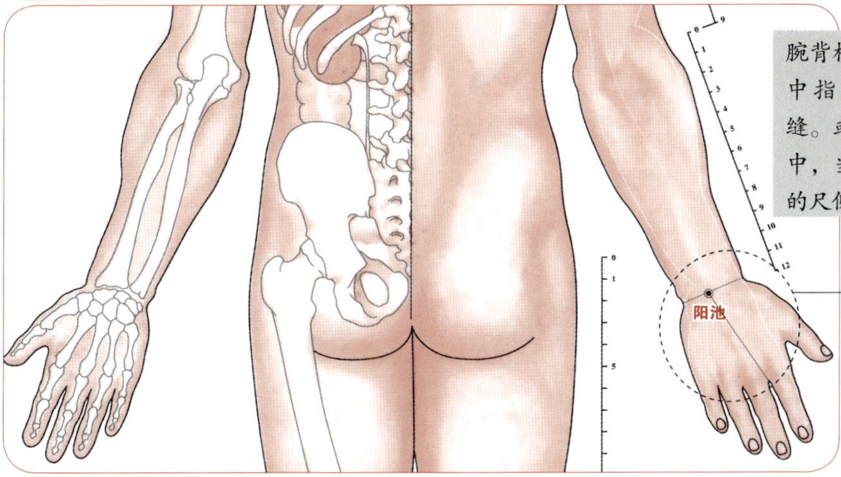

取穴技巧

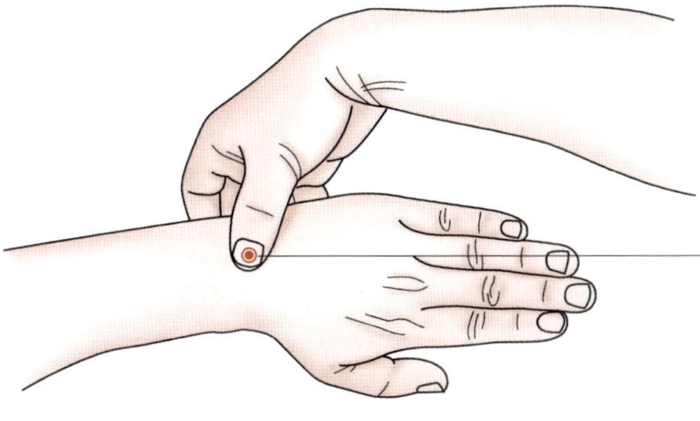

功用

传递气血，生发风气

配伍治病

前臂疼痛麻木：阳池配外关和曲池

糖尿病：阳池配胃管下俞、脾俞、太溪

正坐，手平伸，屈肘向内，翻掌，掌心向下，用另一手轻握手腕处，拇指在上，其余四指在下，弯曲大拇指，以指尖垂直按手背腕横纹中点穴位即是。

自我按摩

弯曲大拇指，以指尖垂直揉按手腕横纹中点穴位处，有酸、痛的感觉。每天早晚各一次，每次左右各揉按 1 ~ 3 分钟，先左后右。

程度	拇指压法	时间/分钟
重	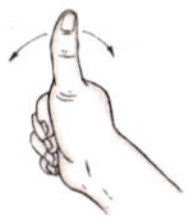	1 ~ 3

105 支沟穴 摆脱便秘痛苦的秘密

主 治 便秘 耳鸣 耳聋 肩臂痛

便秘困扰着很多人，想排便的时候排不出来，或者排完便后仍然有残余的感觉。很多人便秘是因为生活习惯不好。有的人爱吃大鱼大肉，却又缺乏锻炼，于是就体态臃肿，并导致大便秘结。便秘让人烦恼，而老年人排便更加困难，拼命用力排便时还容易诱发心肌梗死和脑脑卒中。怀孕的女性大多肠道干燥，排便也不顺畅，如果吃药还有可能会伤害到胎儿。要解除便秘的烦恼，除了要养成良好的生活习惯，注意调整饮食外，还要经常按摩支沟穴和大肠俞穴，这样可以帮助刺激肠胃蠕动，消除便秘。那么，支沟穴在哪里呢？《医宗金鉴》上云："从外关上行一寸，两骨间陷中，支沟穴也。"

命名：支，指树枝的分叉；沟，沟渠。"支沟"的意思是指三焦经气血在这个穴位吸热扩散。本穴物质为外关穴传来的阳热之气，水湿较少，到到本穴后，又进一步吸热胀散为高压之气，此气按其自身的阳热特性，循三焦经经脉渠道向上、向外而行，扩散之气像树的分叉一样，所以名"支沟"，也名飞虎穴、飞处穴。"飞虎""飞处"是指穴内气血的运行为风行之状，且穴内阳气到达应去之处。在五行中，此穴属火。因为本穴物质为吸热后上行天部的阳热之气，故其运行时的上行变化表现出火的炎上特征。

部位：属手三焦经经脉的穴位，位于人体的前臂背侧，当阳池穴与肘尖的连线上，腕背横纹上3寸，尺骨与桡骨之间。

主治：（1）经常按摩这个穴位，可以有效治疗便秘；（2）长期按压这个穴位，对耳鸣、耳聋、肩臂痛、心绞痛、肋间神经痛、乳汁分泌不足、产后血晕等病症，具有很好的调理和保健作用。

自我取穴按摩法

① 正坐，手平伸，屈肘向内，掌心向着自己，指尖向上，肘臂大约弯曲90°；
② 用另外一只手轻握手腕下，大拇指在内侧，其余四指在手的外侧，四指弯曲，中指的指尖垂直下压，揉按穴位，有酸和痛的感觉；
③ 先左后右，每天早晚两侧穴位各揉按一次，每次各揉按1～3分钟。

取穴 按摩

精确取穴

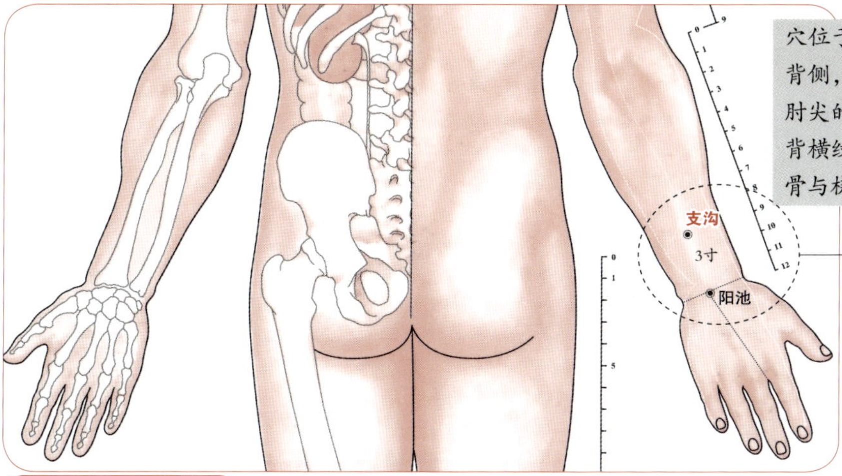

穴位于人体的前臂背侧，当阳池穴与肘尖的连线上，腕背横纹上3寸，尺骨与桡骨之间

取穴技巧

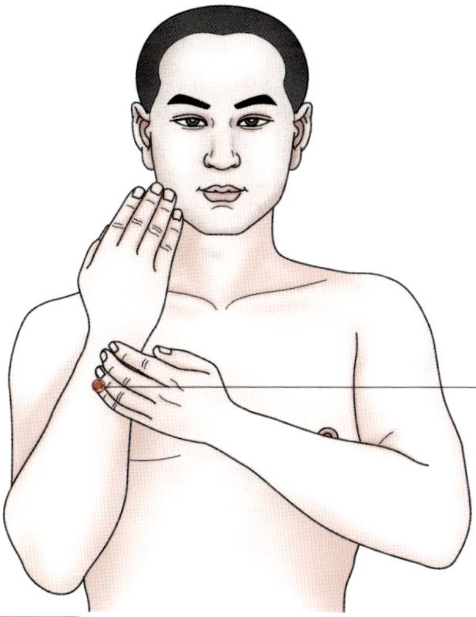

功用

传递气血，生发风气

配伍治病

胸胁疼痛：支沟配阳陵泉、外关

便秘：支沟配足三里、天枢

正坐，手平伸，屈肘向内，掌心向自己，肘臂弯曲90°。用另一手轻握手腕下，大拇指在内侧，其余四指弯曲置于外侧，食指指尖在阳池穴上，那么小指指尖所在位置即是支沟穴

自我按摩

中指指尖垂直下压，揉按穴位，会有酸、痛的感觉。每天早晚各揉按一次，每次左右各揉按1～3分钟，先左后右。

程度	中指压法	时间/分钟
重	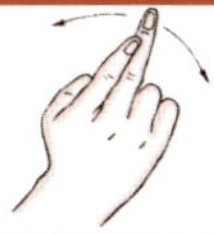	1～3

106 天井穴 清热凉血，调理麦粒肿

主治 偏头痛 扁桃腺炎 荨麻疹

此穴位名出自《灵枢·本输》，属手少阳三焦经。《医宗金鉴》中云："从四渎斜外上行，肘外大骨尖后，肘上一寸，两筋叉骨罅中，屈肘拱胸取之，天井穴也。"在中国的民间传说中，认为看别人上厕所的人眼睛会长针眼，"针眼"就是医学上所谓的"麦粒肿"。当然，麦粒肿并不是因为窥视别人大、小便引起的。不过，如果你的眼睛不小心出现了麦粒肿，可以通过按压天井穴解决这个问题。天井穴是最好的能够清热凉血、治疗麦粒肿的人体穴位。

命名：天，天部的意思；井，孔隙通道的意思。"天井"的意思是指三焦经吸热上行的水浊之气在这个穴位处聚集。本穴物质为四渎穴传来的水湿之气，到达本穴后呈聚集之状，然后散热冷缩，并从天之上部降至天之下部，气血的运行变化就如同从天井的上部落到底部一样，所以名"天井"。本穴为三焦经天部之气的会合之处，所以是三焦经合穴。因为本穴物质为天部的水湿云气，在本穴为聚集之状，有土的不动之义，所以在五行中属土。

部位：属手三焦经经脉的穴位，位于人体的手臂外侧，屈肘时，当肘尖直上1寸凹陷处。

主治：（1）这个穴位具有清热凉血的作用，对治疗麦粒肿、淋巴结核有特效；（2）长期按摩这个穴位，对肘关节及周围软组织疾患、偏头痛、颈痛、项痛、肩痛、背痛，扁桃腺炎、荨麻疹等病症，具有很好的调理和保健作用；（3）配率谷穴，治疗偏头痛；配天突穴，治疗瘿气；配巨阙穴、心俞穴，治疗精神恍惚症状。

自我取穴按摩法

① 正坐，手平伸，屈肘，前臂垂直于地面，与肘部大约成90°，掌心向内，指尖向上，举臂，上臂的底部与肩平；

② 用另一只手轻握肘下，四指在下，大拇指在上，中指或食指弯曲，用指尖垂直向上按摩肘尖下凹陷的穴位处，有酸、胀、麻的感觉；

③ 两侧穴位，每天早晚各按压一次，每次各按压1～3分钟。

取穴 按摩

精确取穴

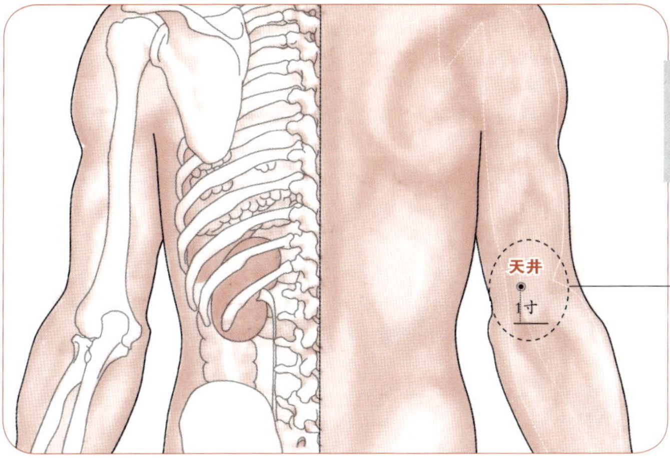

该穴位于人体的臂外侧，屈肘时，当肘尖直上1寸凹陷处

取穴技巧

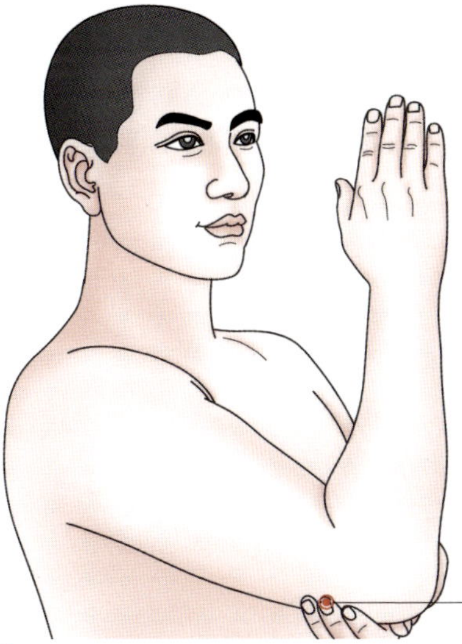

功用

行气散结，安神通络

配伍治病

偏头痛：天井配率谷穴

精神恍惚：天井配巨阙、心俞

正坐，手平伸，屈肘，前臂垂直地面，掌心向内。用另一手轻握肘下，四指在下，大拇指在上，用中指（或食指）指尖垂直向上压肘尖下凹陷的穴位即是该穴

自我按摩

用一手轻握另一手肘下，弯曲中指（或食指），以指尖垂直向上按摩肘尖下穴位，有酸、胀、麻的感觉。每天早晚各按压一次，每次左右各按压1～3分钟。

程度	中指折叠法	时间/分钟
重	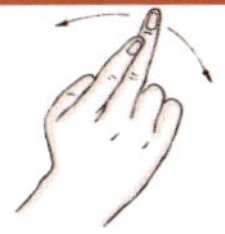	1～3

107 消泺穴 不花一分钱的减肥法

主 治 头痛 颈项强痛 臂痛 齿痛 癫疾

据《针灸甲乙经》、《铜人明堂之图》等医典记载“清冷渊穴在肘上二寸，伸肘举臂取之；消泺穴在肩下臂外，开腋斜肘分下取之。”《痧疹辑要·引种》中云：“此即泰西牛痘法也，由清冷渊、消泺等穴引出命门伏毒。”“其清冷渊、消泺二穴，在肘上外，正三焦经脉处也。”这里说的消泺穴，是人体三焦经上的一处重要穴位。经常按摩这个穴位，既可以治疗气郁胸闷，还具有减肥的效果。爱美节食的女性朋友们，不妨试着每天按摩一下这个穴位，看看能否达到你理想中的减肥效果。

命名：消，溶解、消耗的意思；泺，水名，指湖泊。“消泺”的意思是指三焦经经气在这处穴位冷降为地部经水。本穴物质为从清冷渊穴传来的滞重水湿云气，到达本穴后，水湿云气消解并化雨降地，降地之雨在地之表部形成湖泊，所以名“消泺”，也名臑窌穴、臑交穴、臑俞穴。臑，指动物的前肢，前为阳，后为阴，此指穴内气血为天部之气；窌，地窖的意思。“臑窌”的意思指穴位内的天部之气在此化为地部经水。理同消泺名解；“臑交”的意思指穴位内的气血为天部之气。

部位：在臂外侧，当清冷渊穴与臑会穴连线中点处。

主治：（1）按摩这个穴位能够除湿降浊、清热安神、活络止痛；（2）经常按摩这个穴位，能治有效治疗头痛、颈项强痛、臂痛、齿痛、癫疾等疾患；（3）每天坚持按压这个穴位，具有减肥美容的效果；（4）配肩髎穴、肩髃穴、臑会穴、清冷渊穴，治疗肩臂痛、上肢不遂、肩周炎。

自我取穴按摩法

① 正立，双手下垂，先把左手的手掌放在右手臂中间位置，再将右手掌放在左手臂中间位置；

② 左右手除拇指外其余四指向手臂施加压力，中指所在的部位就是这个穴位；

③ 双手交叉，一只手的掌心放在另一只手的手臂上，四指并拢，向穴位施加压力，一压一松；

④ 每天早晚分别按压两臂穴位，每次各按压3～5分钟。

取穴 按摩

精确取穴

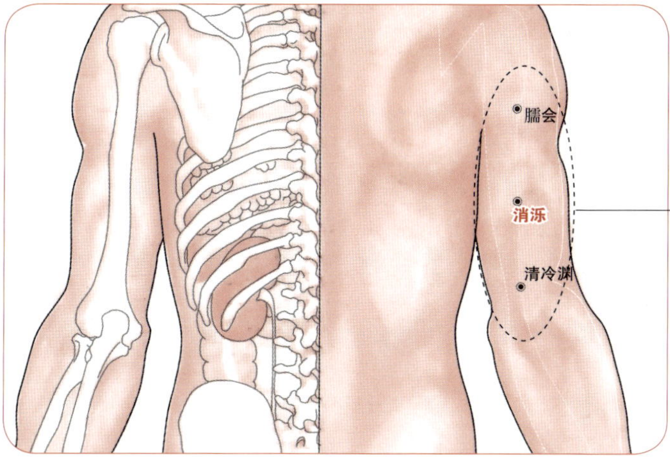

在臂外侧，当清冷渊穴与臑会穴连线中点处

取穴技巧

髎

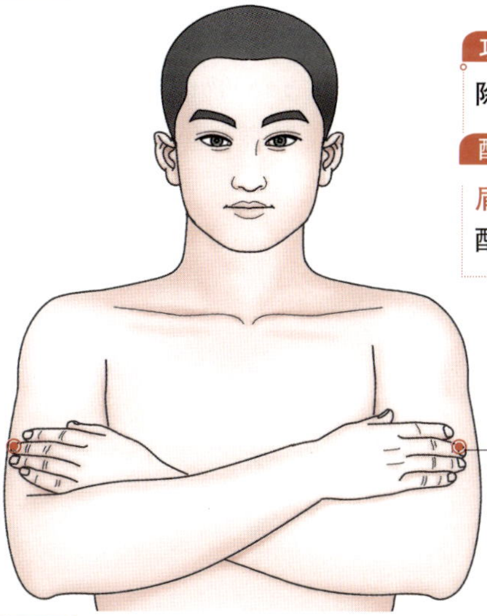

功用

除湿降浊

配伍治病

肩臂痛、上肢不遂和肩周炎：消泺配肩髎、肩髃、髎会、青灵

正立，双手下垂，先用左手手掌置于右手臂中间位置，再将右手掌置于左手臂中间位置，左右手四指向手臂施压压力，中指所在的位置即是

自我按摩

双手交叉，一手掌心置于另一手手臂上，四指并拢向消泺穴施加压力，一压一松，每次各按压 3 ~ 5 分钟，早晚各一次。

程度	四指压法	时间/分钟
重	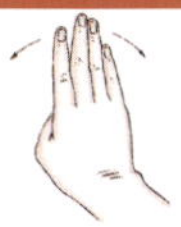	3 ~ 5

108 肩髎穴 上班族的好帮手

主 治 臂痛 肩重不能举 胁肋疼痛

现代都市中的白领，长年累月久坐办公室或者长时间使用电脑，得不到足够运动和休息，很多人患有不同程度的肩关节炎、肩周炎等，有人甚至在肩颈周围还有骨质增生症。对他们来说，肩髎穴是一个很好的帮手，通过按摩这个穴位能帮助长时间伏案工作又缺乏锻炼、患有不同肩部疾患的人，使其病情得到舒缓和改善。此穴位名出自《针灸甲乙经》。关于这个穴位的具体位置，《针灸甲乙经》中云："在肩端臑上，斜举臂取之。"《循经考穴编》中云："臑会之上，举臂有空。"《针灸集成》中云："在肩髎后一寸三分，微下些。"

命名：肩，指穴在肩部；髎,孔隙的意思。"肩髎"的意思是指三焦经经气在此穴位化雨冷降归于地部。本穴物质为臑会穴传来的天部阳气，到本穴后，因散热吸湿化为寒湿的水湿云气，水湿云气冷降后归于地部，冷降的雨滴就像从孔隙中漏落一样，所以名"肩髎"。

部位：这个穴位在人体的肩部，肩髃穴后方，当臂外展时，于肩峰后下方呈现凹陷处。

主治：（1）按摩这个穴位，具有祛风湿、通经络的作用；（2）这个穴位对臂痛不能举、胁肋疼痛等症状，具有明显的缓解和治疗作用；（3）现代中医临床常用这个穴位治疗肩关节周围炎、脑卒中偏瘫等疾患；（4）长期按摩这个穴位，对荨麻疹、脑血管后遗症、胸膜炎、肋间神经痛等，也具有明显疗效；（5）配曲池穴、肩髃穴，治疗肩臂痛；配外关穴、章门穴，治疗肋间神经痛、臂痛，肩重不能举；配天宗穴、曲垣穴，治疗肩背疼痛；配肩井穴、天池穴、养老穴，治疗上肢不遂、肩周炎。

自我取穴按摩法

① 站立，两手臂伸直，两侧肩峰后下方的凹陷处即是该穴；
② 用左手触摸右臂肩峰，用右手触摸左臂肩峰，用拇指、食指和中指拿捏穴位；
③ 两侧穴位，每天早晚各一次，每次3～5分钟。

取穴 按摩

精确取穴

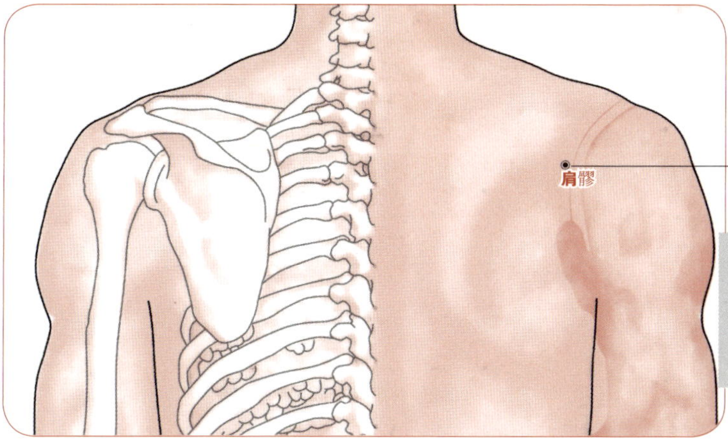

肩髎穴位于人体的肩部，肩髃穴后方，当臂外展时，于肩峰后下方呈现凹陷处

取穴技巧

功用

升清降浊

配伍治病

肩臂痛：肩髎配曲池、肩髃

肋间神经痛：肩髎配外关、章门

站立，将两个手臂伸直，肩峰的后下方会有凹陷，肩髎穴就位于此凹陷处

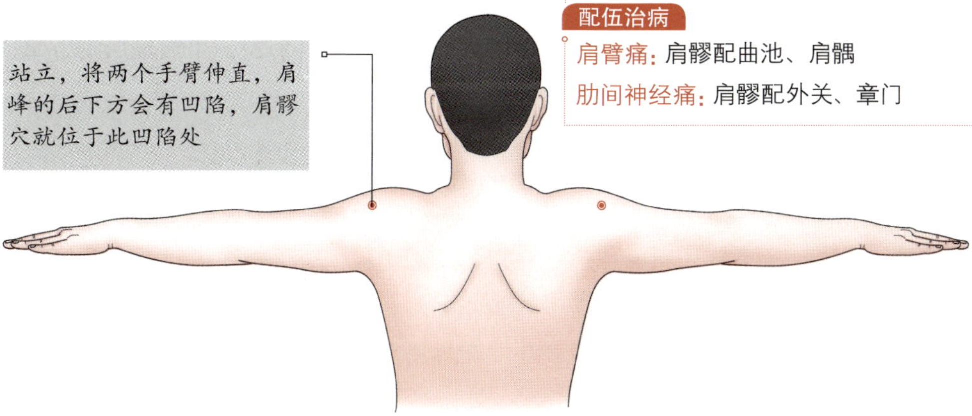

自我按摩

站立，用左手去摸右臂的肩峰，再用右手去摸左臂的肩峰，用拇指、食指和中指拿捏穴位，每天早晚各一次，每次3～5分钟。

程度	拿捏法	时间/分钟
重	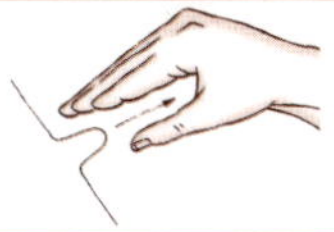	3～5

109 颅息穴 耳鸣耳痛揉颅息

主治 头痛 耳鸣 耳痛

此穴位名出自《针灸甲乙经》，别名颅囟，属手少阳三焦经。《医宗金鉴》云："从瘈脉行耳后上间青络脉中，颅息穴也。"《灵枢·经脉》云："息，休息也，又气息也。穴在颅侧睡眠着枕处。以其有关于息，故名'颅息'。有谓穴下有动脉，与呼吸相应，考之未确。或临病时乃现欤？愿针灸同道随时留意。所治为耳鸣、喘息、瘛、痫、胸胁痛、吐呕。"上述这些医典古籍，都详细说明了这个穴位的部位和作用。这个穴位对治疗耳鸣具有非常明显的效果。如果遇到这种情况，不妨一试。

命名：颅，头盖骨的意思，肾主之水，这里指天部的冷降水汽；息，停息的意思。"颅息"的意思是指三焦经的天部之气在穴位这里收引冷降。本穴物质为角孙穴传来的天部水湿之气，到达本穴后，其变化为进一步的散热冷降，就像风停气止之状一样，所以名"颅息"，又命颅聪穴。"颅聪"的意思是指天部的冷降水汽，天部的水湿之气在穴位这里由天之上部降至天之下部。

部位：在头部，当角孙穴与翳风穴之间，沿耳轮连线的上1/3与中1/3的交点处。

主治：（1）按摩这个穴位，具有通窍聪耳、泄热镇惊的作用；（2）按摩这个穴位对于头痛、耳鸣、耳痛、耳聋、耳肿流脓、中耳炎、视网膜出血、小儿惊痫、呕吐涎沫等症状，具有明显的缓解和治疗作用；（3）这个穴位还能够治疗呼吸系统的一些疾病，如喘息、哮喘，并对其他如身热、胁肋痛等病症也有调理、改善的作用；（4）配太冲穴，治疗小儿惊痫、呕吐涎沫、瘈疭；配天冲穴、脑空穴、风池穴、太阳穴，治疗偏头痛、头风病。

自我取穴按摩法

① 站立，将食指和中指并拢，平贴在耳后根处，食指的指尖所在部位就是该穴；
② 将食指和中指并拢，轻轻贴于耳后根处，顺时针按摩1～3分钟，每天早晚各一次。

取穴 按摩

精确取穴

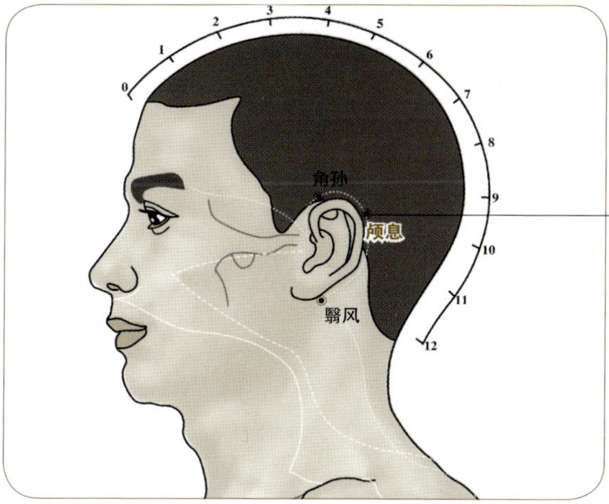

当角孙穴与翳风穴之间，沿耳轮连线的上1/3与中1/3的交点处

取穴技巧

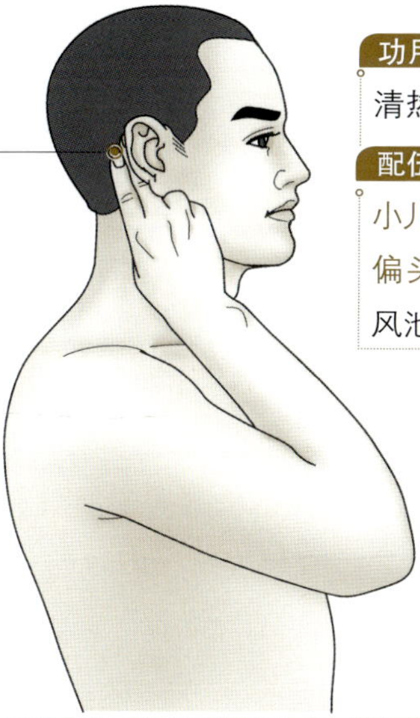

站立，将食指和中指并拢，平贴于耳后根处，食指指尖所在的位置即是该穴

功用

清热降浊

配伍治病

小儿惊痫、呕吐：颅息配太冲

偏头痛、头风病：颅息配天冲、脑空、风池、太阳

自我按摩

将食指中指并拢轻轻贴于耳后根处，顺时针按摩1～3分钟，每天早晚各一次。

程度	二指压法	时间/分钟
轻	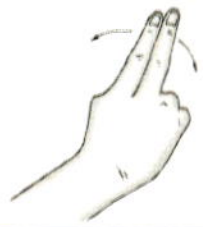	1～3

110 角孙穴 让眼睛不再受“伤害”

主治 白内障 目生翳膜 齿龈肿痛

《医宗金鉴》中云:“从颅息上行，耳上上间，发际下开口有空，角孙穴也。”《灵枢·脉度》中云:“支而横者为络，络之别者为孙。”《针灸大成》中谓:“耳廓中间，开口有空，治龈肿、目翳、齿龋，项强等症。”这个穴位能够治疗各种眼病。随着年纪增大，老年人的视力渐渐衰退了，并且很容易罹患白内障、目生翳膜等各种各样的眼病，同时还伴有齿龈肿痛的症状。此时，只要按摩这个穴位，就具有很好的调理、改善和治疗的功效。

命名：角，耳朵、肾的意思，这里指穴位内的物质为天部的收引之气；孙，火的意思，角为之水，孙为之火（根据中医的理论，肾之子为肝，肝之子为火），这里指穴位内的物质为天之天部的气态物。“角孙”的意思是指天之天部的收引冷降之气从此处穴位汇入三焦经。这个穴位是三焦经经脉中的最高点，三焦经没有气血传到这个穴位，于是，这个穴位的气血为空虚之状，足太阳膀胱经外散的寒湿水汽夹带着足少阳胆经的外散水湿风气汇入穴内，穴内气血既处火所在的天之天部，又表现出肾水的润下特征。

部位：属手三焦经经脉的穴位，在人体的头部，折耳廓向前，当耳尖直上入发际处。

主治：（1）按摩这个穴位，具有吸湿、降浊、明目的作用；（2）长期按摩这个穴位，对于白内障、目生翳膜、齿龈肿痛等疾病，具有非常明显的疗效；（3）长期按压这个穴位，还能够有效治疗咀嚼困难、口腔炎、唇燥、呕吐等症状，并对身体具有很好的保健和调理作用。

自我取穴按摩法

① 正坐，举起两只手，用大拇指的指腹由后向前将耳翼摺屈，并顺势向上滑到耳翼尖的部位，两个中指的指尖恰好相连于头顶正中线上；

② 用大拇指的指腹揉按这个穴位，会有胀痛的感觉；

③ 两侧穴位，每天早晚各揉按一次，每次揉按1～3分钟，也可以两侧穴位同时揉按。

取穴 按摩

精确取穴

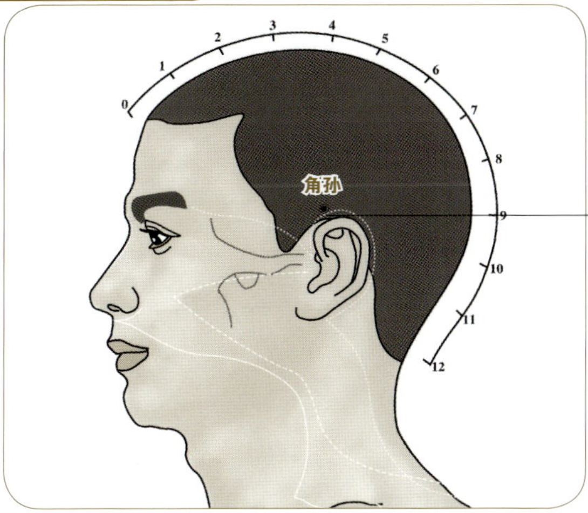

折耳廓向前，当耳尖直上入发际处

取穴技巧

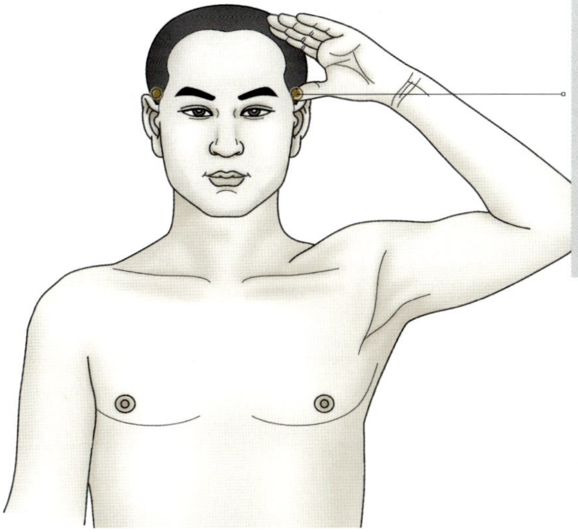

正坐，举两手，用大拇指指腹由后向前将耳翼摺屈，并顺势向上滑向耳翼尖所着之处，两中指指尖恰好相连于头顶正中线上，拇指所在位置的穴位即是该穴

功用

吸湿降浊

配伍治病

眩晕：角孙配足临泣

自我按摩

用大拇指指腹揉按穴位，有胀痛的感觉。每天早晚各揉按一次，每次左右各（或双侧同时）揉按 1 ~ 3 分钟。

程度	拇指压法	时间/分钟
重	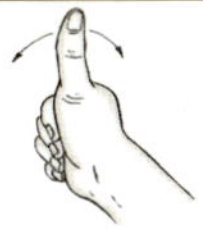	1 ~ 3

111 耳门穴 护耳有绝招

主 治　耳流脓汁　重听　无所闻　耳鸣

俗话说："穴当耳前，犹如门户。"此穴位名出自《针灸甲乙经》。《针灸甲乙经》中云："在耳前起肉，当耳缺者。"作为耳部要穴，这个穴位能够治疗诸多的耳部疾患。据中国古典医书记载，此穴位可以医治耳鸣、耳聋、眩晕、牙痛、口噤、唇吻强、头颔痛、腰痛。现代中医临床还利用这个穴位医治中耳炎、颞颌关节功能紊乱症、美尼尔氏症等。如果双耳因意外事故，不断流脓、流水、生疮，或者耳如蝉鸣、吱吱叫、耳鸣、重听、无所听闻等，只要按摩这个穴位，就能够使症状得到缓解。

命名：耳，指穴位内气血作用的部位为耳；门，指出入的门户。"耳门"的意思是指三焦经经气中的滞重水湿在此处穴位冷降后，由耳孔流入体内。本穴物质为从角孙穴传来的水湿之气，到达本穴后，水湿之气化雨冷降为地部经水，并循耳孔流入体内。这个穴位就犹如三焦经气血出入耳朵的门户，所以名"耳门"。

部位：属手三焦经经脉的穴位，在人体的头部侧面，耳朵前部，耳珠上方稍前的缺口陷中，即听宫穴的上方。

主治：（1）按摩这个穴位，对耳流脓汁、重听、无所闻、耳鸣、耳道炎等症状，具有迅速缓解的作用；（2）长期按压这个穴位，对下颌关节炎、上牙疼痛等病症，具有很好的调理、改善和保健作用；（3）长期坚持按压这个穴位，还能够有效治疗耳聋、聤耳、唇吻强、聋哑以及其他常见的耳部疾病等，这个穴位是治疗多种耳疾的重要的首选穴位；（4）配丝竹空穴治疗牙痛；配兑端穴治疗上齿龋。

自我取穴按摩法

① 正坐，举起双手，指尖朝上，手掌心向内，轻轻扶住头，除拇指外其余四指放在偏头处；
② 大拇指的指尖摸到耳珠上缺口前，轻轻张开嘴；
③ 大拇指的指尖垂直揉按凹陷中的穴位，有胀痛的感觉；
④ 左右两穴位，每天早晚各揉按一次，每次各揉按1～3分钟，也可以两侧同时揉按。

取穴 按摩

精确取穴

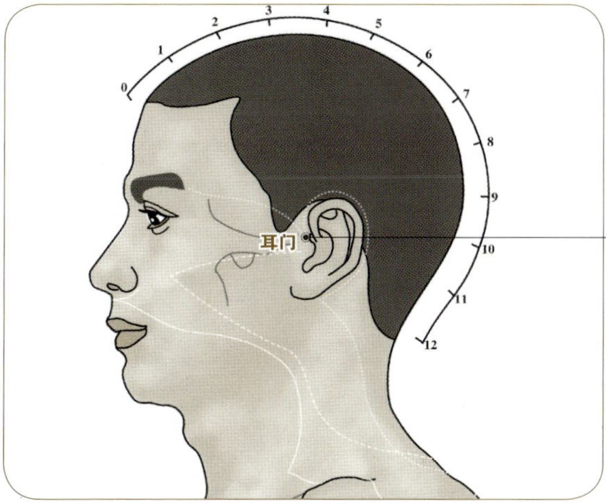

耳门穴位于人体的头部侧面耳前部，耳珠上方稍前缺口陷中，微张口时取穴。在听宫穴的稍上方

取穴技巧

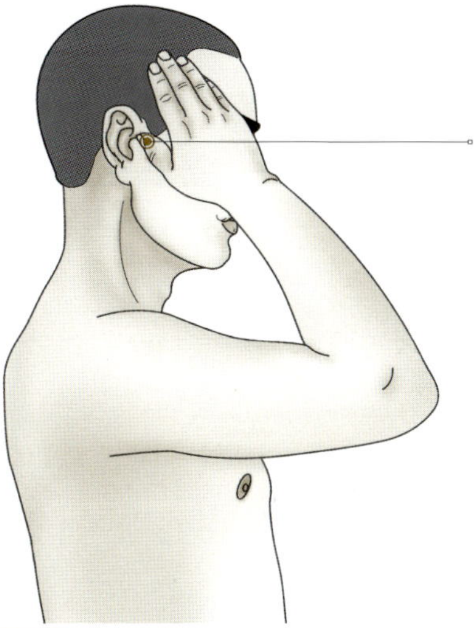

正坐，举双手，指尖朝上，掌心向内，轻扶头，除拇指外其余四指放在偏头处。大拇指指尖摸至耳珠上缺口前，轻张嘴。则大拇指指尖垂直揉按凹陷中穴位即是该穴

功用

降浊升清

配伍治病

牙痛：耳门配丝竹空

上齿龋：耳门配兑端

自我按摩

大拇指指尖垂直揉按耳门穴，有胀痛的感觉。每天早晚各揉按一次，每次左右两穴各（或双侧同时）揉按 1 ~ 3 分钟。

程度	拇指压法	时间/分钟
重	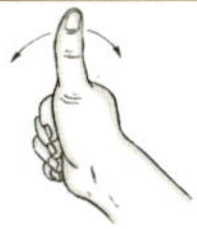	1 ~ 3

112 丝竹空穴 头痛了点，头晕了还点

主治 头痛 头晕 目眩

这个穴位的名称出自《针灸甲乙经》，属于手少阳三焦经。在这里，“丝竹”指的是眉毛，“空”指的是孔窍。《备急千金要方》云：“目疾：丝竹空、前顶。”《针灸大成》谓：“宜泻不宜补，”“吐涎：丝竹空、百会。”《胜玉歌》云：“目内红肿：丝竹空、攒竹。”上述这些医典，都详细记述了这个穴位的作用。它不但是医治眼部疾病的一个人体重要穴位，而且不论高血压、低血压、脑充血、脑贫血，还是受风寒等各种原因造成的头痛、头晕、目眩等，只要按压这个穴位，很快就能够止痛、止晕。平时多按一按这个穴位，具有很好的保健和调理功效。

命名：丝竹，在古代指弦乐器，是八音之一，这里指气血的运行就像声音飘然而至；空，空虚的意思。“丝竹空”的意思是指穴外天部的寒湿水汽从此处穴位汇入三焦经后冷降归地。这个穴位是三焦经终点之穴，由于从禾髎穴传到这里的气血极为虚少，穴内气血为空虚之状，穴外天部的寒湿水汽因而汇入穴内，穴外的寒水水汽就像天空中的声音飘然而至，所以名“丝竹空”，又名巨窌穴、目窌穴。“巨窌”的意思是指穴内气血为地部水液，即这个穴位天部大范围的水湿之气皆化雨冷降。

部位：属手三焦经经脉的穴位，在人体面部，当眉梢凹陷处。

主治：（1）按摩这个穴位，能够有效治疗各种头痛、头晕、目眩、目赤疼痛等疾患；（2）按摩此穴位，对眼球充血、睫毛倒生、视物不明、眼睑跳动等症状，也具有明显的疗效；（3）长期坚持按压这个穴位，可以使颜面神经麻痹、牙齿疼痛、癫痫等病症，起到很好的调理和改善的作用。

自我取穴按摩法

① 正坐，举起双手，除拇指外其余四指的指尖朝上，手掌心向内；
② 大拇指的指腹向内，揉按两边眉毛外端凹陷处的穴位，有酸、胀、痛的感觉；
③ 左右两侧穴位，每天早晚各按揉一次，每次各揉按1～3分钟。

取穴 按摩

精确取穴

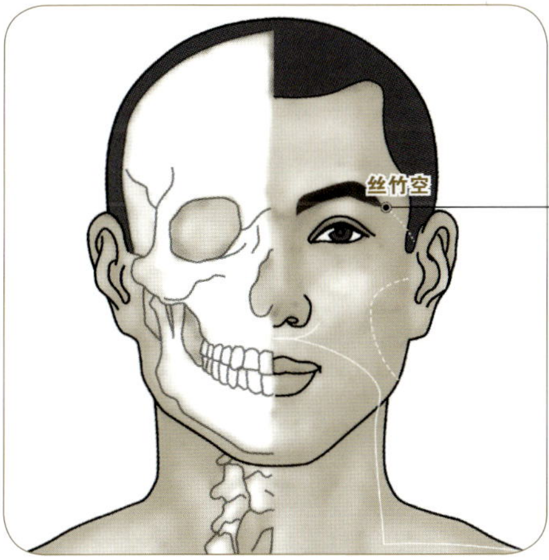

该穴位于人体的面部，眉梢凹陷处

取穴技巧

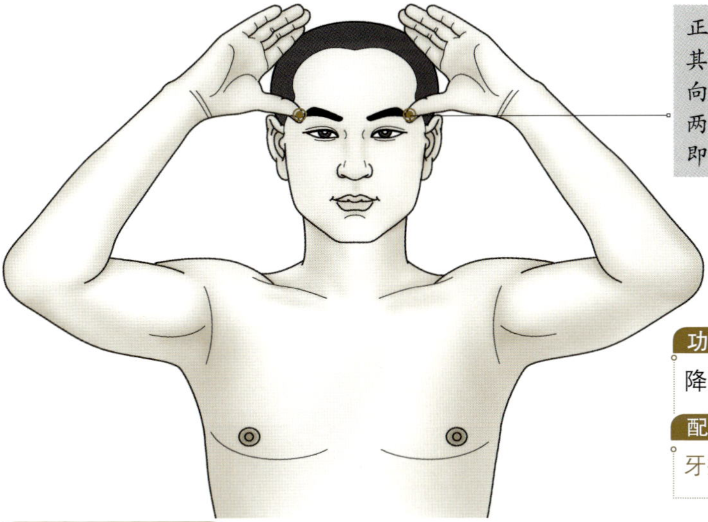

正坐，举双手，除拇指外其余四指指尖朝上，掌心向内，大拇指指腹向内按两边眉毛外端凹陷之穴位即是该穴

功用

降浊除湿

配伍治病

牙痛：丝竹空配耳门

自我按摩

用大拇指指腹向内揉按两边眉毛外端凹陷之穴位，有酸、胀、痛的感觉。每天早晚各一次，每次左右各揉按 1 ~ 3 分钟。

程度	拇指压法	时间/分钟
轻	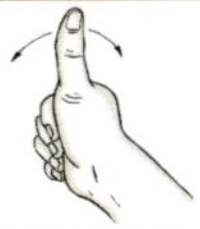	1 ~ 3

第十一章 足少阳胆经经穴

足少阳胆经是现在很热门的一条经脉，它在我们身体上循行的路线是最长的，沿着经络循行刺激能够改善气血的运行，它起始于外眼角，走在我们身体的两个侧面，从小腿到上身，再到脖子和头。在灵枢·经脉有关此经的病候记载：『口苦，善太息，心胁痛，不能转侧，甚者面微有尘，体无膏泽，足外反热，是为阳厥。』主治胸胁、肝胆病症、热性病、精神神经系统病症和头侧部、眼、耳、咽喉等病症，以及本经脉所经过部位之病症。

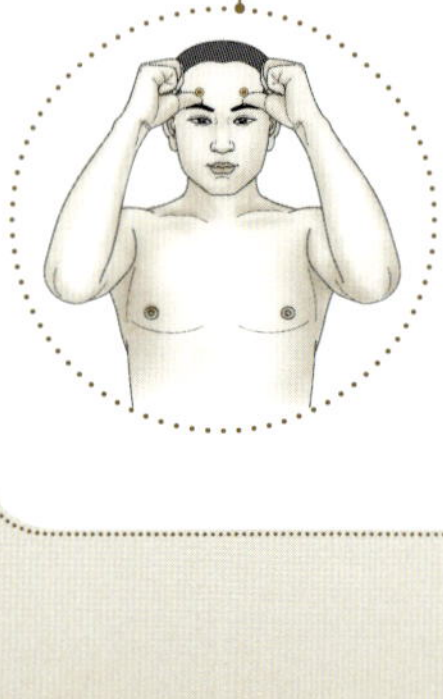

DI-SHIYI ZHANG

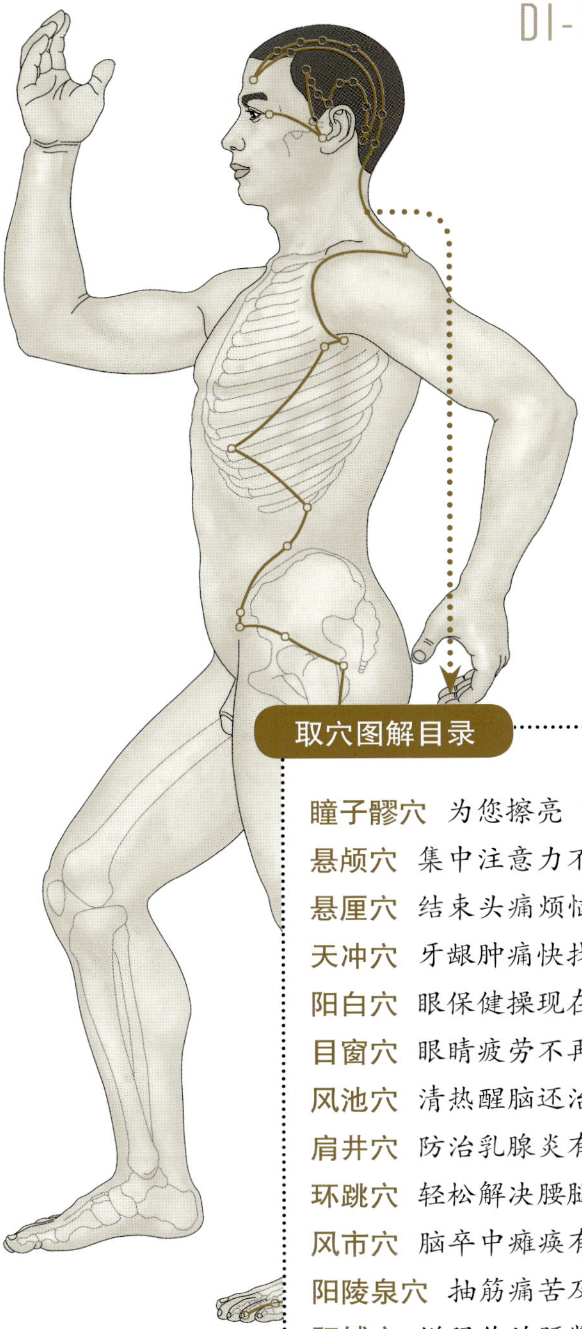

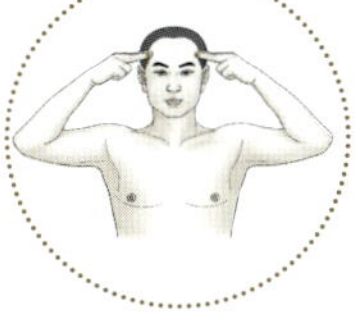

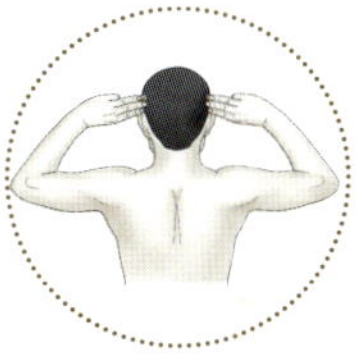

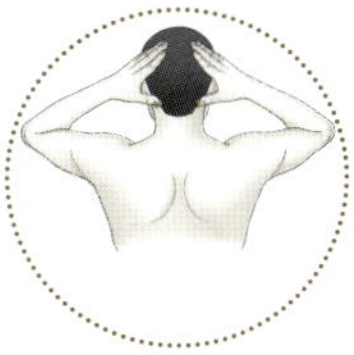

本章看点

取穴图解目录

瞳子髎穴 为您擦亮“心灵的窗户”

悬颅穴 集中注意力不走神

悬厘穴 结束头痛烦恼，提高工作效率

天冲穴 牙龈肿痛快找天冲

阳白穴 眼保健操现在开始

目窗穴 眼睛疲劳不再用滴眼液

风池穴 清热醒脑还治感冒

肩井穴 防治乳腺炎有特效

环跳穴 轻松解决腰腿疼痛

风市穴 脑卒中瘫痪有望行动自如

阳陵泉穴 抽筋痛苦及时了

阳辅穴 增强你的腰肾功能

足临泣穴 脚上功夫治头痛

足窍阴穴 止痛定咳顺气必点穴

113 瞳子髎穴 为您擦亮“心灵的窗户”

主 治 目赤 肿痛 角膜炎 屈光不正

女人到了一定年龄，由于衰老、疲乏、忙碌等种种原因，眼角就会自然而然地出现鱼尾纹。相信眼角上的鱼尾纹会令很多女人心烦意乱，因为这意味着身体功能的衰退，意味着皮肤的松弛，意味着青春已经远去，意味着年岁留下的不可磨灭的沧桑。其实，有了鱼尾纹也大可不必惊慌，只要每天坚持正确按摩瞳子髎穴，就能消除或者减少鱼尾纹。瞳子髎，此经穴名出自《针灸甲乙经》：“手太阳，手、足少阳之会。”别名后曲、鱼尾、太阳、前关，属足少阳胆经。《铜人腧穴针灸图经》中记载：“治青盲目无所见，远视䀮䀮，目中肤翳，白膜，目外眦赤痛。”《类经图翼》中云：“一云兼少泽，能治妇人乳肿。”从这些医书的记载中可以看出，古代医家对这个穴位的作用已经颇有研究了。

命名：瞳子，指人体眼珠中的黑色部分，为肾水所主之处，这里指穴内物质为肾水特征的寒湿水汽；髎，孔隙的意思。“瞳子髎”指穴外天部的寒湿水汽在此穴位汇集后冷降归地。本穴为胆经头面部的第一穴，胆及其所属经脉主半表半里，在上焦主降，在下焦主升，本穴的气血物质是在头面部的寒湿水汽汇集后，从天部冷降至地部，冷降的水滴细小如同从孔隙中散落一样，所以名“瞳子髎”，也称太阳穴、前关穴、后曲穴。

部位：属足胆经经脉的穴位，在人体面部，眼睛外侧约0.1寸处。

主治：（1）经常按摩这个穴位，几乎能治疗所有的眼部疾病，如目赤肿痛、角膜炎、屈光不正、青光眼等；（2）长期按压这个穴位，对头痛、三叉神经痛、颜面神经痉挛及麻痹等病症，都具有很好的调理和保健作用。

自我取穴按摩法

① 正坐或者仰卧，两只手屈肘朝上，手肘弯曲并支撑在桌上，五指朝天，掌心向着自己；

② 把两只手的大拇指放在眼睛外侧，两手的大拇指相对用力，垂直揉按穴位，有酸、胀、痛感；

③ 左右两穴，每天早晚各揉按一次，每次揉按1～3分钟，或者两侧穴位同时揉按。

取穴 按摩

精确取穴

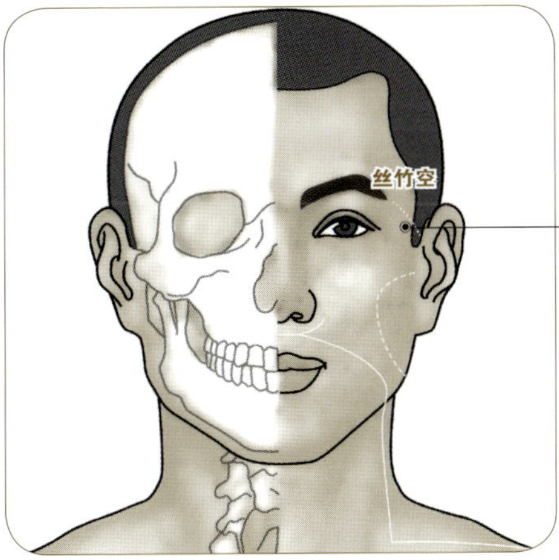

该穴位于人体的面部，当目外眦旁 0.1 寸处

取穴技巧

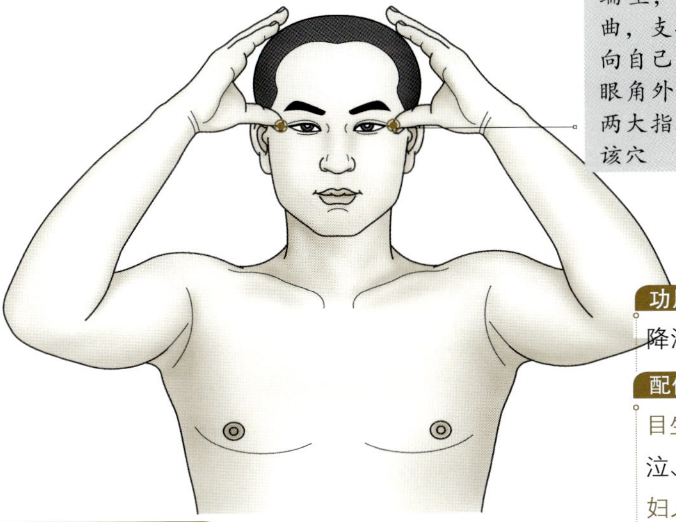

端坐，两手屈肘朝上，手肘弯曲，支撑桌上，五指朝天，掌心向自己。以两手大拇指置于头部眼角外侧，太阳穴斜下、前方，两大指相对用力垂直按穴位即是该穴

功用

降浊去湿

配伍治病

目生内障：瞳子髎配合谷、临泣、睛明

妇人乳肿：瞳子髎配少泽

自我按摩

两大拇指相对用力垂直揉按瞳子髎穴，有酸、胀、痛的感觉。每天早晚各揉按一次，每次左右各（或双侧同时）揉按 1 ~ 3 分钟。

程度	拇指压法	时间/分钟
重	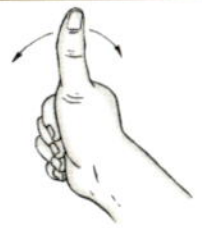	1 ~ 3

第十一章 足少阳胆经经穴

114 悬颅穴 集中注意力不走神

主治 面肿 目外眦痛 齿痛

俗话说："可怜天下父母心。"父母亲们都为自己的儿女操心，尤其操心孩子的学习。可是，很多家长都发现自己的孩子在学习的时候，非常容易分心，注意力极不集中。在这里，告诉家长们一个可以解决问题的好办法，那就是帮助孩子多多按摩悬颅穴，就能够帮助孩子们集中注意力。悬颅穴，此经穴名出自《灵枢·寒热病》，属足少阳胆经。《针灸甲乙经》中记载："热病头痛，身重，悬颅主之。"《铜人腧穴针灸图经》云："治热病，烦满汗不出，头偏痛，引目外眦赤，身热齿痛，面肤赤痛。"《类经图翼》中也说："主治头痛齿痛，偏头痛引目，热病汗不出。"可见，悬颅穴是一个很有用处的穴位。

命名：悬，吊挂的意思；颅，在古代指人的头盖骨，这里指穴位内气血为寒湿水汽。"悬颅"的意思是指胆经的天部之气在这里散热后吸附水湿。本穴物质为颔厌穴传来的温热风气，至本穴后散热冷缩，并吸附天部中的寒湿水汽，穴内气血就如同天部中的水湿云层一样，所以名"悬颅"，也称髓孔穴、髓中穴、米啮穴。"髓孔"的意思是说指穴内气血为寒湿水汽；"米啮"的意思是指穴内气血为天部中聚集的水滴。

部位：这个穴位在人体的头部鬓发上，当头维穴与曲鬓穴弧形连线的中点处。

主治：（1）按摩这个穴位能够集中注意力；（2）长期按摩这个穴位，能够有效治疗偏头痛、面肿、目外眦痛、齿痛等疾患；（3）配颔厌穴，治疗偏头痛；配曲池穴、合谷穴，治疗热病头痛；配风池穴、外关穴，具有祛风止痛的作用，能够治疗偏头痛；配丝竹空穴、太阳穴、风池穴，有疏风明目的作用，能够治疗目外眦痛；配人中穴，具有通经消肿的作用，能够治疗面肿。

自我取穴按摩法

① 正坐，食指和中指并拢，掌心朝内，食指的指尖放在额角发际，中指所在的部位就是该穴；
② 把食指和中指放在悬颅穴上轻轻按揉；
③ 左右穴位，每天早晚各按揉一次，每次按揉1～3分钟。

取穴 按摩

精确取穴

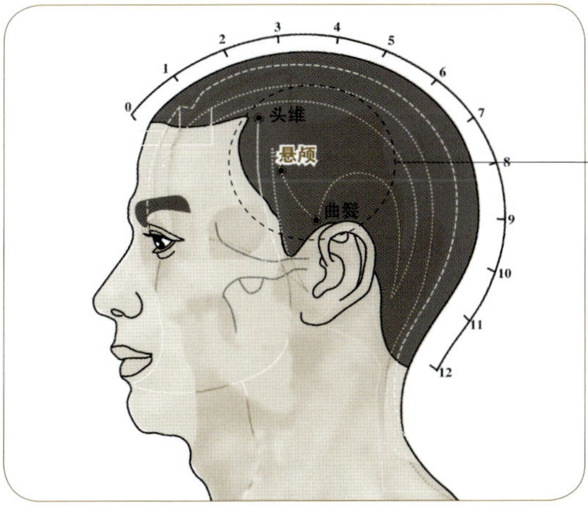

该穴位于人体的头部鬓发上，当头维穴与曲鬓穴弧形连线的中点处

取穴技巧

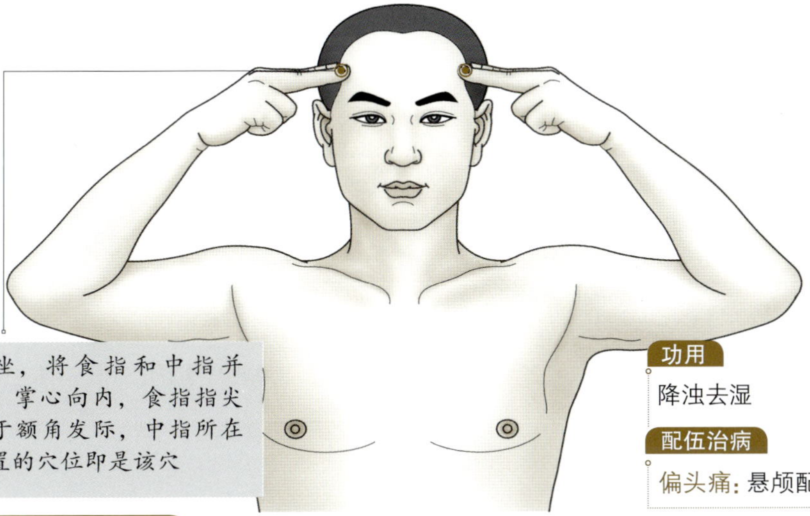

正坐，将食指和中指并拢，掌心向内，食指指尖置于额角发际，中指所在位置的穴位即是该穴

功用

降浊去湿

配伍治病

偏头痛：悬颅配颔厌

自我按摩

将食指和中指置于悬颅穴上轻轻的揉按，每天早晚各揉按一次，每次各揉按1 ~ 3分钟。

程度	二指压法	时间/分钟
轻	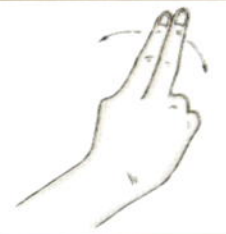	1 ~ 3

115 悬厘穴 结束头痛烦恼，提高工作效率

主 治 偏头痛 面肿 目外眦痛

有时候，有的人第二天一早起床发现自己落枕了。落枕的人经常是头一天晚上睡觉的时候，脖子还是好好的，可是第二天清晨一觉醒来，却发现脖子酸痛，不能转动，并且影响到工作和日常生活，让人十分痛苦。那么，是什么原因造成落枕的呢？原来，在睡觉的时候，头部位置不当，或者枕头过高，或者肩部受风，都会引起了落枕。其实，治疗落枕的方法非常简单。如果你稍微懂一些中医的穴位治疗原理，只要按压自己的悬厘穴，就能够使症状迅速得到缓解。此外，按压悬厘穴，还能够有效治疗头痛，使你不受头痛的困扰，能够提高工作学习的效率。不信的话，你就试一试吧！悬厘穴出自《针灸甲乙经》。

命名：悬，吊挂的意思；厘，治理的意思。“悬厘”的意思是指胆经气血在此穴位降浊分清。本穴物质为悬颅穴冷降下传的水湿之气，到达本穴后，滞重的寒湿水汽进一步下行，小部分清气由本穴外输头的各部位。本穴对天部的水湿风气有治理的作用，所以名“悬厘”。因为在本穴汇集的气血当中，既有手少阳的上行之气，又有足阳明的下行之气，所以本穴为手足少阳、阳明之会。

部位：该穴位于人体的头部鬓发上，当头维穴与曲鬓穴弧形连线的上3/4与下1/4交点处。

主治：（1）每天坚持按摩这个穴位，能够有效治疗偏头痛、面肿、目外眦痛、耳鸣、上齿疼痛等疾患；（2）配鸠尾穴，能够治疗由于热病、偏头痛引起的目外眦；配束骨穴能够治疗癫痫。

自我取穴按摩法

① 正坐，把食指、中指和无名指并拢，手掌心朝内，食指的指尖放在额角发际处，此时，无名指所在的部位就是这个穴位；

② 把食指和中指放在穴位上轻轻按揉；

③ 左右两侧穴位，每天早晚各按揉一次，每次按揉1～3分钟。注意：用力要稍轻一些，不要太重。

取穴 按摩

精确取穴

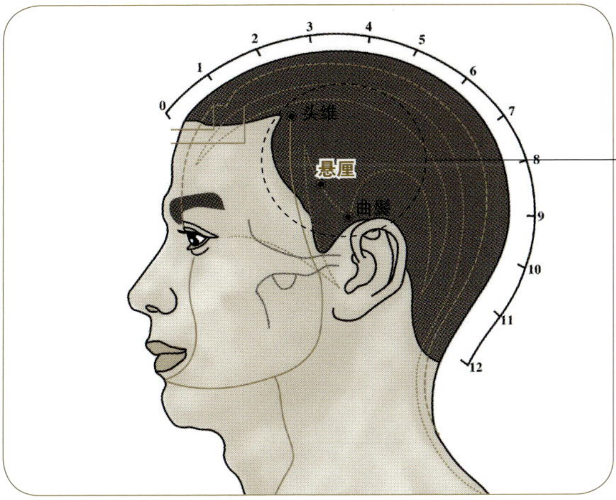

当头维穴与曲鬓穴弧形连线的上 3/4 与下 1/4 交点处

取穴技巧

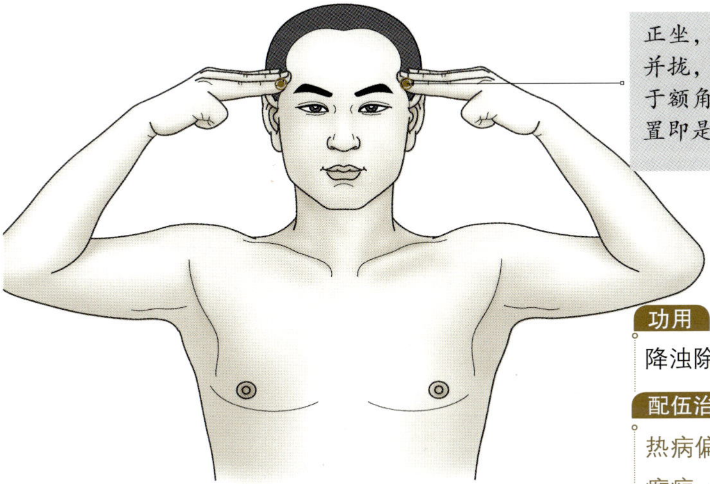

正坐，将食指、中指和无名指并拢，掌心向内，食指指尖置于额角发际，无名指指所在位置即是该穴

功用

降浊除湿

配伍治病

热病偏头痛：悬厘配鸠尾

癫痫：悬厘配束骨

自我按摩

将食指和中指置于悬颅穴上轻轻地揉按，每天早晚各一次，每次各揉按 1 ~ 3 分钟。

程度	二指压法	时间/分钟
轻	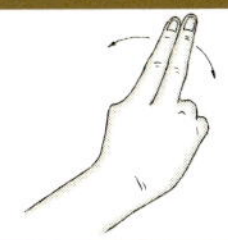	1 ~ 3

116 天冲穴 牙龈肿痛快找天冲

主治 头痛 齿龈肿痛 癫痫

这个穴位的名称出自《针灸甲乙经》，在《备急千金要方》作“天衢”，属足少阳胆经。关于这个穴位的具体位置，在中国古代医书中有多种多样的说法，例如:《针灸甲乙经》中说这个穴位:“在耳上如前三分。”《铜人腧穴针灸图经》中云:“耳后入发际二寸。”《循经考穴编》中云:“在耳平后三分，入发际二寸。”《医学入门》中云:“承灵后一寸半。”意思就是说它在承灵穴的旁边。另外，在《足少阳胆经穴位分寸歌》中说:“天冲率后三分许，冲斜下寸浮白悬。”不管怎样，这个穴位都是一个交会穴，《素问·气府论》王冰注“足太阳少阳之会”。作为足少阳胆经上的一个重要穴位，它具有止痛的作用。比如说，当你在头痛或者牙龈肿痛的时候，只需要轻轻按摩一下这个穴位，很快就能见效，效果非常明显。

命名：天，指天部气血；冲，指气血运行为冲射之状。“天冲”的意思是指胆经经气吸热后胀散，并由本穴冲射于天之各部。本穴物质为率谷穴传来的水湿之气，到达本穴后，因受穴外传入之热，水湿之气胀散，并冲射于胆经之外的天部，所以名“天冲”，也称天衢穴。“天衢”指穴内气血向外的输出状态，胆经气血由此穴位向天之各部传输。

部位：这个穴位在头部，当耳根后缘直上入发际2寸，率谷穴后0.5寸处。

主治：（1）经常按摩这个穴位，具有益气补阳的作用；（2）经常按摩这个穴位，能够有效治疗头痛、齿龈肿痛、癫痫、惊恐、瘿气等疾患；（3）配目窗穴、风池穴，能够有效治疗头痛。

自我取穴按摩法

① 正立，两只手抬起，手掌心朝外，把食指、中指和无名指并拢，平贴在耳尖后，食指位于耳尖后的发际，则无名指所在的位置就是这个穴位；

② 将四指并拢，轻轻按揉这个穴位；

③ 左右两侧穴位，每天早晚各按揉一次，每次各按揉1～3分钟，或者两侧穴位同时按揉。

取穴 按摩

精确取穴

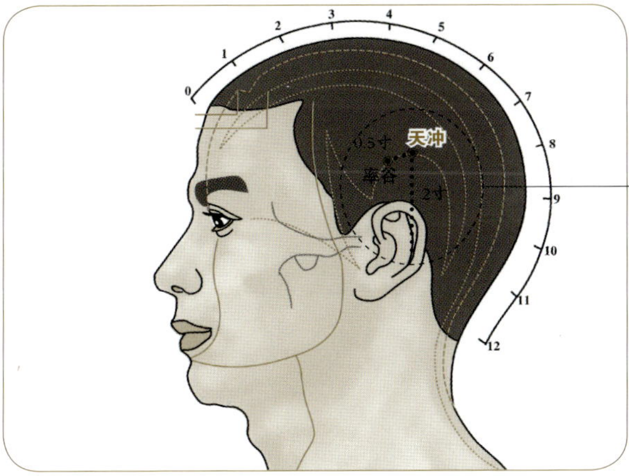

当耳根后缘直上入发际2寸，率谷穴后0.5寸

取穴技巧

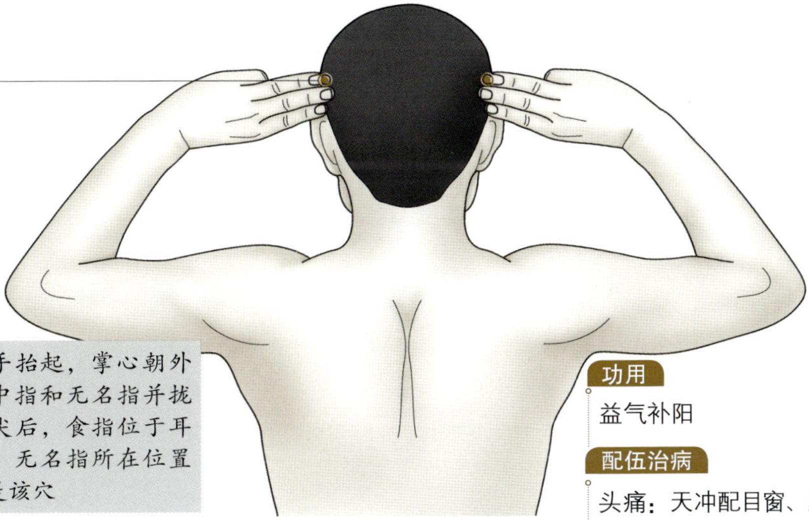

正立，双手抬起，掌心朝外将食指、中指和无名指并拢平贴于耳尖后，食指位于耳尖后发际，无名指所在位置的穴位即是该穴

功用

益气补阳

配伍治病

头痛：天冲配目窗、风池

自我按摩

将食指、中指和无名指四指并拢轻按于天冲穴，每天早晚各揉按一次，每次左右各（或双侧同时）揉按1～3分钟。

程度	四指压法	时间/分钟
轻	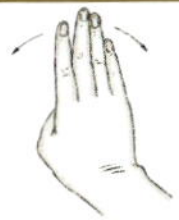	1～3

117 阳白穴 眼保健操现在开始

主治 目眩 目痛 外眦疼痛 雀目

此穴位名出自《针灸甲乙经》:“足少阳、阳维之会”;《素问·气府论》王冰注:“足阳明、阴维之会”;《针灸大成》云:“手足阳明、少阳、阳维五脉之会。”据古代医书记载，这个穴位能够治疗头痛、头风、目眩、目赤肿痛、眉目间痛、夜盲、近视、远视、眼睑瞤动、项强急不可以顾、背寒不得温等病症。在近代中医临床中，有经验的医生还利用这个穴位治疗面瘫、三叉神经痛、眶上神经痛、眼睑下垂等多种疾病。尤其是经常按摩这个穴位，对眼部保健具有非常明显的疗效。

命名：阳，天部的意思，这里指气；白，明亮清白的意思。“阳白”的意思是指胆经的湿冷水汽在这个穴位处吸热后胀散。本穴物质是本神穴传来的天部湿冷水汽，由于在下行的过程中不断吸热，水湿之气还未进入这个穴位就已受热胀散，并化为阳热风气，传输于头之各部，穴内的天部层次变得明亮清白，所以名“阳白”。因为本穴吸热胀散的阳热风气不光上传足少阳胆经的头临泣穴，同时还外走阳维脉，所以这个穴位是足少阳、阳维的交会点。

部位：属足胆经经脉的穴位，在人体面部，瞳孔的直上方，距离眉毛上缘约1寸处。

主治：（1）这个穴位几乎能治疗所有的眼部疾病，按摩这个穴位，具有明目祛风的作用；（2）坚持每天按摩这个穴位，对头痛、视物模糊、眶上神经痛、面神经麻痹、眼睑下垂、夜盲、眼睑瘙痒、呕吐、恶寒等病症，具有很好的调理、改善、治疗和保健作用；（3）配太阳穴、睛明穴、鱼腰穴，能够治疗目赤肿痛、视物昏花、上睑下垂等症状。

自我取穴按摩法

① 正坐、仰靠或者仰卧，两只手举起，两手肘的肘尖支撑在桌面上；

② 轻轻握拳，手掌心向下，用大拇指弯曲时的指节处，从内往外轻轻刮按穴位处，有一种特殊的酸痛感；

③ 左右两穴位，每天早晚各刮按一次，每次刮按1～3分钟，或者两侧穴位同时刮按。

取穴 按摩

精确取穴

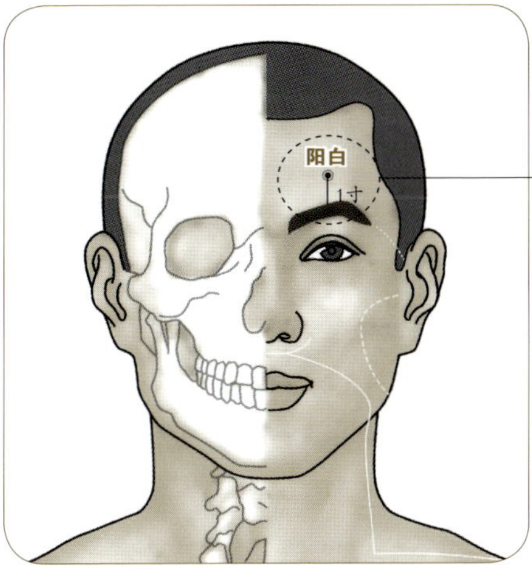

该穴位于前额部，当瞳孔直上，眉上1寸

取穴技巧

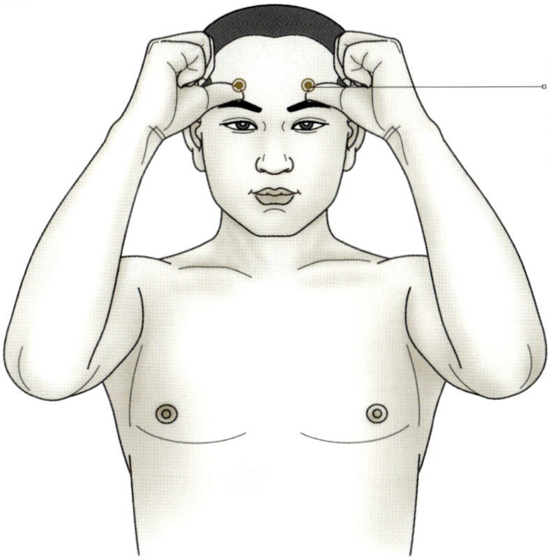

正坐，举两手两肘尖顶放桌面上，轻握拳，掌心向下，将拇指指尖贴于眉梢正上方，拇指指尖正上方的穴位即是该穴

功用

生气壮阳

配伍治病

目赤肿痛、视物昏花、上睑下垂：阳白配太阳、睛明、鱼腰

自我按摩

用大拇指弯曲时的指节处，从内往外轻轻刮按穴位处，有一种特殊的酸痛感。每天早晚各揉按一次，每次左右各（或双侧同时）揉按1～3分钟。

程度	拇指压法	时间/分钟
轻	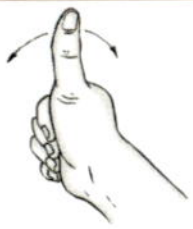	1～3

118 目窗穴 眼睛疲劳不再用滴眼液

主 治　远视　近视　小儿惊痫

此穴位名出自《针灸甲乙经》，别名至营，属足少阳胆经。《针灸甲乙经》中说它“在临泣后一寸”，《神应经》和《针灸大成》中说它在“临泣后一寸半”。根据古代医书记载，这个穴位能够治疗头痛、头眩、目痛、目远视不明、青盲、白膜覆瞳子、头面浮肿、上齿龋肿等疾患。在现代中医临床中，常利用这个穴位治疗近视。眼睛近视的学生，平常只要多按按这个穴位，对视力的保健就极有好处。此外，经常按压这个穴位，还能够缓解眼睛的疲劳、酸涩，使眼睛变得炯炯有神，恢复眼睛的光彩。

命名：目，肝之所主，这里指穴内物质为肝木之性的风气；窗，气体交换的通道。“目窗”的意思是指胆经气血在穴位这里吸热后化为阳热风气。本穴物质为头临泣穴传来的弱小水湿之气，到达本穴后，因为受穴外所传之热的影响，弱小的水湿之气吸热胀散，并化为阳热风气传于穴外，所以名“目窗”，也称至荣穴、至宫穴。“至荣”的意思是指穴内的阳热风气充实饱满；“至宫”的意思是指穴内气血为饱满的卫外之气。因为本穴气血为饱满的阳热风气，它一方面循胆经上行正营穴，另一方面上行并交于阳维脉所在的天部层次，所以是足少阳、阳维之交会处。

部位：这个穴位在人体的头部，当前发际上1.5寸，头正中线旁开2.25寸处。

主治：（1）按摩这个穴位，具有补气壮阳的作用；（2）经常按摩这个穴位，对头痛、目眩、目赤肿痛、远视、近视、面部浮肿、上齿龋肿、小儿惊痫，具有非常明显的疗效；（3）配关冲穴、风池穴，治疗头疼；配陷谷穴，治疗面目水肿。

自我取穴按摩法

① 端坐在桌子旁边，略微低头，臂肘放在桌子上，手掌心朝内，小指平贴在发际处，中指所在的部位就是该穴；

② 用食指和中指轻轻按揉穴位；

③ 左右两侧穴位，每天早晚各按揉一次，每次各按揉1～3分钟，或者两侧穴位同时按揉。

取穴 按摩

精确取穴

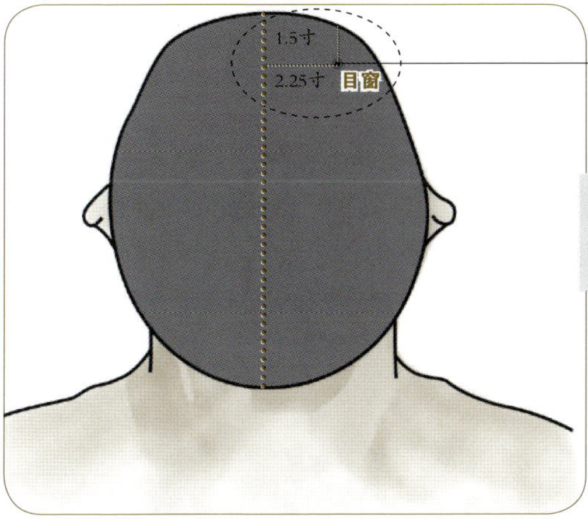

目窗穴位于人体的头部，当前发际上1.5寸，头正中线旁开2.25寸

取穴技巧

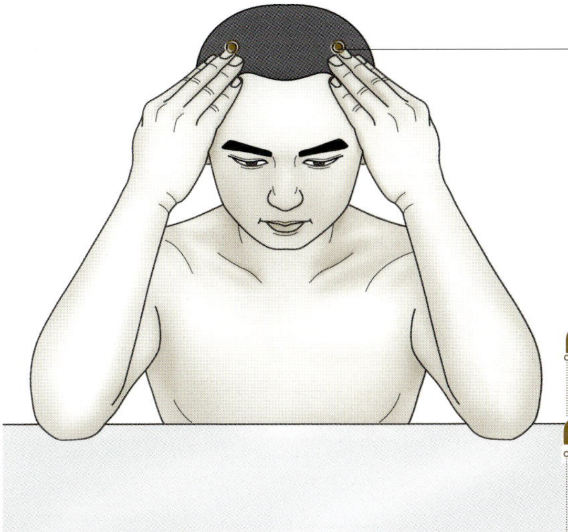

端坐于桌旁，略微低头，臂肘置于桌上，掌心向内，小指平贴于发际处，中指所在位置的穴位即是

功用

补气壮阳

配伍治病

头疼：目窗配关冲、风池

面目水肿：目窗配陷谷

自我按摩

用食指和中指轻按目窗穴，每天早晚各一次，每次左右各（或双侧同时）按1～3分钟。

程度	二指压法	时间/分钟
轻	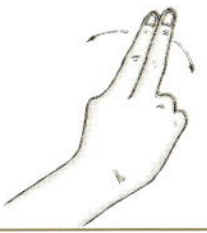	1～3

119 风池穴 清热醒脑还治感冒

主 治 感冒 头痛 头晕 脑卒中

此穴位最早见于《灵枢·热病》篇，云："风为阳邪，其性轻扬，头顶之上，惟风可到，风池穴在颞颥后发际陷者中，手少阳、阳维之会，主中风偏枯，少阳头痛，乃风邪蓄积之所，故名风池。"《针灸甲乙经》中说它："在颞颥（脑空）后发际陷者中。"《素问·气府论》王冰注："在耳后陷者中，按之引于耳中。"《医学入门》中云："耳后一寸半，横侠风府。"据古代医典记述，这个穴位能够治疗头痛、眩晕、热病汗不出、疟疾、脑卒中不语、瘿气、颈项强痛、目不明、目泣出、目赤痛、眼目生花、耳病、鼻鼽衄、痉挛不收等疾病。

命名：风，指穴内物质为天部的风气；池，囤积水液之器，这里指穴内物质富含水湿。"风池"的意思是指有经气血在此穴位化为阳热风气。本穴物质为脑空穴传来的水湿之气，至本穴后，受外部之热，水湿之气胀散并化为阳热风气，然后输散于头颈各部，所以名"风池"，也称热府穴。"热府"的意思是指本穴气血的变化为受热膨胀。因为本穴吸热胀散的阳热风气不仅传输胆经，而且输向阳维脉所在的天部层次，所以是足少阳、阳维之交会处。

部位：属足胆经经脉的穴位，位于人体的后颈部，后头骨下，两条大筋外缘陷窝中，与耳垂齐平。

主治：（1）按摩这个穴位，具有醒脑明目、快速止痛、保健调理的功效；（2）长期按摩这个穴位，对感冒、头痛、头晕、脑卒中、热病、颈项强痛、眼病、鼻炎、耳鸣、耳聋、咽喉疾患、腰痛等疾患，具有很好的调理保健效能；（3）每天坚持按摩这个穴位，对高血压、脑震荡、面部肌肉痉挛和荨麻疹也具有治疗效果。

自我取穴按摩法

① 正坐，举臂抬肘，手肘大约与肩同高；
② 屈肘向头，双手放在耳后，手掌心朝内，手指尖向上，除拇指外其余四指轻轻扶住头（耳上）的两侧；
③ 用大拇指的指腹从下往上按揉穴位，有酸、胀、痛的感觉，重按时鼻腔还会有酸胀感；
④ 每天早晚各按揉左右两穴位一次，每次按揉1～3分钟。

取穴 按摩

精确取穴

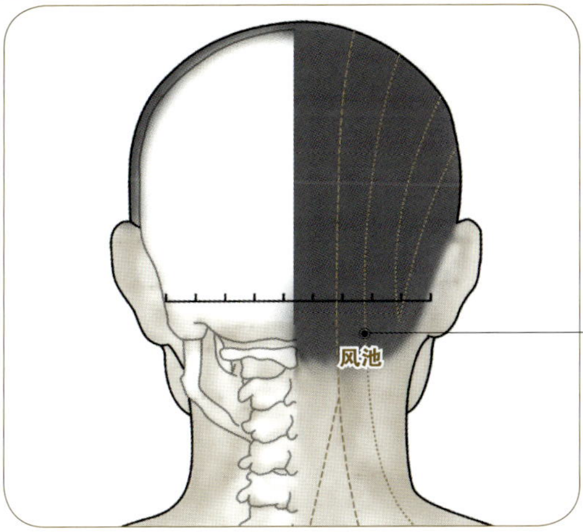

风池穴位于后颈部，后头骨下，两条大筋外缘陷窝中，与耳垂齐平

取穴技巧

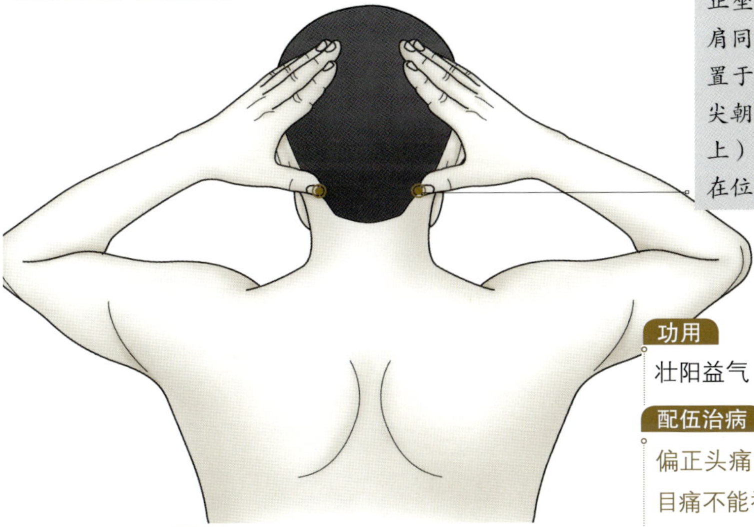

正坐，举臂抬肘，肘约与肩同高，屈肘向头，双手置于耳后，掌心向内，指尖朝上，四指轻扶头（耳上）两侧。大拇指指腹所在位置即是该穴

功用

壮阳益气

配伍治病

偏正头痛：风池配合谷、丝竹空

目痛不能视：风池配脑户

自我按摩

用大拇指指腹，由下往上揉按穴位，有酸、胀、痛的感觉，重按时鼻腔有酸胀感。每天早晚各揉按一次，每次左右各（或双侧同时）揉按 1 ~ 3 分钟。

程度	拇指压法	时间/分钟
重	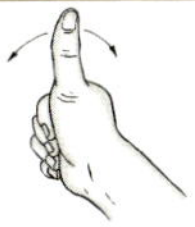	1 ~ 3

120 肩井穴 防治乳腺炎有特效

主治 头颈强痛 颈项不得回顾 肩背疼痛

肩井穴是一个比较特殊的穴位。按摩这个穴位时，如果用力太重，可能会导致人体半身麻痹，手不能举，甚于令人昏晕。所以在很多防身术和武功招式之中，就有“重击肩井穴”这一个动作。假如女性在路上偶遇不良分子，就可以通过重击对方的肩井穴，达到防身自卫的目的。但是如果对这个穴位轻揉慢按，却能够缓解工作压力、放松肩颈僵硬，疏通经络血脉。据古代医书记述，肩井穴能治疗“肩背痹痛，臂不举，颈项不得回顾，中风气塞，涎上，不语，气逆，翻胃，呕吐，咳逆上气，瘰疬，虚劳，产后乳汁不下，乳痈，妇人产晕，难产”等疾患。《针灸甲乙经》云：“在肩上陷者中，缺盆上，大骨前。”《太平圣惠方》云：“在肩上陷罅中，缺盆上，大骨前一寸半，以三指按之，当其中指下陷者中是也。”《扁鹊神应针灸玉龙经》云：“在肩端上缺盆尽处。”《针方六集》云：“如取左穴，用本人右手小指按于左肩柱骨尖上，平排三指，取中指下第一节中是穴。取右穴，亦如是。”

命名：肩，指穴位在肩部；井，指地部孔隙。“肩井”是指胆经的地部水液从这个穴位流入地之地部。本穴物质为胆经上部经脉下行而至的地部经水，到达本穴后，经水由本穴的地部孔隙流入地之地部，所以名“肩井”，也称肩解穴、髆井穴。

主治：（1）按摩此穴位对肩背痹痛、手臂不举、颈项强痛等病疾，具有特殊疗效；（2）长期按摩这个穴位，对乳痈、脑卒中、瘰疬、难产、乳腺炎、功能性子宫出血、产后子宫出血、神经衰弱、半身不遂、脑贫血、脚气、狐臭等症状，都具有缓解、调理、治疗和保健作用；（3）配足三里穴、阳陵泉穴，治疗脚气酸痛。

自我取穴按摩法

① 正坐，双手交叉，掌心向下，放在肩上；

② 把中间三指放在肩颈交会处，用中指的指腹向下按揉，有酸麻、胀痛的感觉；

③ 每天早晚各按揉左右两穴一次，每次按揉1～3分钟，也可以两侧穴位同时按揉。

取穴 按摩

精确取穴

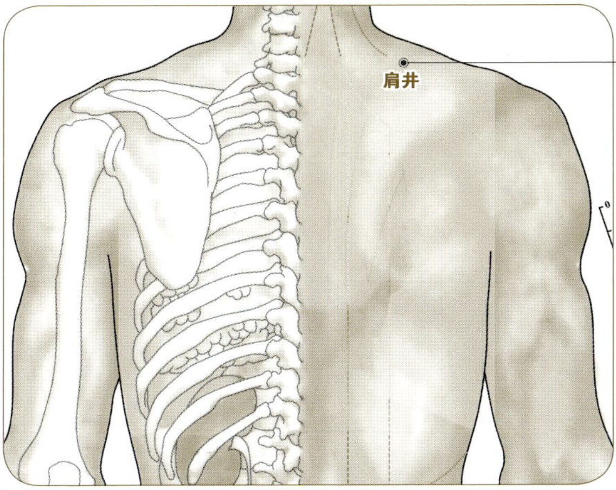

肩井穴位于人体的肩上，前直乳中，大椎与肩峰端连线的中点，即乳头正上方与肩线交接处

取穴技巧

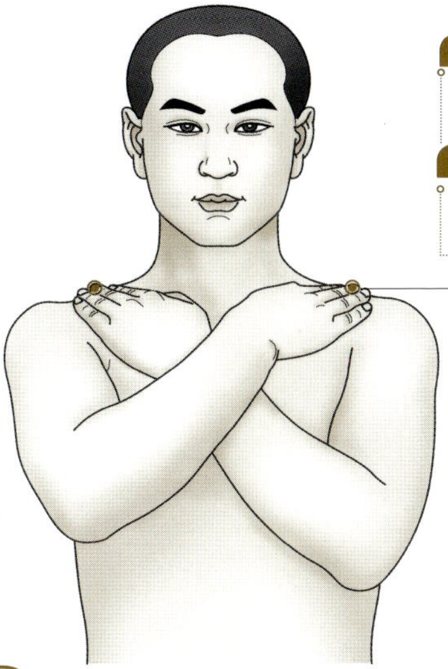

功用

疏导水液

配伍治病

脚气酸痛：肩井配足三里、阳陵泉

正坐，双手交叉，掌心向下，放在肩上，以中间三指放在肩颈交会处，中指指腹所在位置的穴位即是该穴

自我按摩

用中指指腹向下揉按，会有特殊酸麻、胀痛的感觉。每天早晚各按压一次，每次左右各（或双侧同时）按压1～3分钟。

程度	中指压法	时间/分钟
重	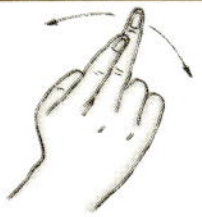	1～3

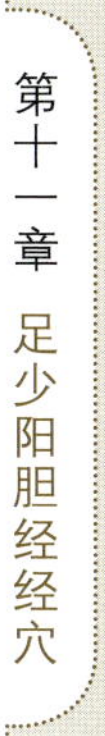

121 环跳穴 轻松解决腰腿疼痛

主 治 腰胯疼痛 下肢痿痹等腰腿病

据古代医书记载，环跳穴可以治疗偏风、半身不遂、髀枢痛不可举、腰胁相引急痛、腰胯痛不得转侧、冷风湿痹、痹不仁、股膝酸痛、胫痛不可屈伸、足麻痹、风疹等疾病。在日常生活中，我们可能会有碰到一不小心就闪了腰的情况，或者遇到身体不舒服，腰痛得让人难受，而且使得人体的整个身子像虾一样弯曲着，没有办法伸直，走路的时候也驼着背，在躺卧的时候一定要垫棉絮，并且在床上直挺挺的丝毫也不能够动弹，稍微转下身就会疼得要命。遇到这种情况时，只要轻轻按揉背部痛点和环跳穴，就能够迅速止痛，并使疼痛难受的身体得以舒缓。这个穴位，《针灸甲乙经》云："在髀枢中。侧卧，伸下足，屈上足取之。"《神应经》云："即砚子骨下宛中也。"《素问·气府论》王冰注："足少阳，太阳二脉之会。"

命名：环，一种圆形而中间有孔的玉器，或者一串连环中的某一节，这里指穴内物质为天部肺金特性的凉湿之气；跳，跳动的意思，阳之健，这里指穴内阳气健盛。"环跳"的意思是指胆经水湿在这里大量气化为天部阳气。本穴物质为肩髎穴传来的地部水湿，到达本穴后，水湿渗入穴内丰满的肌肉中并气化为天部的阳气，穴内阳气健盛，所以名"环跳"，也称髌骨穴、髋骨穴、分中穴、环各穴、髀枢穴、髀厌穴。

部位：属足胆经经脉的穴位，在人体的股外侧部，侧卧屈股，当股骨大转子最凸点与骶管裂孔连线的外1/3与中1/3的交点处。

主治：（1）这个穴位对腰痛、背痛、腿痛、坐骨神经痛等疾病具有特效；（2）长期按摩这个穴位，对下肢麻痹、腰部肌炎、大腿肌炎、膝部肌炎、风疹、脚气等症状，具有很好的调理、改善、医治和保健作用。

自我取穴按摩法

① 自然站立或者侧卧；

② 把同侧的手叉腿臀上，除拇指外其余四指在前，大拇指的指腹稍用力按摩穴位，有酸痛感，用力按压时下肢还有酸麻感；

③ 先左后右，两侧穴位每次各按压3~5分钟。也可以先按健侧，再按患侧。

取穴 按摩

精确取穴

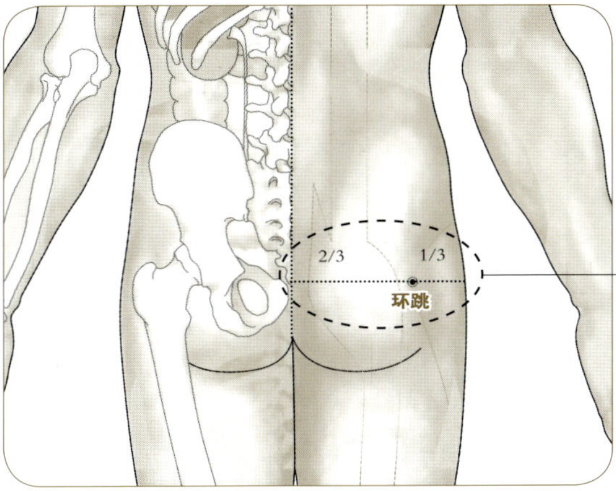

股骨大转子最凸点与骶管裂孔连线的外 1/3 与中 1/3 交点处

取穴技巧

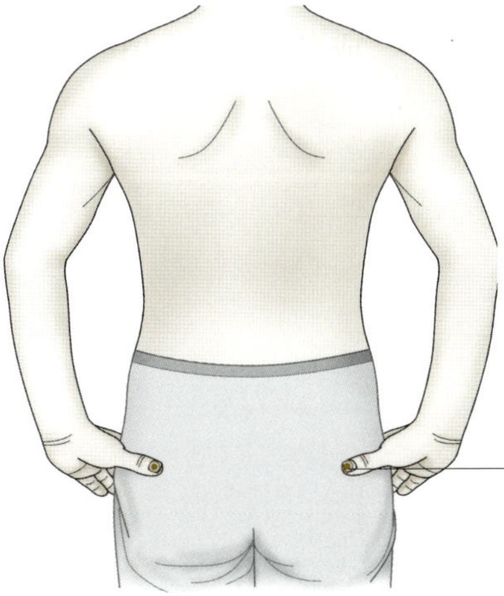

功用

运化水湿

配伍治病

下肢痹痛：环跳配殷门、阳陵泉、委中

风疹：环跳配风池、曲池

自然站立，或侧卧，同侧手叉同侧腿臀上，除拇指外其余四指在前，大拇指指腹所在的穴位即是

自我按摩

同侧手叉腿臀上，除拇指外其余四指在前，用大拇指指腹稍出力按摩。每次左右各按压 3 ~ 5 分钟。先左后右或先按健侧，再按患侧。

程度	拇指压法	时间/分钟
重	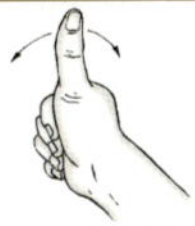	3 ~ 5

122 风市穴 脑卒中瘫痪有望行动自如

主治 脑卒中半身不遂 下肢痿痹 遍身瘙痒

不知你或者你的家人是否受到风湿的困扰？或者总是感到腰腿酸疼，甚至时常有肢体麻木的感觉？遇到这种情况，你不妨按揉一下风市穴。《肘后备急方》中记载：“在两髀外，可平倚垂手，直掩髀上，当中指头大筋上，捻之自觉好也”。《针灸玉龙经》云：“在膝外廉上七寸，垂手中指尽处是穴。”在古代医书中，还记载这个穴位对风痹疼痛、半身不遂、脚气、腰腿酸痛、两膝挛痛、足胫顽麻、足膝无力、尿床、浑身瘙痒等疾患具有良好的疗效。在近现代中医临床中，有经验的医生经常利用这个穴位治疗患者的坐骨神经痛、股外侧皮神经痛、下肢瘫痪、荨麻疹、脚冷、痹痛、风湿性关节炎、膝腿酸软无力、腰重起坐难等疾患。按摩风市穴对这些症状具有很好的改善效果。

命名：风，风气的意思；市，集市的意思。“风市”的意思是指胆经经气在这个穴位散热冷缩后，化为水湿风气。本穴物质为环跳穴传来的天部凉湿水汽，到达本穴后，凉湿水汽进一步散热缩合变为天部的水湿云气，水湿云气由本穴的天部层次横向向外传输，此穴位就如同风气的集散之地，所以名“风市”。

部位：属足胆经经脉的穴位，在人体大腿外侧的中线上，当腘横纹上7寸，或者直立垂手时，中指尖所在的部位。

主治：（1）长期按摩这个穴位，具有祛风湿、利腿足的作用；（2）按摩这个穴位，对脚痛、腿膝酸痛、腰重起坐难等病症，具有特殊的疗效；（3）长期坚持按压这个穴位，能够有效治疗下肢神经麻痹、脚气、股外神经炎、全身瘙痒、半身不遂等疾患；（4）配风池穴、大杼穴、大椎穴治疗强直型脊椎炎。

自我取穴按摩法

① 直立或者侧卧，手自然下垂，手掌轻贴大腿中线如同立正一样；
② 用中指的指腹垂直下压穴位，有酸、胀、麻等感觉；
③ 先左后右，每次两侧穴位各按压1～3分钟，也可以两侧穴位同时按揉。

取穴 按摩

精确取穴

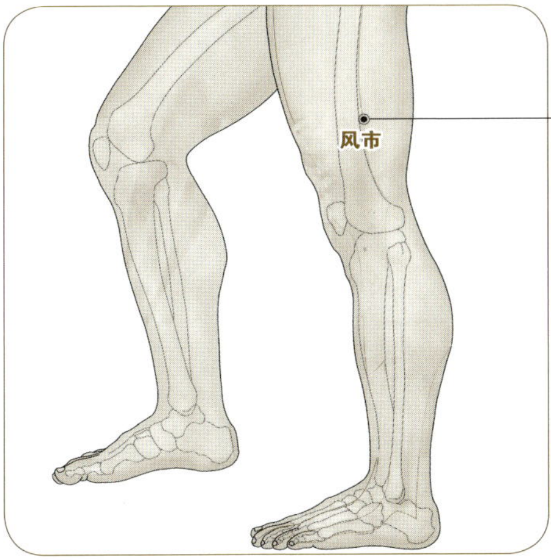

风市穴位于人体的大腿外侧部的中线上，当腘横纹上 7 寸

取穴技巧

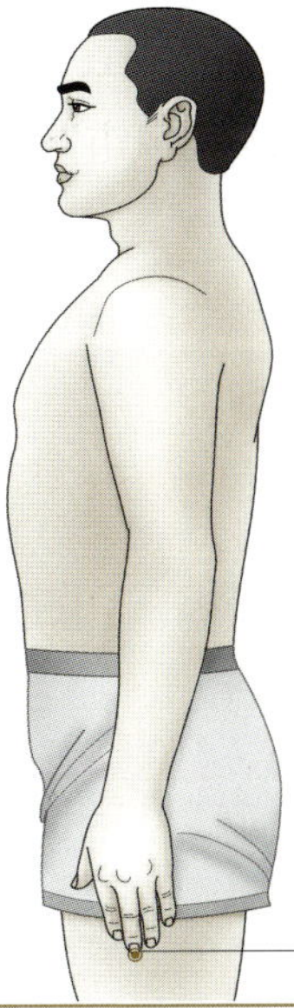

功用

强直开型脊椎炎

配伍治病

中心型类风湿：风市配风池、大杼、大椎

直立，或侧卧，手自然下垂，手掌轻贴大腿中线如立正状。中指指腹所在的穴位即是该穴

自我按摩

以中指指腹垂直下压穴位，有酸、胀、麻等感觉。每次左右各按压 1 ~ 3 分钟。先左后右，或两侧同时揉按。

程度	中指压法	时间/分钟
重	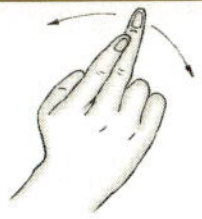	1 ~ 3

123 阳陵泉穴 抽筋痛苦及时了

主治 抽筋 麻痹 腰腿疲劳 胃溃疡

这个穴位是传统中医针灸经络的八大会穴之一，有“筋会阳陵”之说。长期筋骨僵硬、酸痛，容易抽筋的人，只要平时多多按压这个穴位，就能得到改善。古代医书还记载这个穴位对胆病、善太息、口苦、呕宿汁、心下澹澹、胁下痛胀、吐逆、喉鸣、诸风、头面肿、头痛、眩晕、遗尿、髀痹引膝股外廉痛、不仁、痉挛急、筋软、筋疼、膝伸不得屈、冷痹、半身不遂、脚冷无血色、膝肿麻木、草鞋风等病都具有良好的医治效果。《灵枢·本输》云：“在膝外陷者中也。”《针灸甲乙经》云：“在膝下一寸，外廉陷者中。”《针灸问对》云：“膝下二寸。”《备急千金要方》云：“在膝下外，尖骨前陷者中。”《动功按摩秘诀》云：“在膝外高骨下各一指。”

命名：阳，阳气；陵，土堆；泉，源源不断。“阳陵泉”是指胆经的地部经水在此穴位大量气化。膝阳关穴飞落下传的经水和胆经膝下部经脉上行而至的阳热之气交会后，随胆经上扬的脾土尘埃吸湿沉降于地，胆经上部经脉落下的经水也渗入脾土中，脾土固化于穴周，脾土中的水湿大量气化，如同脾土尘埃的堆积之场和脾气的生发之地，所以名“阳陵泉”，也名筋会穴、阳陵穴。

部位：属足胆经经脉的穴位，在人体膝盖斜下方，小腿外侧的腓骨小头稍前的凹陷中。

主治：（1）按摩这个穴位能起到疏泄肝胆、清利湿热、舒筋健膝的功效；（2）按摩这个穴位对抽筋、筋骨僵硬、酸痛有特效；（3）长期按压这个穴位，对胃溃疡、肝炎、胆结石、高血压、肋间神经痛、肩关节痛、膝关节痛、下肢麻木瘫痪、胆绞痛、胆囊炎、胆管蛔虫、足内翻、耳鸣、耳聋等疾病，具有很好的改善、医治和保健作用。

自我取穴按摩法

① 正坐，垂足大约成90°；
② 上身稍微前俯，用右手的手掌轻握左腿膝盖的前下方，大拇指向外，四指向内；
③ 大拇指弯曲，用指腹垂直揉按穴位，有酸、胀、痛的感觉；
④ 先左后右，两侧穴位每次各揉按1～3分钟。

取穴 按摩

精确取穴

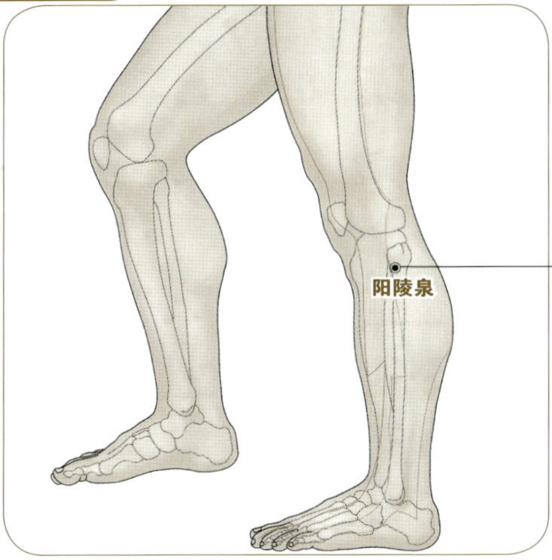

阳陵泉穴位于人体的膝盖斜下方，小腿外侧之腓骨小头稍前凹陷中

取穴技巧

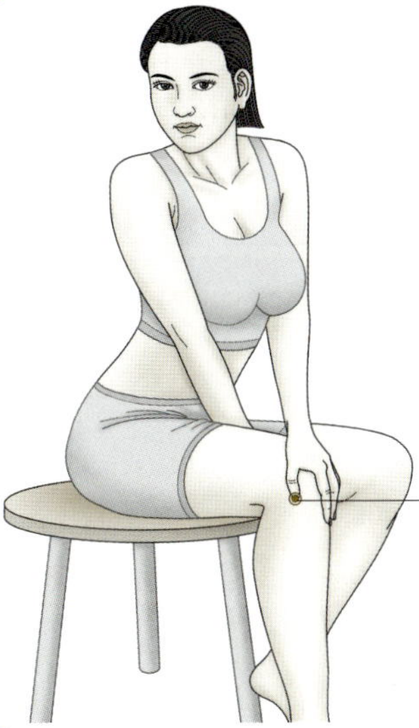

功用

降浊除湿

配伍治病

半身不遂：阳陵泉配曲池

胸胁痛：阳陵泉配足三里、上廉

正坐，垂足约成90°，上身稍前俯，用右手手掌轻握左腿膝盖前下方，大拇指向外，四指向内，大拇指指腹所在的穴位即是

自我按摩

弯曲大拇指，指腹垂直揉按穴位，有酸、胀、痛的感觉。每次左右各揉按1～3分钟，先左后右。

程度	拇指压法	时间/分钟
重	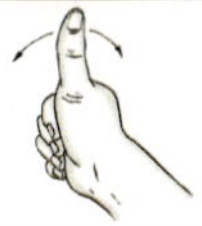	1～3

124 阳辅穴 增强你的腰肾功能

主治 关节疼痛 目外眦痛 缺盆穴中痛

腰肾功能不好的人会经常感到腰部虚冷，就好像坐在水中一样，而且膝下水肿、筋紧，每个关节都很疼痛，而且全身一会儿这儿疼痛，一会儿那儿疼痛。此时，按摩阳辅穴能够使疼痛迅速得到缓解。至于这个穴位的具体位置，在古代医书中已经有比较详细的介绍了。据《灵枢·本输》云："外踝之上，辅骨之前，及绝骨之端也。"《针灸甲乙经》云："在足外踝上四寸，辅骨前，绝骨端，如前三分。"《素问·刺腰痛论》王冰注作："如后五分。"《针灸集成》云："在光明、悬钟二穴之中，微向外。"古代医书还记载，此穴位具有医治寒热酸痛、四肢不举、腋下肿、瘰疬、喉痹、酸痹不仁、腰痛、诸风、口苦、胁痛。头热如火、足冷如冰等疾患的功能。

命名：阳，指阳气；辅，辅佐的意思。"阳辅"的意思是指胆经的水湿之气在此穴位吸热上行。本穴物质为悬钟穴外散而来的湿冷水汽，到达本穴后，因受外界之热而升温上行。本穴具有辅佐胆经气血向上蒸升的作用，所以名"阳辅"。因为吸热后上行的阳气在本穴只是流行而过，动而不居，所以是胆经经穴。本穴物质为从悬钟穴传来的凉湿水汽，在本穴为吸热蒸升的变化，表现出火的炎上特征，所以在五行中属火。

部位：属足胆经经脉的穴位，在人体的小腿外侧，当外踝尖上4寸，腓骨前缘稍前方。

主治：（1）经常按摩这个穴位，具有祛风湿、利筋骨、泻胆火的作用；（2）经常按摩这个穴位，还对腰肾功能不佳、膝下水肿、痉挛、关节疼痛、痛无常处等症状，都有特殊疗效；（3）长期按摩这个穴位，对偏头痛、高血压、全身神经痛、下肢瘫痪、脚气等疾患，都具有良好的治疗和保健作用。

自我取穴按摩法

① 正坐，垂足，身子稍向前俯，左手掌心向前，大拇指在外，四指在内，从脚跟上向前，抓住小腿的根部；

② 用大拇指的指腹揉按穴位，有酸、胀、痛的感觉；

③ 先左后右，两侧穴位每次各揉按1～3分钟。

取穴 按摩

精确取穴

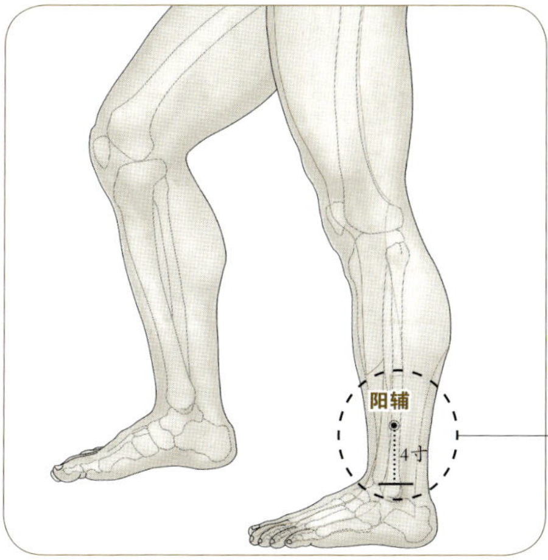

该穴位于人体的小腿外侧，当外踝尖上4寸，腓骨前缘稍前方

取穴技巧

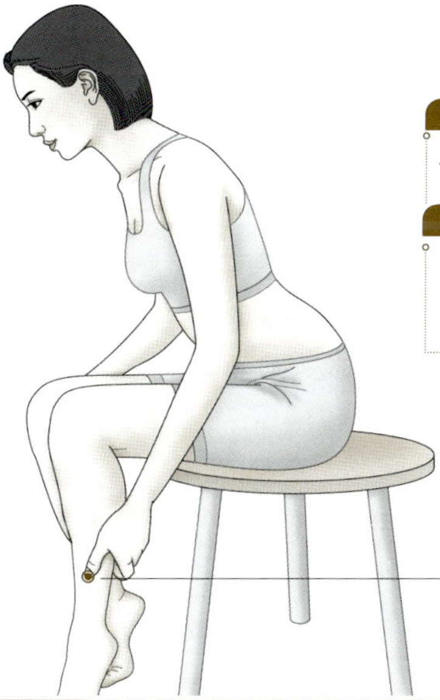

功用

化阳益气

配伍治病

下肢痿痹瘫之足内翻畸形：

阳辅配飞扬、金门

正坐，垂足，稍向前俯身，用左手、掌心向前，大指在外，四指在内，由脚跟上向前，抓住小腿根部，大拇指指腹所在的穴位即是

自我按摩

用大拇指指腹揉按穴位，有酸、胀、痛的感觉。每次左右各揉按1～3分钟，先左后右。

程度	拇指压法	时间/分钟
重	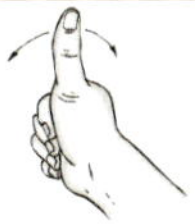	1～3

125 足临泣穴 脚上功夫治头痛

主治 胆经头痛 腰痛 肌肉痉挛 眼疾

这是人体的一个重要穴位，古代医书中有很多关于这个穴位的介绍。例如：《针灸甲乙经》云："胸痹心痛，不得息，痛无常处，临泣主之。"《针灸大成》云："乳肿痛，足临泣。"《类经图翼》云："主治胸满气喘，目眩心痛，缺盆中及腋下马刀疡，痹痛无常。"《医宗金鉴》说它能治"中风手足举动难，麻痛发热，筋拘挛，头风肿痛连腮项，眼赤而疼合头眩。"根据医书上的记载，这个穴位可以治疗头痛、头眩、目涩、身痹、寒热、胸胁支满、喘气、心痛不得、乳肿、腋下肿、手足脑卒中不举、痛麻发热拘挛、筋牵、腿疼、眼肿赤疼、齿痛、耳聋、咽肿、项肿连腮、浮风瘙痒、月经不调等疾患。

命名：足，指穴位在足部；临，居高临下的意思；泣，眼泪。"足临泣"指胆经的水湿风气在此化雨冷降。本穴物质为丘墟穴传来的水湿风气，到达本穴后，水湿风气化雨冷降，气血的运行变化就像泪滴从上面滴落一样，所以名"足临泣"。

部位：这个穴位在足背的外侧，第四、第五跖骨的夹缝中。

主治：（1）此穴位对头痛、目外眦痛、目眩、瘰疬、胁肋痛、疟疾、脑卒中偏瘫、痹痛不仁、足跗肿痛、胆经头痛、腰痛、肌肉痉挛、眼疾、结膜炎、胆囊炎、脑卒中、神经官能症等疾病，都具有良好的疗效；（2）经常按摩这个穴位还能治疗女性的乳房疾病，如乳腺炎、乳腺增生、颈淋巴结结核、退乳等；（3）配三阴交穴，治疗痹证；配三阴交穴、中极穴，治疗月事不利；配丘墟穴、解溪穴、昆仑穴，具有通经活络、消肿止痛的作用，能够治疗足跗肿痛；配风池穴、太阳穴、外关穴，有祛风、活络、止痛的作用，能够治疗偏头痛。

自我取穴按摩法

① 正坐，垂足，将左足置于座椅上，用同一侧手，四指在下握住左脚的外侧，大拇指置于第四、第五趾趾缝尽头处所在穴位即是；

② 用大拇指的指腹按揉穴位，有酸、胀、痛的感觉；

③ 先左后右，两侧穴位每次各按揉1～3分钟。

取穴 按摩

精确取穴

位于足背外侧，第四趾关节的后方，小趾伸肌腱的外侧凹陷处

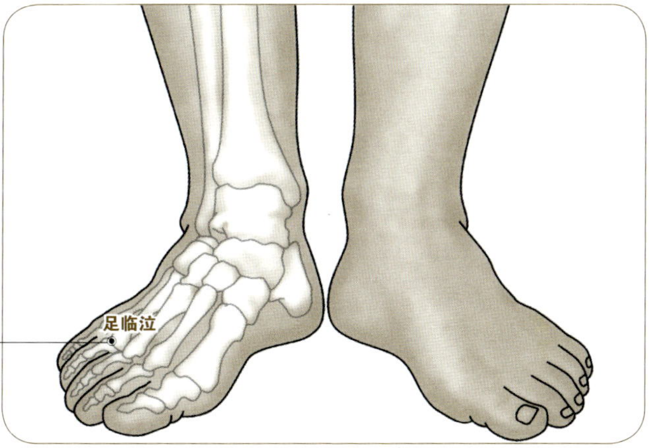

取穴技巧

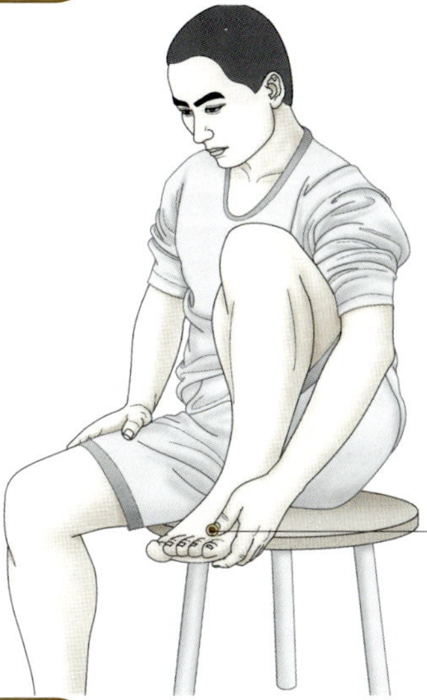

功用

运化风气，冷降水湿

配伍治病

痹证：足临泣配三阴交

月事不利：足临泣配三阴交、中极

正坐，垂足，将左足置于座椅上，用同一侧手，四指在下握住左脚的外侧，大拇指置于第四、第五趾趾缝尽头处所在穴位即是

自我按摩

用大拇指指腹揉按穴位，有酸、胀、痛的感觉。每次左右各揉按1～3分钟，先左后右。

程度	拇指压法	时间/分钟
重	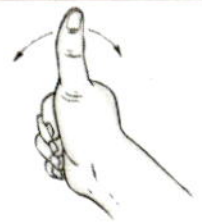	1～3

126 足窍阴穴 止痛定咳顺气必点穴

主治 头痛 心烦 咳逆不得息

不知你是否有过这样的体验，生气或疲累后，乳房下胁部位会感到疼痛，而且不断咳嗽；严重时，甚至有气都接不上来的感觉。此时，你手足烦热，却又出不了汗，并且头痛心烦。在这种情况下，你可以按摩足窍阴穴，能帮助你止痛、定咳、顺气。在古代医书中，关于这个穴位的作用有不少记载，说此穴能够治疗胁痛不得息、咳而汗出、手足厥冷、烦热、转筋、头痛、喉痹、舌卷干、耳聋、耳鸣、痈疽、胆寒不得卧、梦魇、肘臂不举等病症。关于这个穴位的位置，据《灵枢·本输》云："足小指次指之端也。"《针灸甲乙经》云："去爪甲如韭叶。"《医学入门》云："足第四趾端外侧。"

命名：足，指穴位在足部；窍，空窍的意思；阴，指穴内物质为阴性水液。"足窍阴"的意思是指胆经经水由此穴回流体内的空窍之处。本穴为胆经体内与体表经脉的交会点，由于胆经体表经脉的气血物质为地部经水，位于高位，因此循本穴的地部孔隙回流体内，所以名"足窍阴"。因为本穴有地部孔隙连通体内，所以是胆经井穴。在五行中，这个穴位属金。

部位：属足胆经经脉的穴位，位于人体的第四趾末节外侧，距趾甲角0.1寸。

主治：（1）按摩这个穴位具有泄热、利胁、通窍的作用；（2）这个穴位对于偏头痛、目眩、目赤肿痛、耳聋、耳鸣、喉痹、胸胁痛、足跗肿痛、多梦、热病，具有很好的疗效；（3）按摩这个穴位，还能够治疗脑贫血、胆管蛔虫症；（4）配太冲穴、太溪穴、内关穴、太阳穴、风池穴、百会穴，治疗神经性头痛、高血压、肋间神经痛、胸膜炎、急性传染性结膜炎、神经性耳聋等。

自我取穴按摩法

① 正坐，垂足，抬起左脚跷放在座椅上，伸出左手，轻轻握住左脚的脚趾，大拇指弯曲，四指在下，用指甲垂直轻轻掐按穴位；

② 用大拇指的指腹按揉穴位，会有酸、胀、痛的感觉；

③ 先左后右，两侧穴位每次各按揉1～3分钟。

取穴 按摩

精确取穴

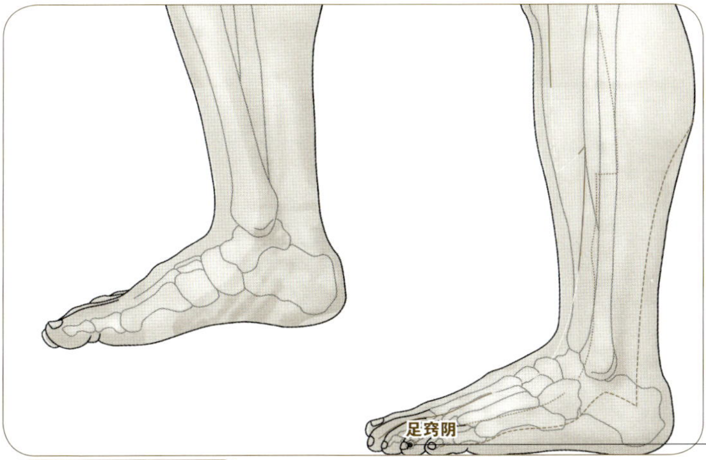

该穴位于人体脚背部的第四趾末节外侧，距趾甲角 0.1 寸

取穴技巧

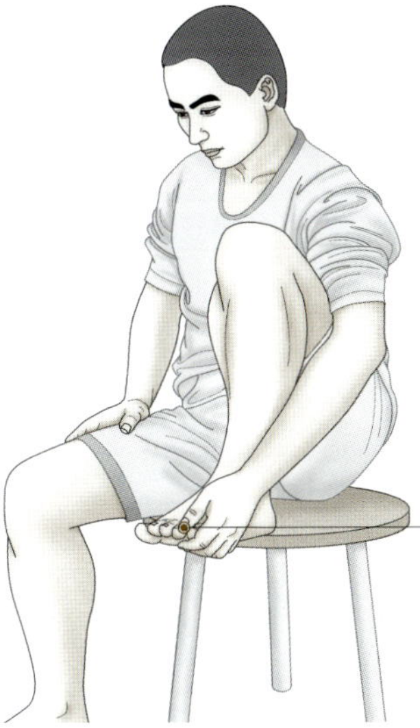

功用

沟通内外经脉气血

配伍治病

神经性头痛：足窍阴配太冲、太溪、内关

胆道疾患：足窍阴配阳陵泉、期门、支沟、太冲

正坐，垂足，抬左足跷置于座椅上，伸左手，轻握左脚趾，弯曲大拇指，四指在下，用指甲垂直轻轻掐按穴位即是

自我按摩

用大拇指指腹揉按穴位，有酸、胀、痛的感觉。每次左右各揉按 1 ~ 3 分钟，先左后右。

程度	拇指压法	时间/分钟
重	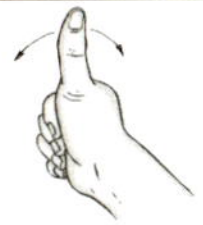	1 ~ 3

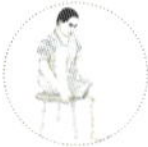
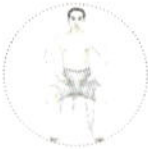
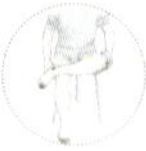

第十二章 足厥阴肝经经穴

足厥阴肝经循行路线不长，穴位不多，但是作用一点也不小，可以说是护身卫体的大将军，它起于足大拇指内侧趾甲边缘上，向上到脚踝，然后沿着腿的里面向上走，在肾经和脾经的中间，最后到达肋骨边缘。在灵枢·经脉中有关此经的病症记载：『腰痛不可以俯仰，丈夫颓疝，妇人少腹肿，甚则嗌干，面尘脱色。』主治胸胁病、肝胆病症、热性病、精神神经系统病症和头侧部、眼、耳、咽喉病症，以及本经脉所经过部位之病症。

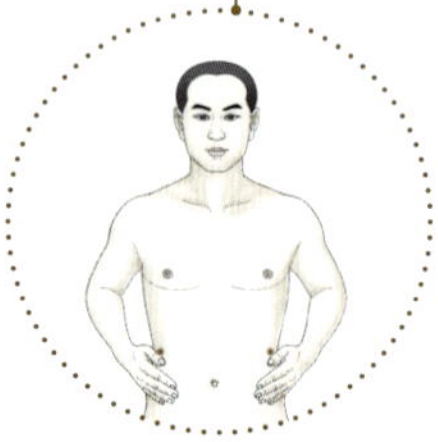

DI-SHIER ZHANG

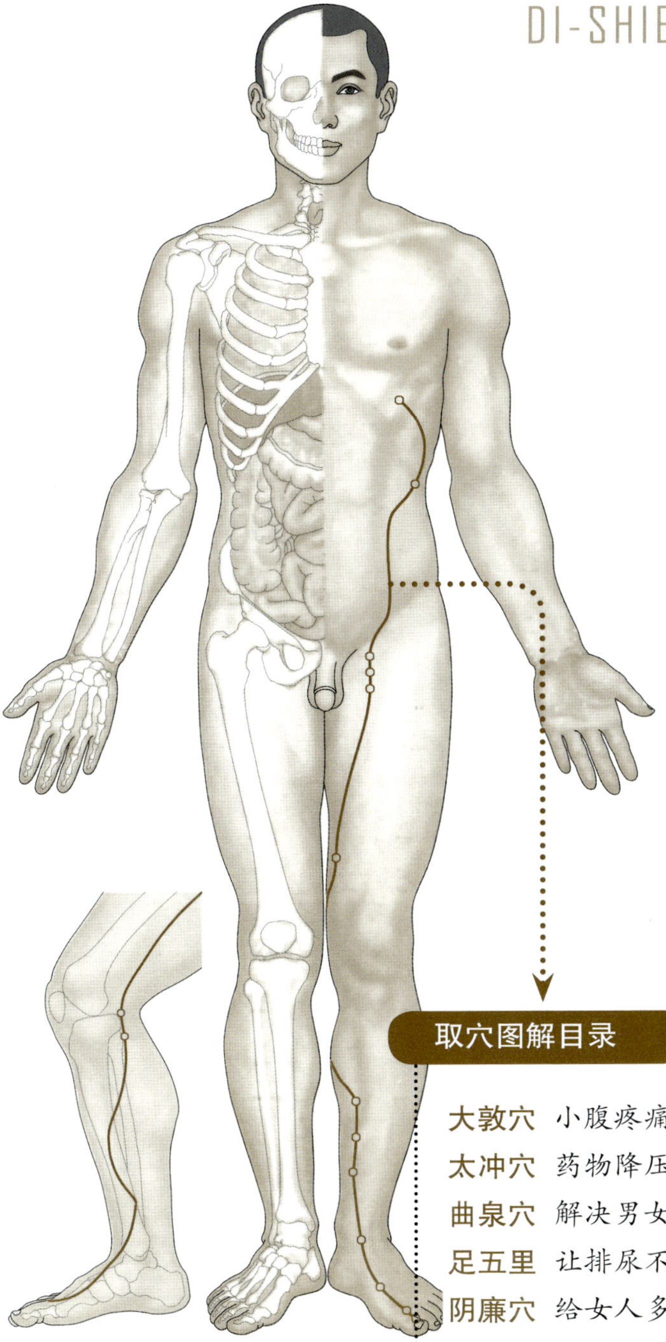

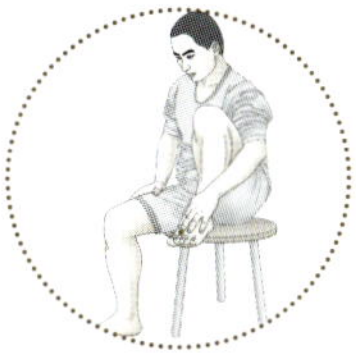

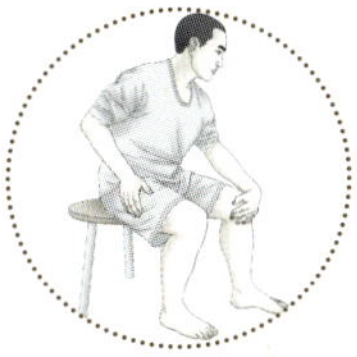

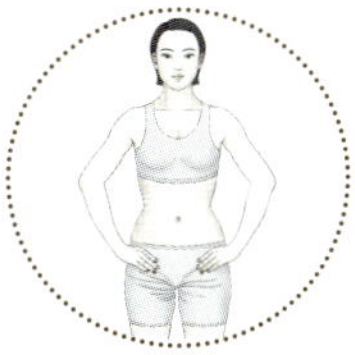

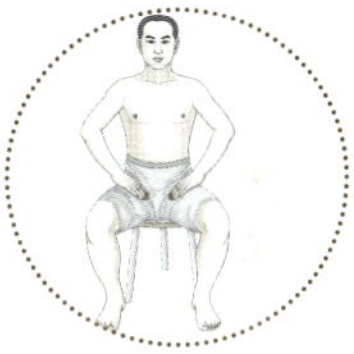

本章看点

取穴图解目录

大敦穴 小腹疼痛有特效

太冲穴 药物降压之外的好方法

曲泉穴 解决男女生殖系统问题

足五里 让排尿不再困难

阴廉穴 给女人多一点呵护

中封穴 关爱男人每一天

章门穴 五脏病变的“门户”

期门穴 疏肝利气化积通淤

127 大敦穴 小腹疼痛有特效

主 治 目眩 腹痛 肌肋痛 冷感症

据中国医典古籍记载，大敦穴对治疗昏厥，卒疝暴痛、脐腹痛、腹胀，小腹中热、石淋、尿血、小便难、遗尿、遗精、阴肿痛、囊缩，阴挺、崩漏，胁下若满，眩冒、善寐、目不欲视、卒心痛、太息、哕噫、大便秘结、癫狂、小儿惊风、手足拘急、足肿等疾患，具有良好的效果。《灵枢·本输》中说这个穴位在“足大指之端及三毛之中也”；《针灸甲乙经》云：“去爪甲如韭叶及三毛中。”《针经摘英集》云：“在足大指外侧端。”《针灸集成》云：“足大指爪甲根后四分，节前。”如果女性遇到由于疝气引起的阴挺肿痛及男子的阴囊小腹疼痛，此时，只要按压这个穴位，就有很好的止痛、调理和医治作用。

命名：大敦，大树墩的意思，这里指穴内气血的生发特性。本穴物质为体内肝经外输的温热水液，本穴又是肝经之穴，水液由本穴的地部孔隙外出体表后蒸升扩散，表现出春天般的生发特性，就犹如大树墩在春天生发新枝一样，所以名“大敦”，也称水泉穴、大训穴、大顺穴。“水泉”的意思是指体内肝经水液源源不断由此穴外输体表；“大顺”指体内肝经外出体表的水液全部汽化后向天部而行；“大训”与“大顺”同义。

部位：属足肝经经脉的穴位，在人体足部，大趾（靠第二趾一侧）甲根边缘0.1寸处。

主治：（1）这个穴位具有疏肝治疝、理血、清神的作用；（2）按摩这个穴位，对疝气、缩阴、阴中痛、月经不调、血崩、尿血、癃闭、遗尿、淋疾、癫狂、痫症、小腹疼痛等病症，具有良好的疗效。

自我取穴按摩法

① 正坐垂足，屈曲左膝，把左脚抬起放在座椅上；

② 用左手轻轻握住左脚的脚趾，大拇指在上，四指在下，大拇指弯曲，用指甲尖垂直掐按穴位，有刺痛的感觉；

③ 先左后右，两侧穴位每天各掐按3～5分钟。

取穴 按摩

精确取穴

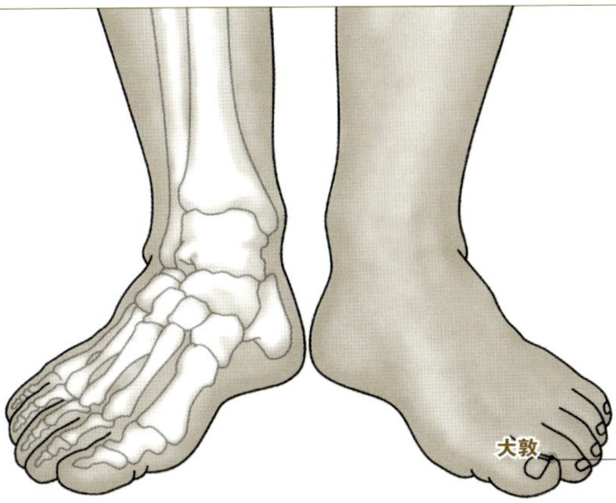

人体大敦穴位于足大趾末节外侧，距趾甲角0.1寸

取穴技巧

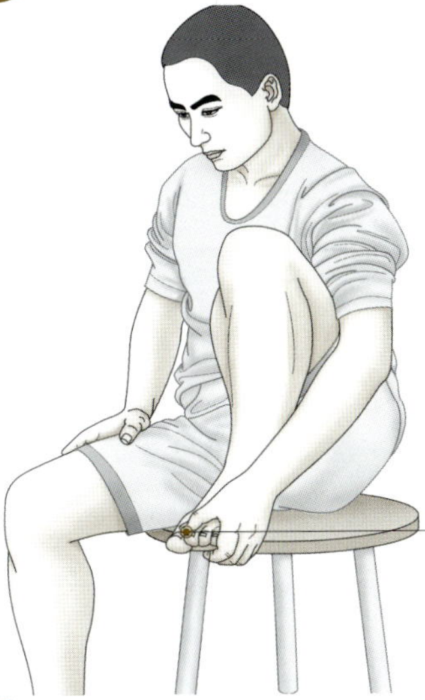

功用

生发风气

配伍治病

癫狂和中风：大敦配内关、水沟

梅核气：大敦配膻中、天突、间使

正坐垂足，屈曲左膝，抬左足置于椅上，用左手轻握左脚趾，弯曲大拇指，四指在下，以指甲尖垂直掐按穴位即是

自我按摩

用大拇指指腹揉按穴位，有酸、胀、痛的感觉。每次左右各揉按3～5分钟，先左后右。

程度	拇指压法	时间/分钟
重	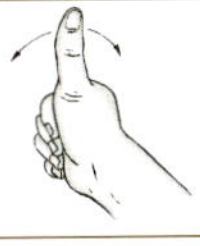	3～5

128 太冲穴 药物降压之外的好方法

主治　目眩　腹痛　肌肋痛　冷感症

在日常生活中，我们时常都有可能遇到一些脾气暴躁，动不动就大动肝火的人。有的时候，我们自己也会因为某些事情而生气、动怒。中医认为，肝为“将军之官”，主怒。人在生气发怒的时候，体内能量往往走的是肝经的路线。所以，人在生气发怒时，肝也会多多少少受到影响，作为肝经上的穴位，太冲穴就会出现异常现象。例如，有的有压痛感；有的温度或者色泽会发生变化，对外界更加敏感；还有的软组织张力会发生异常。所以，脾气不好，经常生气、动怒的人，不妨多多按摩一下太冲穴，这个穴位能够有效化解心中的怒气，疏解情绪，消除心胸的不适之感。关于这个穴位，据《灵枢·本输》记载：“行间上二寸陷者之中也。”《针灸甲乙经》云：“在足大指本节后二寸，或曰一寸五分陷者中。”

命名：太，大的意思；冲，冲射之状。“太冲”的意思是指肝经的水湿风气在此穴位向上冲行。本穴物质为行间穴传来的水湿风气，到达本穴后，因受热胀散，化为急风冲散穴外，所以名“太冲”，也名大冲穴。本穴物质为热胀的风气，在本穴为输出之状，所以是肝经腧穴，在五行中属土。

部位：属足肝经经脉的穴位，在足背侧，第一、第二跖骨连接部位中。用手指沿拇指和第二趾的夹缝向上移压，到能够感觉到动脉处就是该穴位。

主治：（1）按摩该穴位，具有平肝、理血、通络之作用，能使头痛、眩晕、高血压、失眠、肝炎等症状都得到调理和缓解；（2）长期按压这个穴位，对月经不调、子宫出血、乳腺炎、肾脏炎、肠炎、淋病、便秘等病症，具有很好的改善和保健作用。

自我取穴按摩法

① 正坐垂足，屈左膝，把脚举起放在座椅上，于臂前举起左手，手掌朝下放在脚背上，中指弯曲，中指的指尖所在的部位就是该穴；

② 用食指和中指的指尖从下往上垂直按揉，有胀、酸、痛感；

③ 两侧穴位，先左后右，每次各揉按3～5分钟。

取穴 按摩

精确取穴

该穴位于人体脚背部第一、第二跖骨结合部之前凹陷处

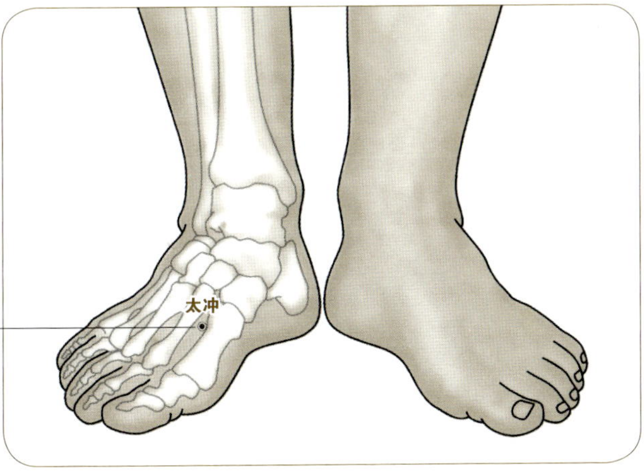

取穴技巧

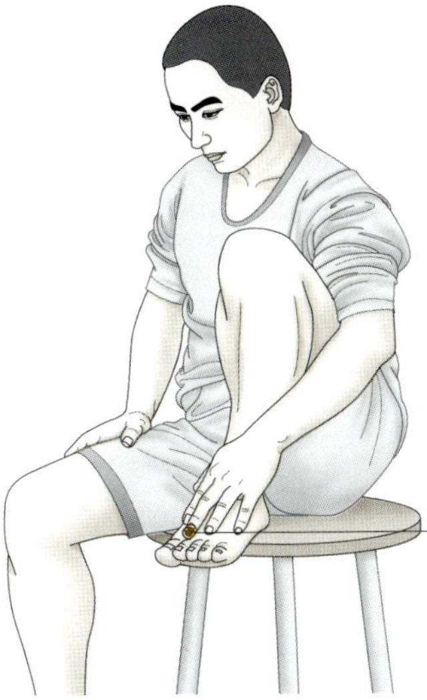

功用

平肝，理血，通络

配伍治病

头痛、眩晕：太冲配合谷

正坐，垂足，屈左膝，举脚置座椅上，于臂前举左手，手掌朝下置于脚背，弯曲中指，中指指尖所在的位置即是

自我按摩

以食指和中指指尖垂直由下往上揉按，有特殊胀、酸、疼痛的感觉。每次左右各按揉 3 ~ 5 分钟，先左后右。

程度	二指压法	时间/分钟
轻	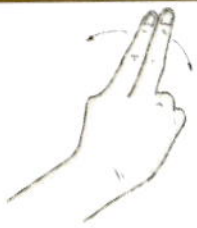	3 ~ 5

129 曲泉穴 解决男女生殖系统问题

主治　子宫脱垂　阴道炎　前列腺炎　遗精阳痿

中国民间流传着这样一首歌谣："痛经阴挺少腹痛，阴痒遗精苦难言，针灸按摩曲泉穴，治病疗疾又延年。"这首歌谣对曲泉穴的作用作了真实的描述。传统中医理论认为，曲泉穴是治疗痛经、少腹疼痛、子宫脱垂、阴道瘙痒、外阴痒痛、前列腺炎、遗精、膝关节疼痛、疝气、大腿内侧疼痛的常用穴位，经常按摩这个穴位，对上述症状都具有明显的疗效。此外，长期按摩这个穴位，还能够养生保健、益寿延年。

命名：曲，隐秘的意思；泉，泉水的意思。"曲泉"的意思是指肝经的水湿云气在此穴位处聚集。本穴物质为膝关穴传来的水湿之气，到达本穴后为聚集之状，大量水湿就像隐藏在天部之中，因此名"曲泉"。本穴为肝经气血的会合之处，所以是肝经合穴。因为本穴物质为肝经的水湿之气会合而成，性寒湿润下，表现出肾经气血的润下特征，所以在五行中属水。

部位：这个穴位在人体的膝内侧，屈膝，当膝关节内侧端，股骨内侧髁的后缘，半腱肌、半膜肌止端的前缘凹陷处。

主治：（1）经常按摩这个穴位，对月经不调、痛经、白带、阴挺、阴痒、产后腹痛、遗精、阳痿、疝气、小便不利、头痛、目眩、癫狂、膝髌肿痛、下肢痿痹等症状具有明显的疗效；（2）配丘墟穴、阳陵泉穴，治疗胆管疾患；配肝俞穴、肾俞穴、章门穴、商丘穴、太冲穴，治疗肝炎；配复溜穴、肾俞穴、肝俞穴，治疗由于肝肾阴虚引起的眩晕、翳障眼病；配支沟穴、阳陵泉穴，治疗心腹疼痛、乳房胀痛、疝痛；配归来穴、三阴交穴，治疗由于肝郁气滞引起的痛经和月经不调。

自我取穴按摩法

① 屈膝正坐，手掌放在腿的外侧，大拇指放在膝盖上，四指并拢放在膝内侧横纹端凹陷处，中指的指尖所在的部位就是该穴位；

② 除拇指外其余四指并拢，从下往上按揉，有胀、酸、疼痛的感觉；

③ 两侧穴位先左后右，每次各按揉3～5分钟，也可以两侧穴位同时按揉。

取穴 按摩

精确取穴

该穴位于膝关节内侧面横纹内侧端，股骨内侧髁的后缘，半腱肌、半膜肌止端的前缘凹陷处

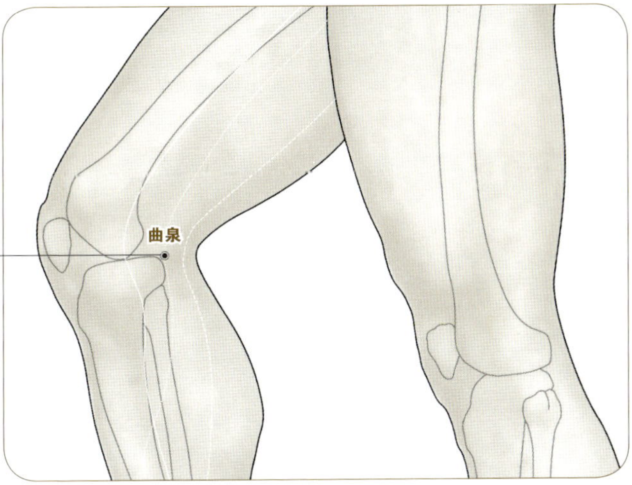

取穴技巧

屈膝正坐，手掌置于腿的外侧，拇指置于膝盖上，四指并拢置于膝内侧横纹端凹陷处，中指指尖所在的位置即是

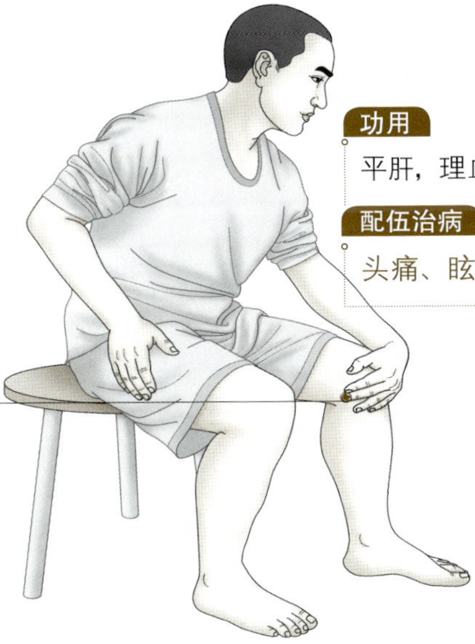

功用

平肝，理血，通络

配伍治病

头痛、眩晕：太冲配合谷

自我按摩

四指并拢由下往上揉按，有特殊胀、酸、疼痛的感觉。每次左右各按揉 3 ~ 5 分钟，先左后右，或两侧同时揉按。

程度	四指压法	时间/分钟
轻	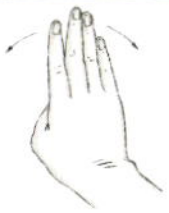	3 ~ 5

130 足五里穴 让排尿不再困难

主治 小便不通 睾丸肿痛 嗜卧 四肢倦怠

此穴位名出自《针灸甲乙经》，原名“五里”；在《圣济总录》中名“足五里”，属足厥阴肝经。《针灸甲乙经》云：“在阴廉下，去气冲三寸，阴股中动脉。”《针方六集》云：“在阴廉下一寸。”《千金翼方》云：“在阴廉下二寸。”《针灸集成》云：“横直髀关。”这个穴位也是人体的重要穴位，它既能够治疗像阴囊湿疹、睾丸肿痛这样的生殖系统疾病，又能够治疗像尿潴留、遗尿这样的泌尿系统疾病，还能治疗股内侧疼痛、少腹胀满疼痛、倦怠、胸闷气短等症状。所以，假如遇到了小便不通畅、阴部湿痒、浑身倦怠无力等症状，只要按摩一下这个穴位，就能够使情况得到缓解。

命名：足，指穴位在足部；五里，指这个穴位气血的作用范围像五里一样广大。本穴物质为阴廉穴传来的冷降水湿及水湿风气中的脾土尘埃，到达本穴后，由天部归降地部，覆盖的范围如同五里之广，所以名“足五里”，也称五里穴、股五里穴。因为这个穴位在股内侧，大约当箕门上5寸处，为了与上肢手阳明大肠经同名穴（手五里）区分，《针灸甲乙经》就称之为“股五里”。

部位：在大腿内侧，当气冲直下3寸，大腿根部，耻骨结节的下方，长收肌的外缘。

主治：（1）按摩这个穴位，具有行气提神、通利水道的作用；（2）按摩这个穴位，对少腹胀痛、小便不通、阴挺、睾丸肿痛、嗜卧、四肢倦怠、颈疬具有良好的疗效；（3）长期按摩此穴位，还能够有效治疗阴囊湿疹、尿潴留、遗尿、阴部痒湿、股内侧痛、胸闷气短等疾患；（4）配三阳络穴、天井穴、厉兑穴、三间穴，治疗嗜卧欲动摇。

自我取穴按摩法

① 正坐，垂足，把手平放在大腿的根部，手掌心朝着腿部，除拇指外其余四指并拢，食指的指尖所在的部位就是该穴位；

② 四指并拢从下往上揉按，有胀、酸、疼痛的感觉；

③ 两侧穴位，先左后右，每次按揉3～5分钟，也可以两侧穴位同时按揉。

取穴 按摩

精确取穴

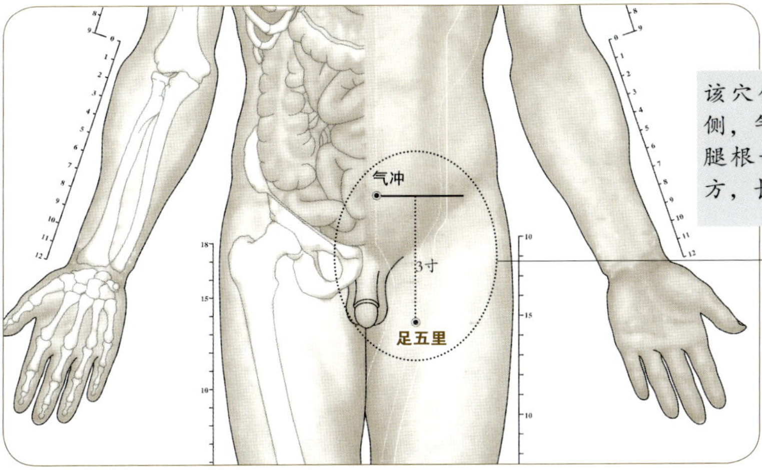

该穴位于人体的大腿内侧，气冲穴直下3寸，大腿根部，耻骨结节的下方，长收肌的外缘

取穴技巧

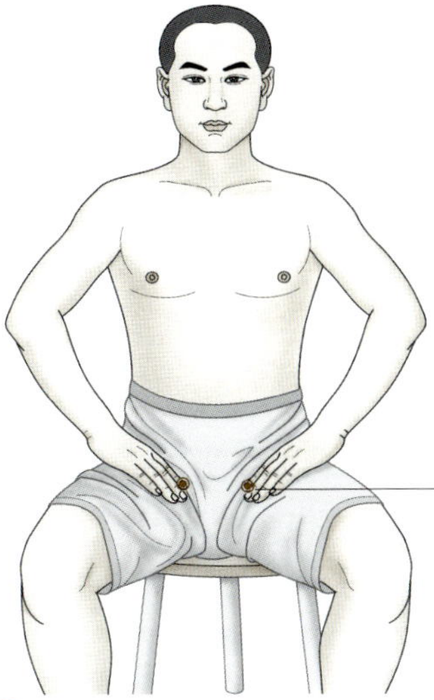

功用

固化脾土，除湿降浊

配伍治病

嗜卧欲动摇：足五里配三阳络、天井、厉兑

正坐，垂足，将手平放于大腿根部，掌心向着腿部，四指并拢，食指指尖所在的位置即是

自我按摩

四指并拢，由下往上揉按，有特殊胀、酸、疼痛的感觉。每次左右各按揉3～5分钟，先左后右，或两侧同时揉按。

程度	四指压法	时间/分钟
重	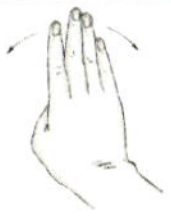	3～5

131 阴廉穴 给女人多一点呵护

主治 月经不调 少腹疼痛 股内侧痛 下肢挛急

此穴位名出自《针灸甲乙经》。明代汪机撰录的《针灸问答》云:“阴廉穴在羊矢下,气冲相去二寸,羊矢气冲傍一寸,股内横纹有核见。”清代刘清臣在《医学集成》中云:“阴廉,羊矢下斜里三分直上去气冲二寸动脉陷中,羊矢在阴旁股内,约文缝中皮肉间,有核如羊矢相似。”《圣济总录》云:“阴廉二穴,在羊矢下,去气冲二寸动脉中,治妇人绝产,若未经生产者,可灸三壮即有子,针入八分,留七呼。”可见,这个穴位对女性月经不调、赤白带下都有很好的疗效。

命名:阴,阴性水湿的意思;廉,收廉的意思。“阴廉”的意思是指肝经的水湿风气在此处穴位散热吸湿冷缩。本穴物质为急脉穴扩而至的水湿风气,到达本穴后,这股水湿风气散热、吸湿、冷缩,并聚集在穴内。于是,本穴就如同肝经水湿的收廉之处,所以名“阴廉”。

部位:此穴位在人体大腿内侧,当气冲穴直下2寸,大腿根部,耻骨结节的下方,长收肌外缘。

主治:(1)经常按摩此穴位,有调经止带、通利下焦的作用;(2)按摩这个穴位可以治疗生殖系统的疾病,对月经不调、赤白带下、阴部瘙痒、阴肿、疝痛等病症,有改善、调理、医治、保健作用;(3)长期按摩此穴位对少腹疼痛、腰腿疼痛、下肢痉挛等疾患,具有明显疗效;(4)配曲骨穴、次髎穴、三阴交穴,治疗由于湿热下注引起的月经不调、白带多、阴门瘙痒、股癣等疾病;配肾俞穴、大赫穴、命门穴、太溪穴,治疗女性不孕症、男子不育症;配委中穴、次髎穴、膀胱俞穴,治疗膀胱炎、膀胱结石等疾患。

自我取穴按摩法

① 正立,两只手叉着腿部,手掌心向着腿,四指并拢平贴在小腹部,小指刚好在腿根部,大拇指位于腿外侧,无名指的指尖所在的部位就是这个穴位;
② 四指并拢,从下往上按揉,有胀、酸、疼痛的感觉;
③ 两侧穴位,先左后右,每次按揉3~5分钟,也可以两侧穴位同时按揉。

取穴 按摩

精确取穴

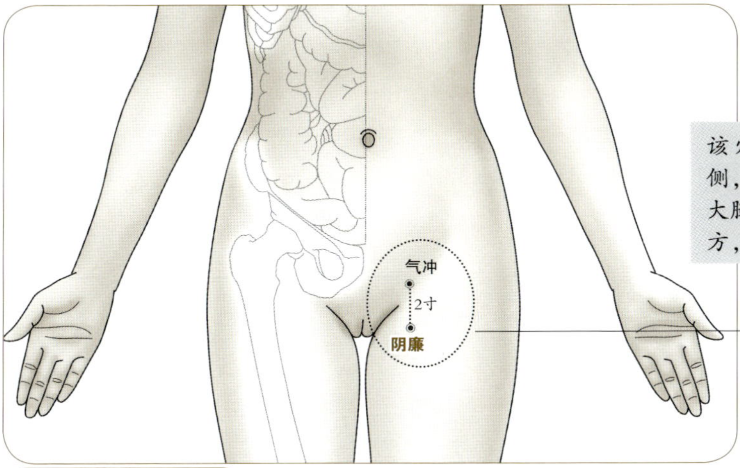

该穴位于人体的大腿内侧，当气冲穴直下2寸，大腿根部，耻骨结节的下方，长收肌的外缘

取穴技巧

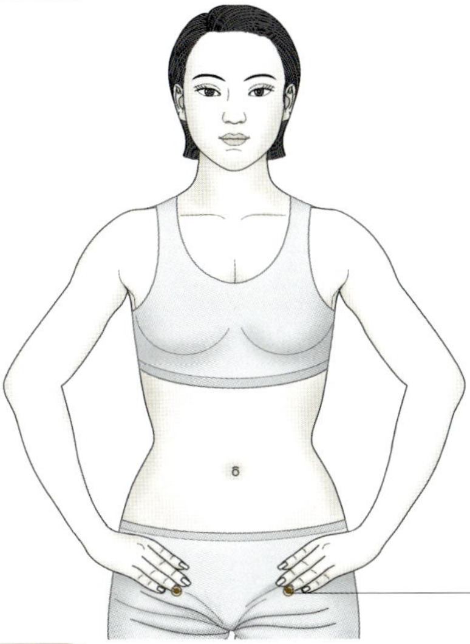

功用

收引水湿

配伍治病

湿热下注之月经不调：阴廉配曲骨、次髎、三阴交

膀胱炎、膀胱结石：阴廉配委中、次髎、膀胱俞

正立，两手叉着腿部，掌心向着腿，四指并拢平贴于小腹部，小指刚好在腿根部，拇指位于腿外侧，无名指指尖所在的位置即是

自我按摩

四指并拢由下往上揉按，有特殊胀、酸、疼痛的感觉。每次左右各按揉3～5分钟，先左后右，或两侧同时揉按。

程度	四指压法	时间/分钟
重	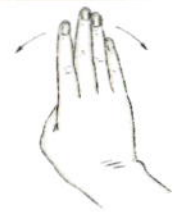	3～5

132 中封穴 关爱男人每一天

主治 阴茎痛 遗精 小便不利 黄疸

据《针灸甲乙经》记载："身黄时有微热，不嗜食，膝内踝前痛，少气，身体重，中封主之。"《千金翼方》云："治失精痉挛，阴缩入腹，相引痛，灸中封五十壮。"《医宗金鉴》云："主治梦泄遗精，阴缩、五淋、不得尿、鼓胀、瘿气。"《圣济总录》中说："中封二穴，金也，在足内踝前一寸，仰足取之陷中，伸足乃得之，足厥阴脉之所行也，为经，治疟，色苍苍振寒，少腹肿，食怏怏绕脐痛，足逆冷不嗜食，身体不仁，寒疝引腰中痛，或身微热，针入四分，留七呼，可灸三壮。"可见，这个穴位能够有效医治各种男科疾病。

命名：中，正中的意思；封，封堵的意思。"中封"的意思是指肝经风气在此穴位势弱缓行，并化为凉性水汽。本穴物质为太冲穴传来的急劲风气，由于本穴位于足背的转折处，急劲风气行至本穴后，因经脉通道弯曲而受挫，急行风气变得缓行势弱，就像被风堵住了一样，所以名"中封"，也名悬泉穴。

部位：这个穴在人体的足背侧，当足内踝前，商丘穴与解溪穴连线之间，胫骨前肌腱的内侧凹陷处。

主治：（1）长期按摩这个穴位，对疝气、阴茎痛、遗精、小便不利、黄疸、胸腹胀满、腰痛、足冷、内踝肿痛等疾患，具有良好的疗效；（2）配胆俞穴、阳陵泉穴、太冲穴、内庭穴，具有泄热舒肝的作用，能够治疗黄疸、疟疾；配足三里穴、阴廉穴，能够治疗阴缩入腹、阴茎痛、遗精、淋症、小便不利；配解溪穴、昆仑穴，具有活血消肿的作用，能治疗内踝肿痛；配气海穴、中极穴，有利水通淋的作用，能治疗小便不利；配大赫穴、志室穴，有固摄精关的作用，能治疗遗精。

自我取穴按摩法

① 正坐，把右脚放在左腿上，左手掌从脚后跟处握住，大拇指位于脚内踝外侧，四指放在脚后跟，大拇指所在的位置就是这个穴位；
② 用大拇指的指腹按揉这个穴位，有酸、胀、痛的感觉；
③ 两侧穴位，先左后右，每次各按揉3～5分钟。

取穴 按摩

精确取穴

该穴位于人体的足背侧，足内踝前1寸处

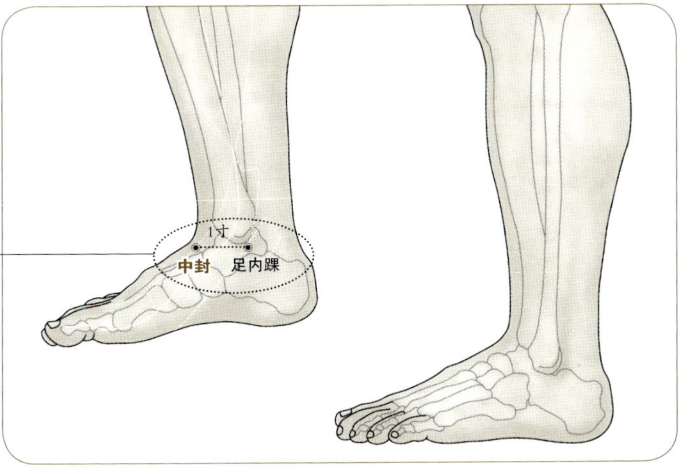

取穴技巧

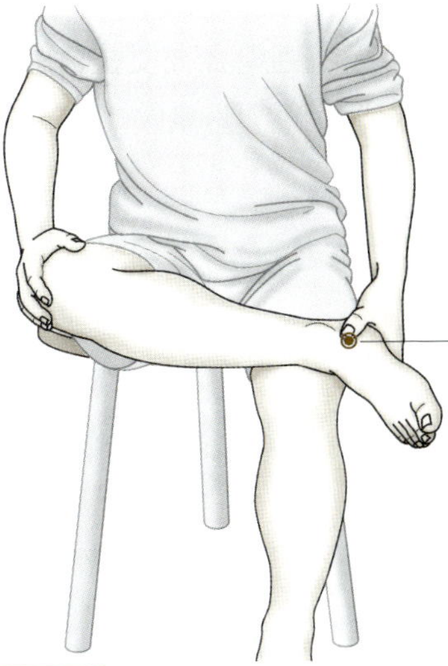

功用

熄风化气

配伍治病

黄疸、疟疾：中封配胆俞、阳陵泉、太冲

阴茎痛、遗精：中封配足三里、阴廉

正坐，将右脚置于左腿上，左手掌从脚后跟处握住，拇指位于足内踝外侧，四指在脚后跟，拇指的位置即是该穴

自我按摩

用大拇指指腹揉按穴位，有酸、胀、痛的感觉。每次左右各揉按3～5分钟，先左后右。

程度	拇指压法	时间/分钟
重	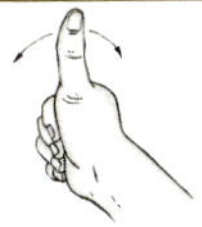	3～5

133 章门穴 五脏病变的“门户”

主治 胸瘀闷 胃痉挛 肝气瘀结

《针灸甲乙经》记载：“腰痛不得转侧，章门主之。”《备急千金要方》云：“主饮食不化，入腹不出，热中不嗜食，若吞而闻食臭，伤饱，身黄，痛羸瘦。”《类经图翼》云：“主治两胁积气如卵石，膨胀肠鸣，食不化，胸胁痛。”《圣济总录》中还说：“章门二穴，脾之募……治肠鸣盈盈然食不化，胁痛不得卧，烦热口干不嗜食，胸胁支满喘息，心痛，腰痛不得转侧，伤饱身黄羸瘦，贲豚腹肿脊强，四肢懈堕，善恐少气，厥逆肩臂不举……”上面这些记载都详细说明了章门穴的作用。如果你遇到心胸郁闷、胀满、烦热、口干、不想吃东西、面黄肌瘦、身体虚弱、全身无力的情况，只要按压这个穴位，就能够使情况得到改善。

命名：章，大木材的意思；门，出入的门户。“章门”的意思是指肝经的强劲风气在此穴位风停气息。本穴物质为急脉穴传来的强劲风气，到达本穴后，此强劲风气风停气息，就如同由此进入了门户一样，所以名“章门”。

部位：属足肝经经脉的穴位，在人体的侧腹部，当第十一肋游离端的下方。

主治：（1）按摩这个穴位，对腹痛、腹胀、肠鸣、泄泻、呕吐、神疲肢倦、胸胁疼痛、黄疸、痞块、小儿疳积、腰脊疼痛等症状，具有明显的疗效；（2）长期按摩这个穴位，对肝气郁结、胃痉挛、肝脾肿大、肝炎、肠炎、泄泻等疾患，具有治疗、调理和改善作用；（3）配足三里穴，治疗荨麻疹、组织胺过敏症；配天枢穴、脾俞穴、中脘穴、足三里穴，治疗由于肝脾不和引起的腹胀、痞块、胁痛、泄泻、消瘦等症状；配肾俞穴、肝俞穴、水道穴、京门穴、阴陵泉穴、三阴交穴、阳谷穴、气海穴，治疗肝硬化腹水、肾炎。

自我取穴按摩法

① 正坐或仰卧，在腋中线上，合腋屈肘时，当肘尖处是该穴；

② 用大拇指、食指直下掌根处像鱼一样的肉厚处部位，即鱼际，揉按穴位，并有胀痛的感觉；

③ 每次各揉按左右两侧穴位1～3分钟，也可以两侧穴位同时按揉。

取穴 按摩

精确取穴

该穴位于人体的侧腹部，当第十一肋游离端的下方

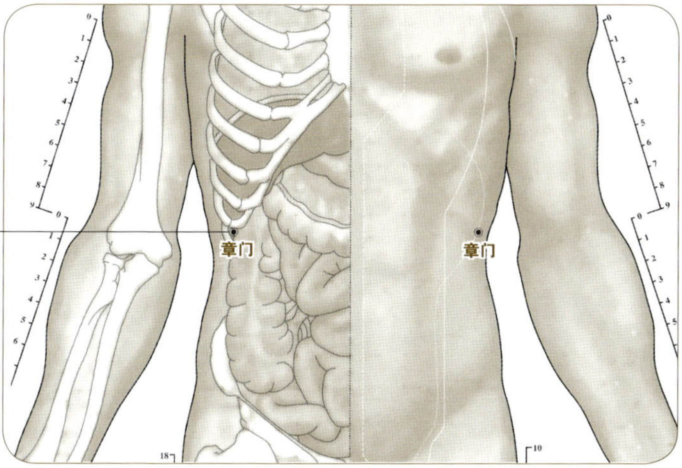

取穴技巧

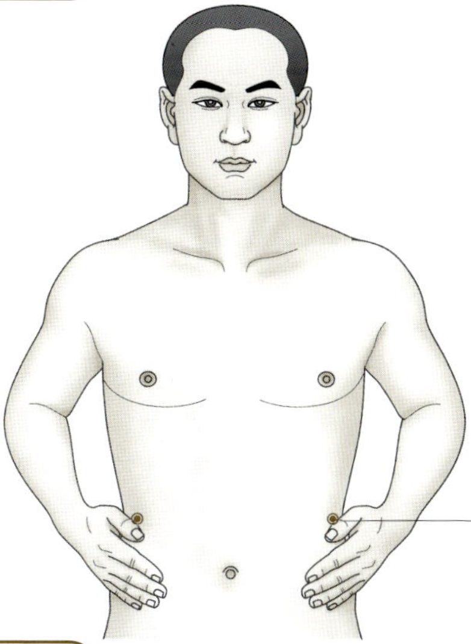

功用

降浊固土

配伍治病

荨麻疹：章门配足三里

肝脾不和之腹胀：章门配天枢、脾俞、中脘、足三里

在腋中线上，合腋屈肘时，当肘尖处是该穴

自我按摩

用大拇指直下掌根处，形状像鱼一般肉厚处圆形揉按穴位，有胀痛的感觉。每次左右各（或双侧同时）揉按1～3分钟。

程度	拇指压法	时间/分钟
轻	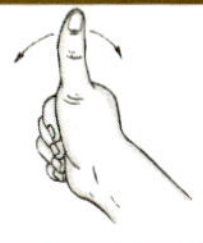	1～3

134 期门穴 疏肝利气化积通淤

主治 胸胁胀满疼痛 呕吐 呃逆 吞酸 腹胀

《针灸甲乙经》云："足太阳、厥阴、阴维之会。"《备急千金要方》云："主喘逆卧不安，咳胁下积聚。"《铜人腧针灸图经》云："治胸中烦热，贲豚上下，目青而呕，霍乱泻痢，腰坚硬，大喘不得安卧，胁下积气。"《针灸大成》云："胸连胁痛，期门、章门、丘墟、行间、涌泉。"《圣济总录》云："期门二穴……治胸中烦热，贲豚上下，目青而呕，霍乱泻痢，腹坚硬，大喘不得安卧，胁下积气，女子产后余疾，食饮不下，胸胁支满，心中切痛善噫……"上述文籍说明了期门穴的作用。如果为琐事不顺而动气，或者因为气候变化而气郁不舒，那么按压这个穴位可以有很好的缓解和治疗效果。

命名：期，期望、约会；门，出入的门户。"期门"是指天之中部的水湿之气从此穴位输入肝经。本穴为肝经最上穴，下部章门穴无物外传，使得本穴处于气血物质的空虚状态。但是，本穴因其位于人体前正中线及侧正中线的中间位置，既不阴又不阳，既不高也不低，既无热气在此冷降，也无经水在此停驻，所以，作为肝经募穴，尽管穴内气血空虚，却募集不到气血物质，只有期望等待，因此名"期门"，也称肝募穴。

部位：属足肝经经脉的穴位，在人体的胸部，乳头直下，与巨阙穴齐平。

主治：（1）按摩此穴位有疏肝、利气、化积通淤的作用，能治疗肋间神经痛、肝炎、肝肿大、胆囊炎、胸胁胀满等疾患；（2）长期按摩此穴位，对腹胀、呕吐、乳痛等症状，具有很好的缓解、改善作用；（3）配肝俞穴、膈俞穴，有疏肝活血化瘀的作用，能治疗胸胁胀痛；配内关穴、足三里穴，有和胃降逆的作用，能治疗呃逆；配阳陵泉穴、中封穴，有舒肝利胆的作用，能治疗黄疸。

自我取穴按摩法

① 正坐或仰卧，举起双手，手掌心向下，指尖相对，放在双乳下，肋骨上；

② 用大拇指和食指直下掌根处像一条鱼的部位，按揉穴位，有胀痛的感觉；

③ 每次按揉左右两穴位各1～3分钟，或者两侧穴位同时按揉。

取穴 按摩

精确取穴

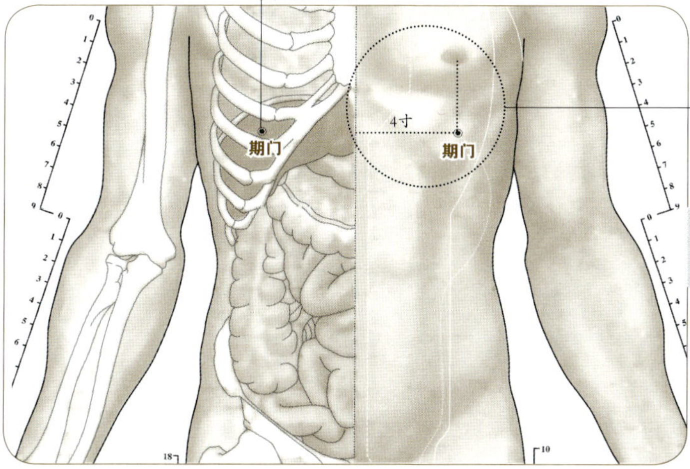

当乳头直下，前正中线旁开4寸

取穴技巧

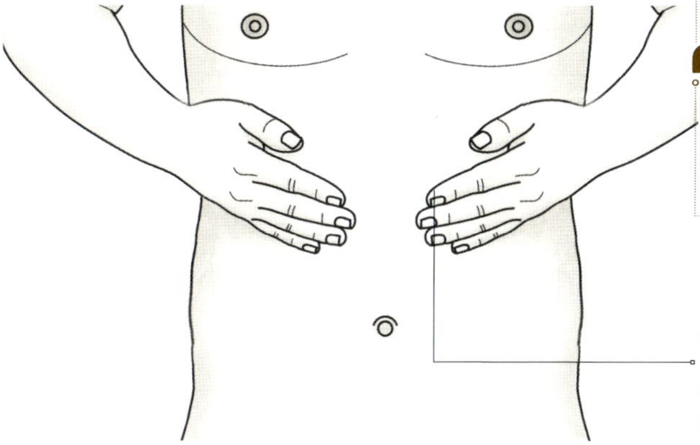

功用

募集天之中部的水湿风气

配伍治病

疝气：期门配大敦

胆囊炎、胆结石：期门配肝俞、公孙、中脘、太冲

正坐，举双手，掌心向下，指尖相对，放在双乳下，肋骨上，大拇指、食指直下掌根处的鱼际所按穴位即是

自我按摩

用大拇指指腹揉按穴位，有胀痛的感觉。每次左右各（或双侧同时）揉按3～5分钟。

程度	拇指压法	时间/分钟
轻	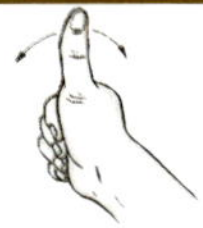	3～5

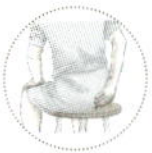

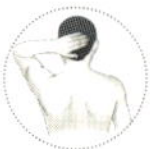

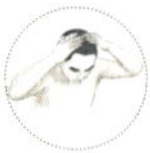

第十三章 督脉经穴

人体奇经八脉之一。督脉总督一身之阳经，六条阳经都与督脉交会于大椎，督脉有调节阳经气血的作用，故称为『阳脉之海』。主生殖功能，特别是男性生殖功能。督脉起于胞中，下出会阴，后行于腰背正中，循脊柱上行，经项部至风府穴，进入脑内，再回出上至头项，沿头部正中线，经头顶、额部、鼻部、上唇，到唇系带处。该经脉发生病变主要表现为脊柱强直、角弓反张、头重痛、项强、眩晕、癫痫、癃闭、遗溺、痔疮、妇女不孕等。

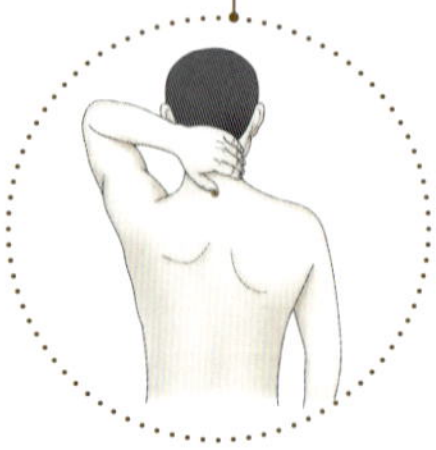

DI-SHISAN ZHANG

本章看点

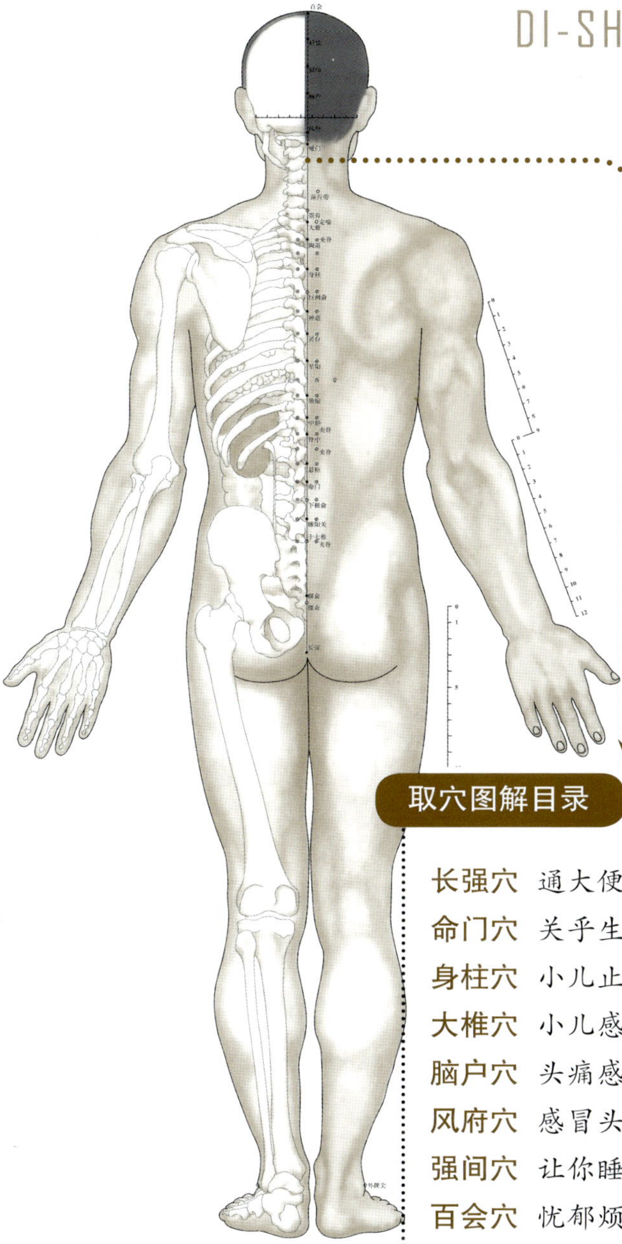

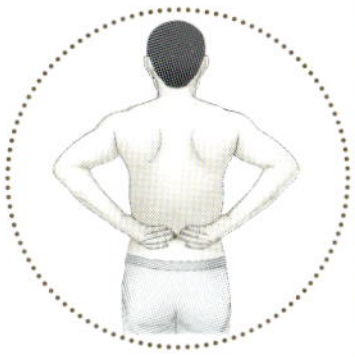

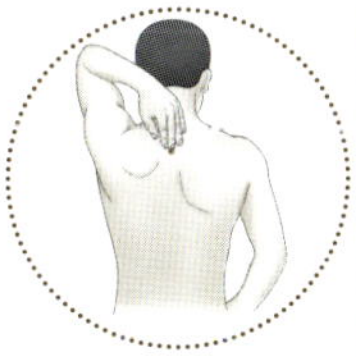

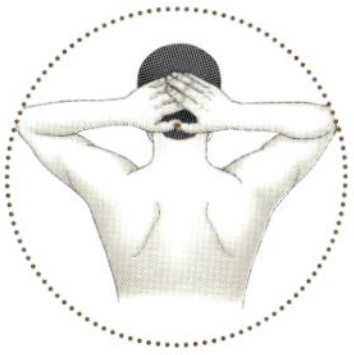

取穴图解目录

135 长强穴 通大便，疗便秘，止腹泻

主治 肠炎 腹泻 痔疮 便血 脱肛

很多人都受过便秘的困扰，尤其是长时间久坐办公室、缺乏运动的人。便秘时，老觉得有大便阻塞在直肠和肛门口，费尽力气也排泄不出来，怎么办呢？只要每天坚持按摩长强穴，就可以解决这个问题。长强穴能够促进直肠的收缩，使大便通畅，还能有效治疗便秘，对人体内部肠胃排毒具有很好的调理作用。关于此穴，《聚英》中云："足少阴、少阳结会，督脉别走任脉。"《铜人腧针灸图经》中说："针入三分，抽针以太痛为度……灸然不及针。"《类经图翼》中说："一经验治少年注夏羸瘦，灸此最效。"由此可见，古代医师早已发现了长强穴在人体治疗疾患中的重要作用。

命名：长，长久的意思；强，强盛的意思。"长强"是指胞宫中的高温高压水湿之气由此穴位外输体表。本穴为督脉之穴，其气血物质来自胞宫，温压较高，向外输出时既强劲又饱满，并且源源不断，所以名"长强"。

部位：属督脉的第一穴位，在人体的尾骨端下，当尾骨端与肛门连线的中点处。

主治：（1）按摩这个穴位，能够促进直肠的收缩，使大便畅通，还能治疗便秘，并且能迅速止腹泻；（2）长期坚持按压这个穴位，具有通任督、调肠腑的作用，对肠炎、腹泻、痔疮、便血、脱肛等疾患，都具有良好的治疗效果；（3）长期按压这个穴位，还对阴囊湿疹、引产、阳痿、精神分裂，癫痫、腰神经痛等病症，具有很好的调理和改善功能；（4）配承山穴，有清热通便、活血化瘀的作用，能够治疗痔疾、便秘；配小肠俞穴，有行气通腑、分清泌浊的作用，能够治疗大小便困难、淋症；配身柱穴，有行气通督的作用，能治疗脊背疼痛；配百会穴，有通调督脉、益气升阳的作用，能治脱肛、头昏。

自我取穴按摩法

① 正坐，上身前俯，左手伸到臀后；

② 用食指和中指用力揉按穴位，便秘、腹泻或者有痔疮的人，会感到酸胀，同时会感觉酸胀感向体内和四周扩散；

③ 每天分别用左右两手各揉按1～3分钟，先左后右。

取穴 按摩

精确取穴

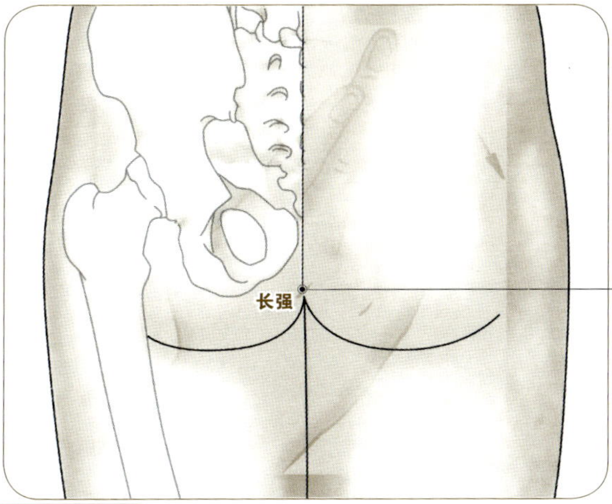

取穴技巧

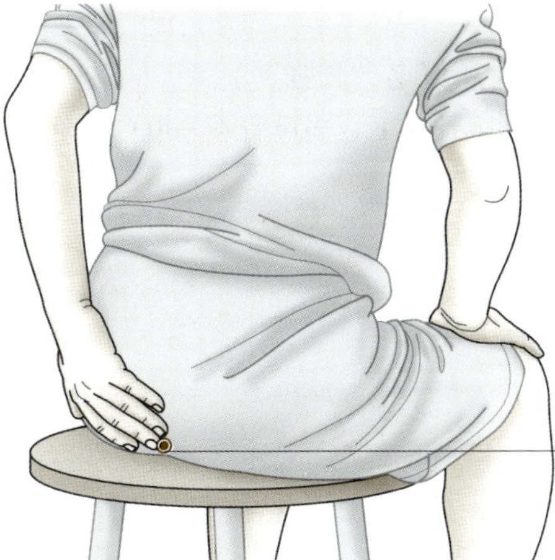

功用

向体表输送阳热之气

配伍治病

痔疮：长强配二白、阴陵泉、上巨虚、三阴交

脱肛、痔疮：长强、二白、百会

自我按摩

以中指和食指用力揉按穴位，会有酸胀的感觉，向里面以及四周扩散。每次用左右手各揉按 1 ～ 3 分钟，先左后右。

程度	二指压法	时间/分钟
重	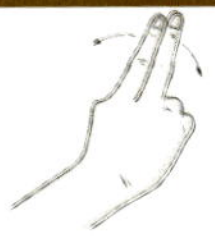	1～3

136 命门穴 关乎生命存亡的“命门”

主治 腰痛 腰扭伤 坐骨神经痛

医史记载，雷公问岐伯：“十二经各有一主，主在何经？”岐伯答：“肾中之命门为十二经之主也。”雷公不同意。岐伯答：“……人非火不生，命门属火，先天之火也……人身先生命门而后生心……十二经非命门不生……故心得命门，而神明应物也；肝得命门，而谋虑也；胆得命门，而决断也；胃得命门，而受纳也；脾得命门，而转输也；肺得命门，而治节也；大肠得命门，而传导也；小肠得命门，而布化也；肾得命门，而作强也……是十二经为主之官，而命门为十二官之主……”这段话形象概括了人体命门的重要意义。

命名：命，人的根本；门，出入的门户。“命门”指人体脊骨中的高温高压阴性水液由此穴外输督脉。本穴因其位于腰背正中部位，内连脊骨，在人体重力场中位置低下，脊骨内的高温高压阴性水液由此穴外输体表督脉，本穴外输的阴性水液有维系督脉气血流行不息的作用，是人体生命之本，故称“命门”，也称属累穴、精宫穴。

部位：属督脉的穴位，在人体腰部，当后正中线上，第二腰椎棘突下凹陷处，用指压时有强烈的压痛感。

主治：（1）按摩此穴对肾气不足、精力衰退有固本培元的作用，对腰痛、腰扭伤、坐骨神经痛有明显疗效；（2）经常按摩此穴能治疗阳痿、遗精、月经不调、头痛、耳鸣、四肢冷等疾患；（3）长期按压此穴，能治小儿遗尿；（4）配肾俞穴能调补肾气，可治肾虚溺多、腰酸背疼；配肾俞穴、气海穴、然谷穴能补益肾气、固涩精关，能治阳痿、早泄、滑精；配天枢穴、气海穴、关元穴能温肾健脾，能治肾泄、五更泻。

自我取穴按摩法

① 正坐或俯卧，两手伸到腰背后，大拇指在前，四指在后；
② 用左手中指的指腹按住穴位，右手中指的指腹压在左手中指的指甲上；
③ 双手中指同时用力揉按穴位，有酸、胀、疼痛的感觉；
⑤ 左右手中指轮流在下按揉穴位，先左后右，每次揉按3～5分钟。

取穴 按摩

精确取穴

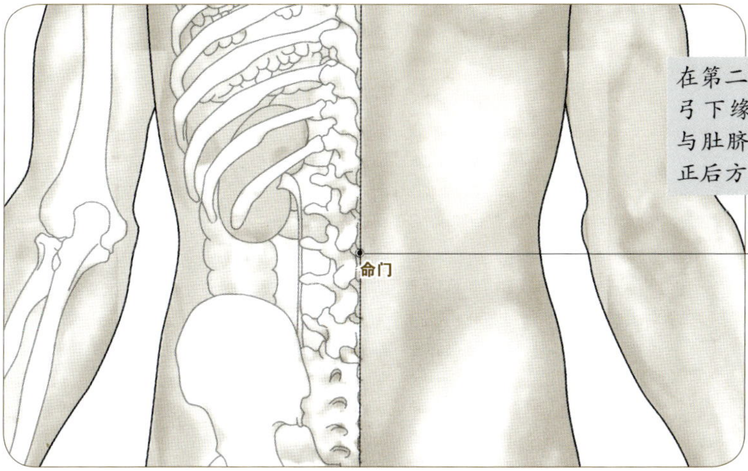

在第二腰椎棘突下（两侧肋弓下缘、连线中点，一般与肚脐正中相对），即肚脐正后方处即是

取穴技巧

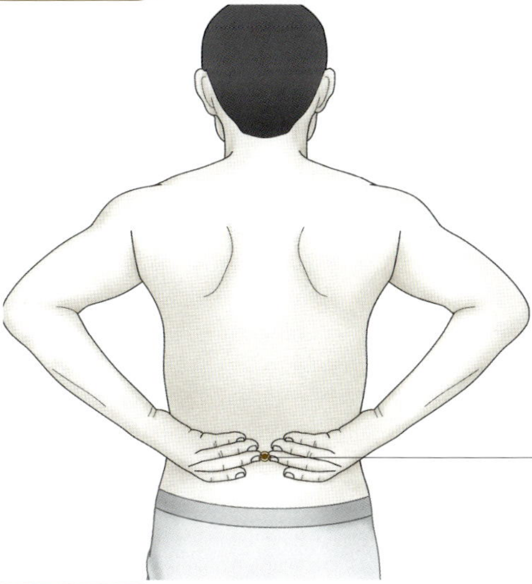

功用

接续督脉气血

配伍治病

遗精、早泄：命门配肾俞、太溪

破伤风抽搐：命门配百会、筋缩、腰阳关

正坐，伸两手至背腰后，大指在前，四指在后。左手中指指腹所在位置的穴位即是

自我按摩

双手中指同时出力揉按穴位，有酸、胀、疼痛的感觉。每次左右手中指在下各揉按3～5分钟，先左后右。

程度	中指折叠法	时间/分钟
重	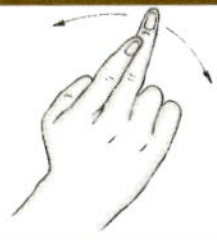	3～5

137 身柱穴 小儿止咳定喘有特效

主治 气喘 感冒 咳嗽 肺结核

顾名思义，身柱就是指身体的支柱。当你遇到因脑力不足而眩晕，或者中气不足而喘息，或者大气下陷而脱肛，或者督脉之气升举无力而腰背疼痛时，就可以按压身柱穴，这个穴位能使你的症状迅速得到缓解，并帮助你提高身体的免疫和保健能力。此外，这个穴位几乎还能通治小儿之病。幼儿的脏腑娇嫩，功能还没有健全，特别是肺和脾脏的功能较弱，因此很容易患上感冒、发热、咳嗽、哮喘、腹泻、消化不良等疾病。此时，按摩孩子的身柱穴就具有很好的防治作用。另外，经常按摩这个穴位还具有益智健脑的作用。

命名：身，身体的意思；柱，支柱的意思。“身柱”的意思是指督脉气血在此处穴位吸热后，化为强劲饱满之状。本穴物质为从神道穴传来的阳气，到达本穴后，此气因受体内外传之热而进一步胀散，胀散之气充斥穴内，并快速循督脉传送，使督脉的经脉通道充胀，如皮球充气而坚，可承受重负一样，所以名“身柱”。

部位：属督脉的穴位，在人体后背部，当后正中线上，第三胸椎棘突下凹陷处。

主治：（1）经常按摩这个穴位，对气喘、感冒、咳嗽、肺结核以及因为咳嗽导致的肩背疼痛等疾患，具有特殊的疗效；（2）按摩这个穴位，还能够有效治疗虚劳喘咳、支气管炎、肺炎、百日咳，并且对疗疮肿毒还具有非常明显的效果；（3）长期按压这个穴位，对脊背强痛、小儿抽搐、癔病、热病、脑卒中不语等病症，具有很好的调理和保健作用；（4）配水沟穴、内关穴、丰隆穴、心俞穴，治疗癫狂痫；配风池穴、合谷穴、大椎穴，治疗肺热、咳嗽；配灵台穴、合谷穴、委中穴，治疗疔毒；配本神穴，有行气疏风的作用，能治头痛、目眩。

自我取穴按摩法

① 正坐或俯卧，把左手伸到肩后；
② 用中指的指尖揉按穴位，有刺痛的感觉；
③ 两侧穴位先左后右，每次各揉按3～5分钟；
④ 小儿或者手臂僵硬酸痛的人，可以请他人搓热双手，用单手的掌根之处揉按穴位，效果更好。

取穴 按摩

精确取穴

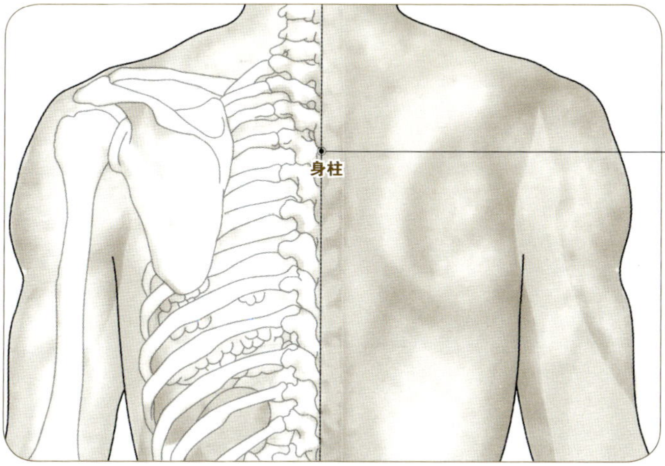

人体身柱穴位于背部，当后正中线上，第三胸椎棘突下凹陷中

取穴技巧

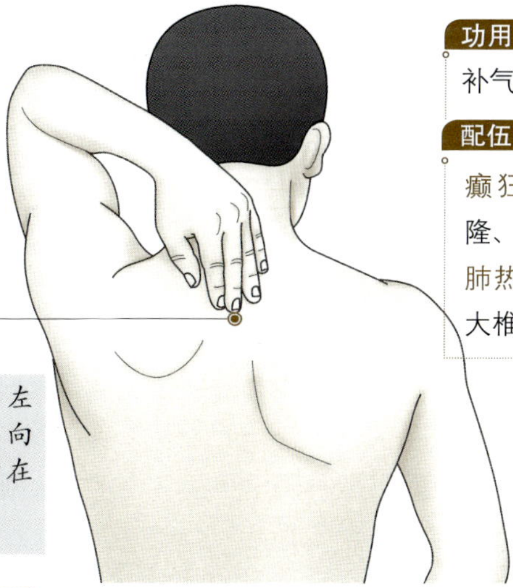

正坐或俯卧，伸左手由肩上尽力向后，中指指尖所在的位置即是

功用

补气壮阳

配伍治病

癫狂痫：身柱配水沟、内关、丰隆、心俞

肺热、咳嗽：身柱配风池、合谷、大椎

自我按摩

把食指叠加在中指指背上一起用力揉按穴位，有刺痛的感觉。每次左右手各揉按 3 ~ 5 分钟，先左后右。

程度	中指折叠法	时间/分钟
重	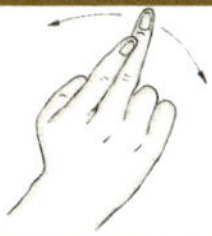	3 ~ 5

138 大椎穴 小儿感冒发烧不再犯愁

主治 感冒 肩背痛 头痛 咳嗽 气喘

据《针灸甲乙经》记载：此穴是“三阳、督脉之会。”《类经图翼》中云：“又治颈瘿、灸百壮，及大椎两边相去各一寸半少垂下，各三十壮。”《备急千金要方》云：“凡灸疟者，必先问其病之所先发者先灸之。从头项发者，于未发前预灸大椎尖头，渐灸过时止；从腰脊发者，灸肾俞百壮；从手臂发者，灸三间。”《普济方》云：“灸以年为壮。”不论患了风寒感冒，还是身体其他病变引起的高烧不退，父母都非常担心孩子因此“烧”坏了脑神经，发生严重的后遗症。此时，刮按孩子的大椎穴，具有迅速退烧的作用。

命名：大，多的意思；椎，锤击之器，这里指穴内的气血物质实而非虚。“大椎”的意思是指手足三阳的阳热之气由此处汇入本穴，并与督脉的阳气上行头颈。本穴物质一为督脉陶道穴传来的充足阳气，二为手足三阳经外散于背部阳面的阳气，穴内的阳气充足满盛，如椎一样坚实，故名“大椎”，也称百劳穴、上杼穴。“百劳”是指穴内气血为人体各条阳经上行气血汇聚而成；“上杼”是指穴内气血为坚实饱满之状。

部位：属督脉的穴位，位于人体背部正中线上，当第七颈椎棘突下凹陷中。

主治：（1）按摩这个穴位，有解表通阳、清脑宁神的作用，能够快速退烧；（2）按摩这个穴位，还能够治疗感冒、肩背痛、头痛、咳嗽、气喘、中暑、支气管炎、湿疹、血液病等疾患；（3）坚持长期按摩和针灸这个穴位，还能够有效治疗体内寄生虫、扁桃腺炎、尿毒症等；（4）配腰俞穴，有通督行气、清热截疟的作用，能治疟疾；配合谷穴、中冲穴，有解表泻热的作用，能治伤寒发热、头昏；配长强穴，有通调督脉的作用，能治脊背强痛。

自我取穴按摩法

① 正坐或俯卧，左手伸到肩后反握对侧颈部，虎口向下，四指扶右侧颈部，指尖向前；
② 大拇指的指尖向下，用指腹或指尖揉按穴位，有酸痛和胀麻的感觉；
③ 两侧穴位先左后右，每次各揉按1～3分钟；
④ 或者请他人屈起食指，或者用刮痧板，帮助刮擦穴位，效果更好。

取穴　按摩

精确取穴

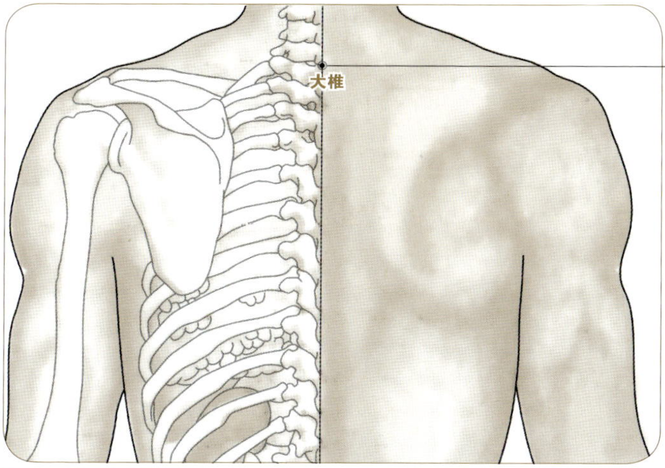

大椎穴位于人体的颈部下端，当第七颈椎棘突下凹陷处

取穴技巧

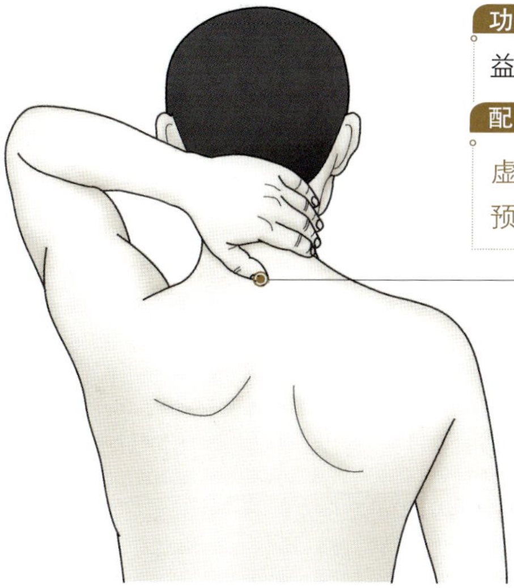

功用

益气壮阳

配伍治病

虚损、盗汗、劳热：大椎配肺俞

预防流脑：大椎配曲池

正坐或俯卧，伸左手由肩上反握对侧颈部，虎口向下，四指扶右侧颈部，指尖向前，大拇指腹所在位置的穴位即是

自我按摩

大拇指指尖向下，用指腹（或指尖）揉按穴位，有酸痛、胀麻的感觉。每次左右各揉按 1 ~ 3 分钟，先左后右。

程度	拇指压法	时间/分钟
轻	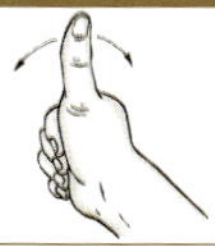	1 ~ 3

139 脑户穴 头痛感即刻减轻的方法

主治 头重 头痛 面赤 目黄 眩晕

超负荷工作、某种心理负担、身体某些疾患常让人感到头痛。此时，可按摩脑户穴，能有效治疗头痛。据《针灸甲乙经》记载，这个穴位是“督脉、足太阳之会”；《黄帝内经素问》中云：“刺中脉户，入脑立死。”《聚英》曰：“引铜人，禁灸，灸之令人哑，或灸七壮，妄灸令人喑。”上面这些描述，说明了此穴的性质和意义，也提到了它的特殊性。利用这个穴位治疗疾患时要特别小心，例如在对它进行针灸的时候，如果不小心让针刺到了脑髓，病人就会立刻死亡。

命名：脑，大脑的意思；户，出入的门户。“脑户”指督脉气血在此变为天之下部的水湿云气。本穴物质为风府穴传来的水湿风气和膀胱经外散而至的寒湿水汽，到达本穴后，二气相合变为天之下部的水湿云气，此气能随人体所受风寒冷降归地并入于脑，所以名“脑户”，也称匝风穴、会额穴、合颅穴、仰风穴、会颅穴、迎风穴。

部位：这个穴位在人体头部，风府穴上1.5寸，枕外隆凸的上缘凹陷处。

主治：（1）按摩这个穴位，能够治疗头晕、项强、失音、癫痫；（2）长期按摩这个穴位，对头重、头痛、面赤、目黄、眩晕、面痛、喑哑、项强、癫狂痫症、舌本出血、瘿瘤等疾患有良好的疗效；（3）配通天穴、脑空穴，有行气去湿的作用，能治头重、头痛；配人中穴、太冲穴、丰隆穴，能治癫狂痫；配胆俞穴、意舍穴、阳纲穴，有疏肝泄胆、清热去湿的作用，能治目黄、胁痛、食欲不振；配通天穴、消泺穴、天突穴，有行气散结的作用，能治瘿瘤。

自我取穴按摩法

① 正坐，两手伸过颈项，放在后脑处，手掌心向头，扶住后脑勺，四指的指尖向头顶，大拇指的指腹所在的部位就是这个穴位；
② 大拇指的指尖相互叠加向下，用指腹或指尖按揉穴位，有酸痛、胀麻的感觉；
③ 分别用两手轮流按揉穴位，先左后右，每次各按揉3~5分钟。

取穴 按摩

精确取穴

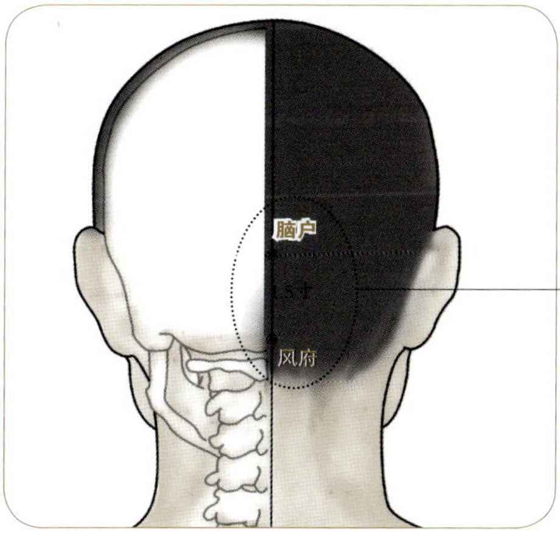

脑户穴位于人体的头部，风府穴上 1.5 寸，枕外隆凸的上缘凹陷处

取穴技巧

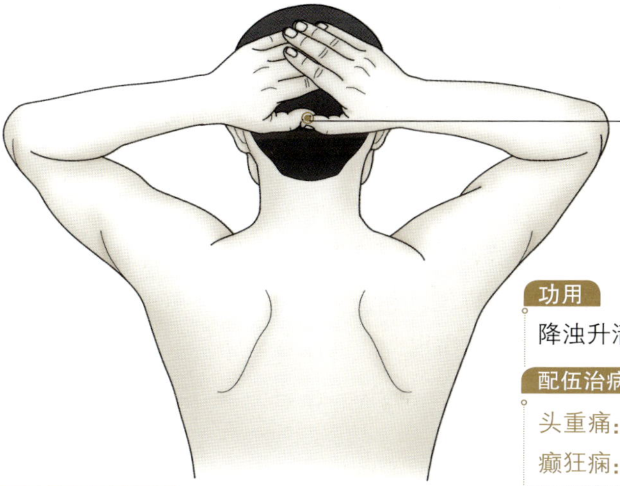

正坐，伸两手过颈，置于后脑处，掌心向头，扶住后脑勺，四指指尖向头顶，拇指指腹所在的穴位即是

功用

降浊升清

配伍治病

头重痛：脑户配通天、脑空

癫狂痫：脑户配人中、太冲、丰隆

自我按摩

大拇指指尖相互叠加向下，用指腹（或指尖）揉按穴位，有酸痛、胀麻的感觉。每次左右各揉按 3 ~ 5 分钟。

程度	拇指压法	时间/分钟
重	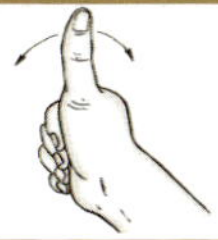	3 ~ 5

140 风府穴 感冒头疼不再打针吃药

主治 头痛 眩晕 脑卒中舌缓 暴瘖不语

如果不小心患上了风寒感冒、头痛等，尤其感到后脑疼痛、颈项肩背僵硬、头不能回顾时，只要按压一下风府穴，就能很快止痛、去风，而且疗效显著。据《针灸甲乙经》记载，此穴位是“督脉、阳维之会”；《聚英》曰：“项后入发际一寸，大筋内宛中，疾言其肉立起，言休立下。”《针灸资生经》曰：“风府者，伤寒所自起，壮人以毛裹之，南人怯弱者，亦以帛护其项。”《铜人腧针灸图经》云：“禁不可灸，不幸使人失喑。”《扁鹊心书》云：“但此穴入针，人即昏倒，其法向右耳入三寸，则不伤大筋而无晕，乃千金妙法也。”这些描述，既指出了此穴位的性质，也指明了它的特殊性。在使用这个穴位治疗疾病时，我们一样需要小心谨慎。

命名：风，穴内气血为风气；府，府宅的意思。“风府”是指督脉之气在此吸湿化风。本穴物质为哑门穴传来的天部阳气，至本穴后，此气散热吸湿，并化为天部横行的风气。本穴为天部风气的重要生发之源，所以名“风府”，也称舌本穴、鬼穴。

部位：属督脉的穴位，位于人体的后颈部，当后发际正中直上1寸，枕外隆凸直下，两侧斜方肌之间凹陷处。

主治：（1）按摩这个穴位，能够治疗头痛、眩晕、咽喉肿痛、感冒，发烧；（2）长期按压这个穴位，对癫狂、痫症、癔病、脑卒中不语、悲恐惊悸、半身不遂、眩晕、颈项强痛、目痛、鼻出血都具有良好的疗效；（3）配风市穴，有疏风通络的作用，治疗伤寒感冒；配肺俞穴、太冲穴、丰隆穴，有理气解郁的作用，治疗狂躁奔走、烦乱欲死。

自我取穴按摩法

① 正坐或俯卧，两只手伸到颈后，放在后脑处；

② 手掌心向头，扶住后脑勺，左手在下，四指的指尖向头顶，大拇指的指尖向下按住穴位，右手在左手上，右手大拇指的指腹按在左手大拇指的指甲上；

③ 双手的大拇指从下往上用力揉按，有酸痛的感觉；

④ 左右两手的大拇指轮流在下按揉，先左后右，每次各揉按1～3分钟。

取穴 按摩

精确取穴

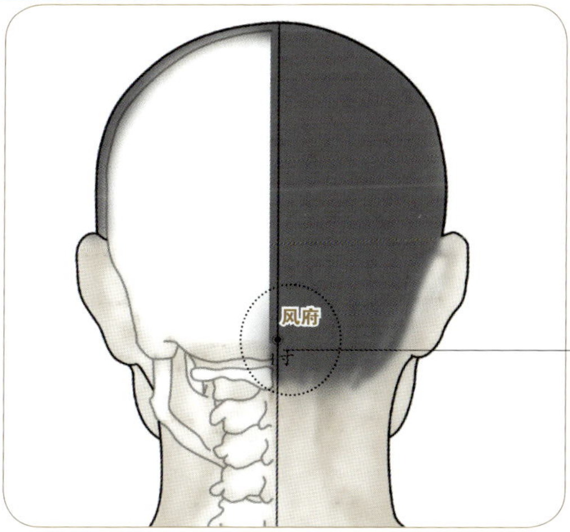

当后发际正中直上1寸，枕外隆凸直下，两侧斜方肌之间凹陷处

取穴技巧

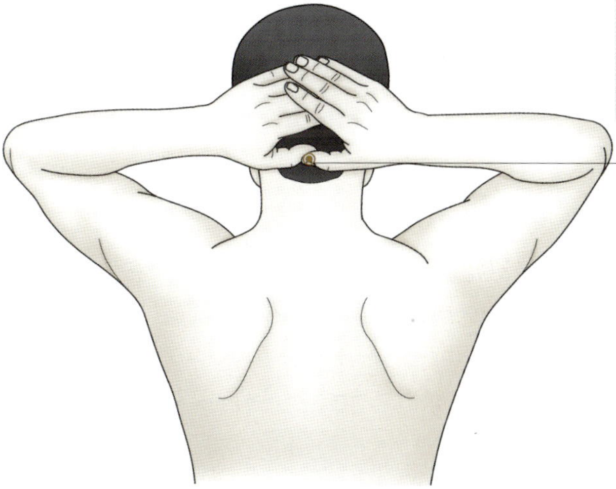

正坐或俯卧，伸左手过颈，置于后脑处，掌心向头，扶住后脑勺，四指指尖向头顶，大拇指指尖所在位置的穴位即是该穴

功用

散热吸湿

配伍治病

伤寒感冒：风府配风市

癫狂、多言：风府配肺俞、太冲、丰隆

自我按摩

大拇指指尖相互叠加向下，用指腹（或指尖）揉按穴位，有酸痛、胀麻的感觉。每次揉按1～3分钟。

程度	拇指压法	时间/分钟
重	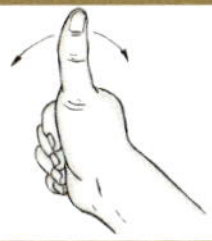	1～3

第十三章 督脉经穴

141 强间穴 让你睡好自然心情好

主治 颈项强痛 癫狂痫证 烦心 失眠

你是否夜里经常失眠，睡不安稳？你是否经常在床上辗转反侧？你是否经常在睡梦中被惊醒？现代人经常因为工作压力大、生活负担重以及不良的生活方式，导致夜里失眠。尤其是许多白领，经常为了完成工作任务而通宵达旦地熬夜、加班，睡眠严重不足。夜里睡不好觉，第二天就会精神昏沉、疲乏，影响到学习和工作。如果遇到这种情况，可以按压强间穴。强间穴能够帮助睡眠。除了对睡眠有好处以外，在现代中医临床中，有经验的医生们也利用这个穴位来治疗各种各样的头痛，如血管性头痛、神经性头痛等。此穴位名出自《针灸甲乙经》，别名大羽穴，属督脉。

命名：强，强盛的意思；间，两者之中的意思。“强间”的意思是指督脉气血在此吸热后，化为强劲的上行阳气。本穴物质为脑户穴传来的水湿风气，到达本穴后，因受颅脑的外散之热，水湿之气吸热化为天部强劲的阳气，并循督脉上行，所以名“强间”，也称“大羽穴”。“大羽”的意思是指本穴上传的阳气中夹带有一定的水湿。

部位：这个穴位在头部，当后发际正中直上4寸，即脑户穴上1.5寸处。

主治：（1）坚持长期按压这个穴位，能够治疗头痛、目眩、颈项强痛、癫狂痫症、烦心、失眠等疾患；（2）长期按压这个穴位，对于脑膜炎、神经性头痛、血管性头痛、癔病等，也具有明显的治疗、恢复、调理和保健作用；（3）配后溪穴、至阴穴，治疗后头痛、目眩；配丰隆穴，有行气化痰的作用，能够治疗头痛难忍；配阴郄穴，有行气活血、除烦的作用，能够治疗心烦、心痛。

自我取穴按摩法

① 正坐或者俯卧，双手伸过颈项，放在后脑处，手掌心向着头部，扶住后脑勺，除拇指外其余四指的指尖并拢并向着头顶，此时，中指的指尖所在的部位就是这个穴位；
② 用中指和食指的指腹揉按这个穴位，有酸痛、胀麻的感觉；
③ 每次各揉按1～3分钟。

取穴 按摩

精确取穴

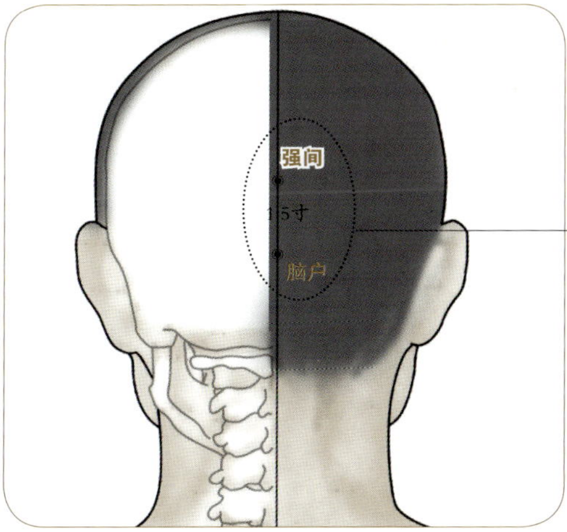

强间穴位于人体的头部，当后发际正中直上4寸（脑户穴上1.5寸）

取穴技巧

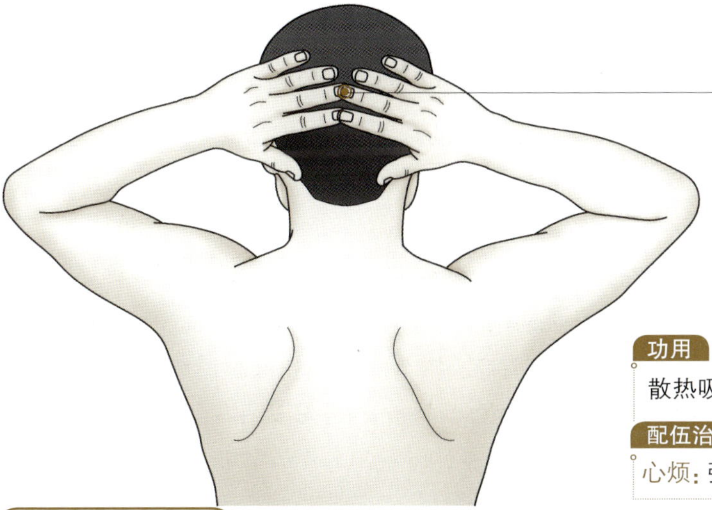

正坐或俯卧，伸双手过颈，置于后脑处，掌心向头，扶住后脑勺，除拇指外其余四指指尖并拢向头顶，中指指尖所在位置的穴位即是该穴

功用

散热吸湿

配伍治病

心烦：强间配阴郄

自我按摩

用中指和食指指腹揉按穴位，有酸痛、胀麻的感觉。每次各揉按 1 ～ 3 分钟。

程度	二指压法	时间/分钟
轻	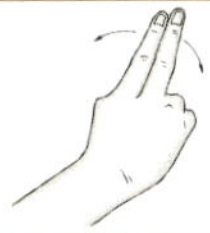	1～3

142 百会穴 忧郁烦躁失眠点百会

主 治 高血压 脑卒中失语 脑贫血 鼻孔闭塞

如果你长期感到忧郁不安、情绪不佳，还时常头昏、脑胀、胸闷、失眠的话，只要按压这个穴位，就有很好的调理和保健作用。此穴位名首次出现于《针灸甲乙经》，属督脉，别名“三阳五会”。《采艾编翼》云：“三阳五会，五之为言百也。”意思就是说人体百脉于此处交会。由于是百脉之会的地方，自然也是百病所主的地方，所以，这个穴位可以治疗很多的病症，是中医临床中常用的穴位之一。《圣济总录》云：“凡灸头顶，不得过七壮，缘头顶皮薄，灸不宜多。”《普济方》云：“北人始生子，则灸此穴，盖防他日惊风也。”《类经图翼》云：“若灸至百壮，停三五日后绕四畔，用三棱针出血，以井花水淋之，令气宣通，否则恐火气上壅，令人目暗。”这些描述都指明了这个穴位的性质，也说明了它的特殊性。

命名：百，数量词，多的意思；会，交会。“百会”指手足三阳经及督脉的阳气在此交会。本穴在人的头顶，在人的最高处，因此人体各经上传阳气都交会于此，所以名“百会”。也称顶中央穴、三阳五会穴、天满穴、天蒲穴、三阳穴、五会穴、巅上穴。

部位：属督脉的穴位，位于人体头部，当头顶正中线与两耳尖端连线的交点处。

主治：（1）按摩这个穴位，具有开窍宁神的作用，能治疗失眠、神经衰弱；（2）长期按压这个穴位，有平肝息风的作用，能治疗头痛、眩晕、休克、高血压、脑卒中失语、脑贫血、鼻孔闭塞等疾患；（3）长期按压这个穴位，还有升阳固脱的作用，能治疗脱肛、子宫脱垂等疾患。

自我取穴按摩法

① 正坐，举起双手，张开虎口，大拇指的指尖碰触耳尖，手掌心向头，四指朝上；
② 双手的中指在头顶正中相碰触；
③ 先将左手的中指按压在穴位上，再将右手的中指按在左手中指的指甲上；
④ 双手的中指交叠，同时向下用力揉按穴位，有酸胀、刺痛的感觉；
⑤ 每次各揉按1～3分钟。

取穴 按摩

精确取穴

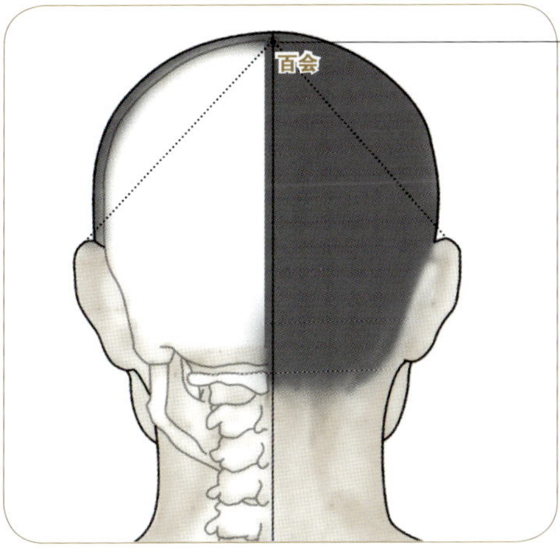

人体百会穴位于头部，当前发际正中直上5寸，或两耳尖连线中点处

取穴技巧

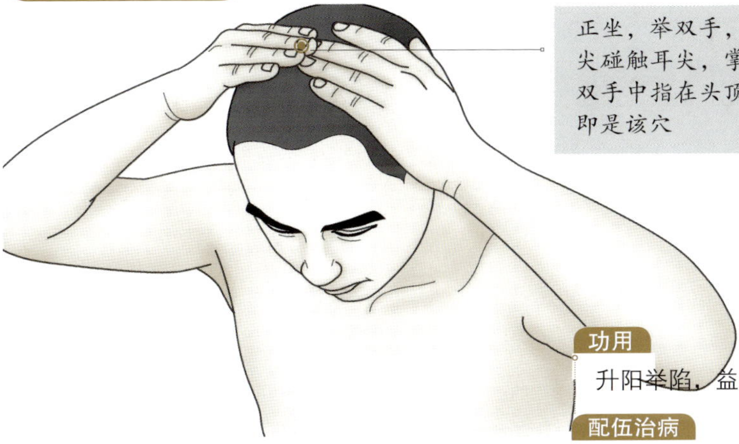

正坐，举双手，虎口张开，大拇指指尖碰触耳尖，掌心向头，四指朝上。双手中指在头顶正中相碰触所在穴位即是该穴

功用

升阳举陷，益气固脱

配伍治病

中风失音不能言语：百会配天窗；

小儿脱肛：百会配长强、大肠俞

自我按摩

用中指按压在穴位上，向下用力揉按穴位，有酸胀、刺痛的感觉。每次各揉按1 ~ 3分钟。

程度	中指压法	时间/分钟
重	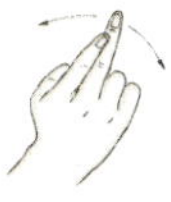	1 ~ 3

143 神庭穴 头晕呕吐眼昏花，神庭一针病如抓

主治 头晕 呕吐 眼昏花

在中医古籍中，有关于“头晕、呕吐、眼昏花，神庭一针病如抓”的记载。如果不小心患了重感冒，或者遇到了晕车、晕船等情况，或者在其他情况下头昏、呕吐、眼昏花，都可以按摩神庭穴，这个穴位具有很好的保健和调理作用。据《针灸甲乙经》中记载，此穴位为“督脉、足太阳、阳明之会”；《普济方》云：“歧伯曰：凡欲疗风，勿令灸多，缘风性轻，多则伤，宜灸七壮至二十壮；禁针，针即发狂。”《类经图翼》云：“灸三壮，禁刺，刺之令人癫狂目失明。”

命名：神，天部之气的意思；庭，庭院的意思，这里指聚散之所。“神庭”的意思是指督脉的上行之气在此聚集。本穴物质为来自胃经的热散之气和膀胱经的外散水湿，在本穴为聚集之状，本穴如同督脉天部气血的会聚之地，所以名“神庭”，也称天庭穴。因为本穴物质主要为足阳明提供的湿热水汽和足太阳提供的外散水湿，所以是足太阳、阳明之交会处。

部位：属督脉的穴位，在人体头部，当前发际正中直上0.5寸处。

主治：（1）按摩这个穴位，能够治疗头晕、呕吐、眼昏花等症状；（2）按摩这个穴位，还能够治疗鼻流清涕、急性鼻炎、泪腺炎、惊悸不得安寐等疾病；（3）长期按摩这个穴位，对前额的神经痛、失眠、癫痫等病症，也具有很好的调节、改善作用；（4）配上星穴、肝俞穴、肾俞穴、百会穴，有补益肝肾、滋阴明目的作用，能治疗雀目、目翳；配攒竹穴、迎香穴、风门穴、合谷穴、至阴穴、通谷穴，有宣肺利窍、疏风清热的作用，能治疗鼻鼽清涕出；配兑端穴、承浆穴，有醒脑开窍、调阴和阳的作用，能治疗癫疾呕沫。

自我取穴按摩法

① 正坐或仰卧，双手举过头，手掌心朝下，手掌放松，自然弯曲，手指尖下垂，大约成瓢状，中指指尖触碰的部位就是该穴；

② 左右手的中指的指尖垂直，相并放在穴位上，指甲或指背轻触；

③ 用双手中指的指尖揉按穴位，或者用指甲尖掐按穴位；

④ 每次各揉按3～5分钟。

取穴 按摩

精确取穴

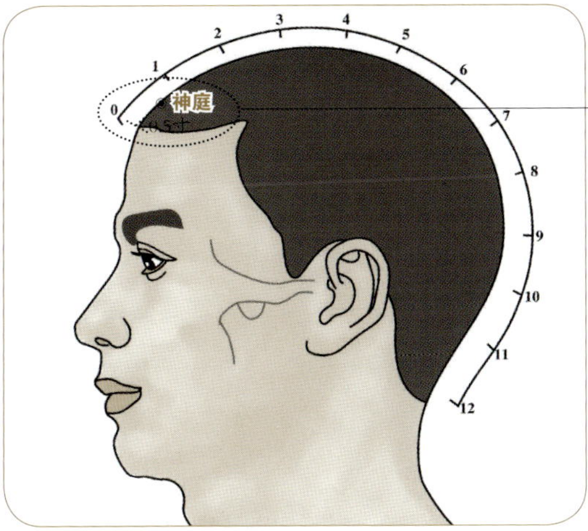

该穴位于人体的头部，当前发际正中直上0.5寸

取穴技巧

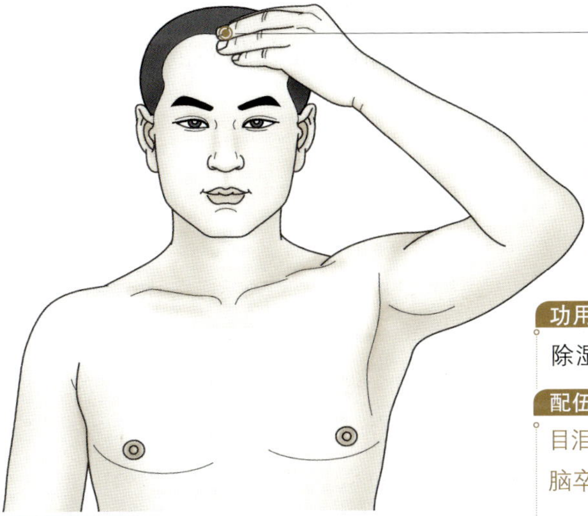

正坐，举双手过头，掌心朝下，手掌放松，自然弯曲，指尖下垂，约成瓢状。中指指尖触碰处的穴位即是

功用

除湿化湿

配伍治病

目泪出：神庭配行间

脑卒中不语：神庭配囟会

自我按摩

食指弯曲，置于中指上，以中指指腹揉按（或指甲尖掐按）穴位。每次各揉按3～5分钟。

程度	中指压法	时间/分钟
重	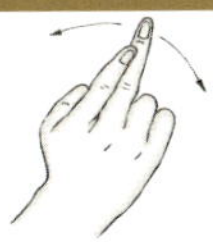	3～5

第十三章 督脉经穴

144 水沟穴 紧急救命它最及时

主治 休克 昏迷 中暑 颜面浮肿

如果有人突然因心脏病发作、缺氧、脑卒中而眩晕、昏迷、不醒人事，只要用指甲尖稍稍用力掐按患者的水沟穴，就能够对患者进行急救，所以，这个穴位被认为是中国传统医学中的急救要穴。关于此穴位，《针灸甲乙经》中云："督脉、手、足阳明之会。"《铜人腧针灸图经》云："风水面肿，针此一穴，出水尽即顿愈。"《类经图翼》云："《备急千金要方》云：'此穴为鬼市，治百邪癫狂，此当在第一次下针。凡人中恶，先掐鼻下是也。鬼击卒死者，须即灸之'。"

命名：水，指穴内物质为地部经水；沟，水液的渠道。"水沟"的意思是指督脉的冷降水液在此循地部沟渠下行。本穴物质为素髎穴传来的地部经水，在本穴的运行为循督脉下行，本穴的微观形态如同地部的小沟渠，所以名"水沟"，也称人中穴、鬼客厅穴、鬼宫穴、鬼市穴、鬼排穴。"人中"指本穴位在头面天地人三部中的人部，即鼻唇沟中部；"鬼客厅"指穴内气血为来自天部之气的冷降水液；本穴位处督脉，督脉气血以阳气为主，地部经水稀少，本穴气血则为地部经水，地部经水如同督脉气血的宾客一般，所以又名"鬼客厅"。

部位：属督脉的穴道，位于人体上唇上中部，人中沟的上1/3与中1/3的交点，用指压时有强烈的压痛感。

主治：（1）按摩这个穴位，具有开窍清热、宁神志、利腰脊的作用，能治疗休克、昏迷、中暑、颜面浮肿、晕车、晕船、失神、急性腰扭伤等疾患；（2）长期按摩这个穴位，对口臭、口眼部肌肉痉挛等疾患，具有很好的调理和保健作用；（3）长期按摩此穴位，还能有效治疗癫狂、小儿惊风、脑卒中昏迷、牙关紧闭、口眼歪斜、癔病、精神分裂症等。

自我取穴按摩法

① 正坐或仰卧，伸出左手或者右手放在面前，五指朝上，手掌心向内，食指弯曲放在鼻沟中上部，此部位就是该穴位；
② 食指弯曲，用指尖按揉穴位，有刺痛感；
③ 两只手先左后右，每次各揉按1～3分钟，如果急救就用指甲掐按1～3分钟。

取穴 按摩

精确取穴

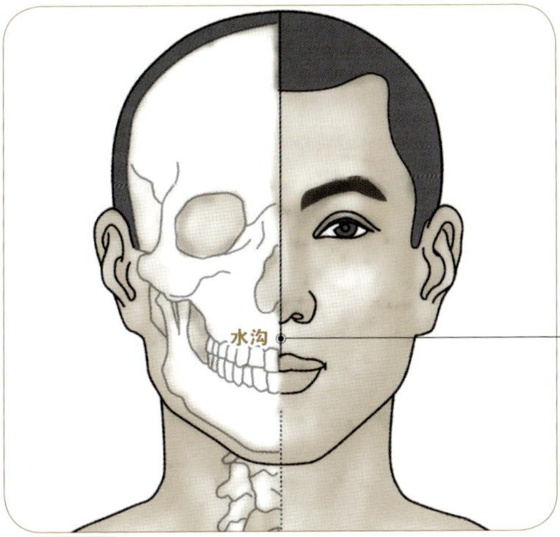

该穴位于人体的面部，当人中沟的上 1/3 与中 1/3 交点处

取穴技巧

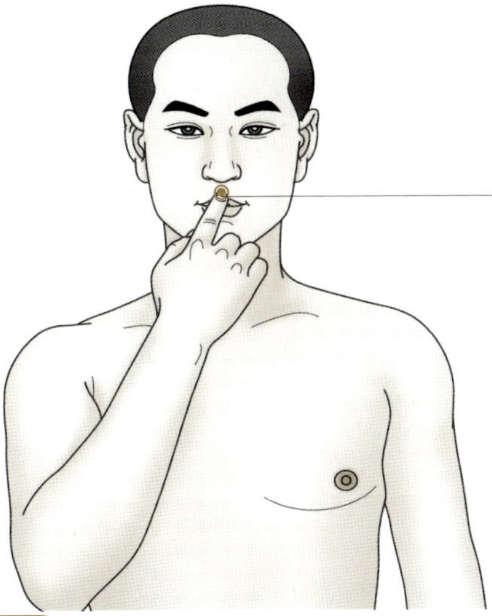

正坐，伸左手（或右手），置面前，五指朝上，掌心朝内，弯曲食指置于鼻沟中上部即是

功用

分流督脉经水，通经活络

配伍治病

昏迷急救：水沟配百会、十宣、涌泉

中暑：水沟配委中、尺泽

自我按摩

以食指指尖揉按穴位，有特别刺痛的感觉。每次左右手揉按各 1 ~ 3 分钟，先左后右。

程度	食指压法	时间/分钟
重	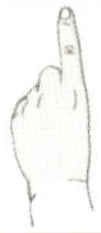	1 ~ 3

第十四章 任脉经穴

任脉是人体的奇经八脉之一，它与全身所有阴经相连，身体的精血、精液都由任脉所主，也被称为『阴脉之海』。它起始于胞中，下出会阴，经阴阜，沿腹部和胸部正中线上行，经过咽喉，到达下唇内，环绕口唇，并向上分行至两目下。其病症与下焦、产育相关为主。素问・骨空论：『任脉为病，男子内结七疝，女子带下，瘕聚。』任脉主治：遗尿、遗精、腹胀痛、胃痛、呃逆、舌肌麻痹、各种疝气病、女子带下、小腹结块等病症。

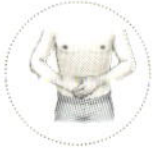

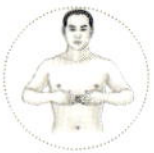

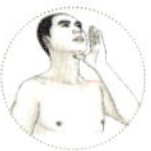

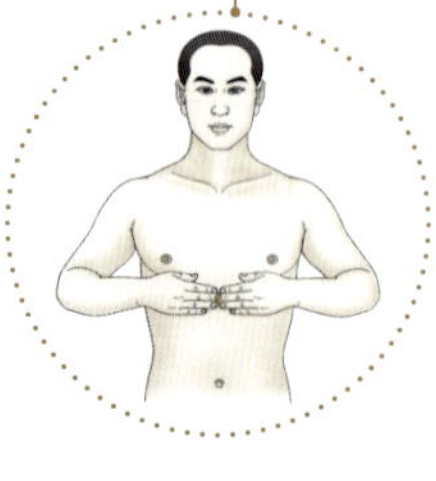

DI-SHISI ZHANG

本章看点

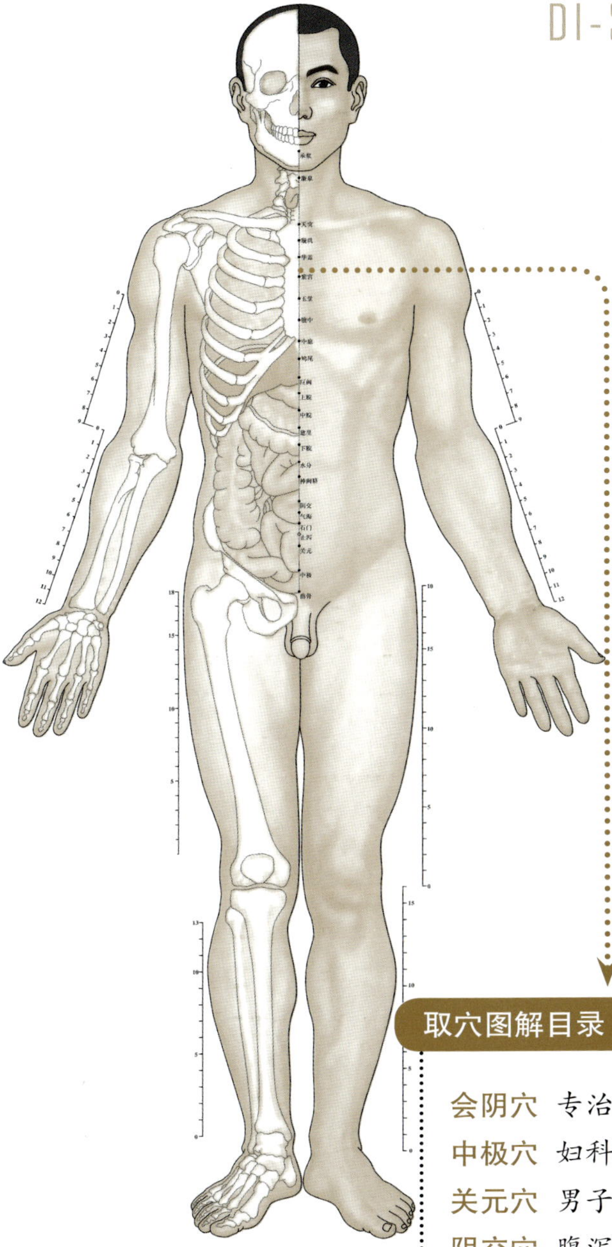

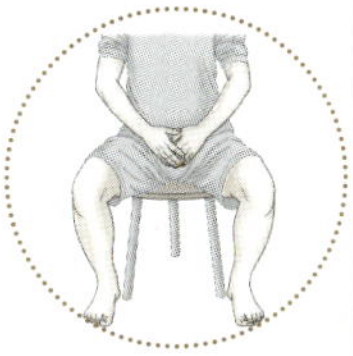

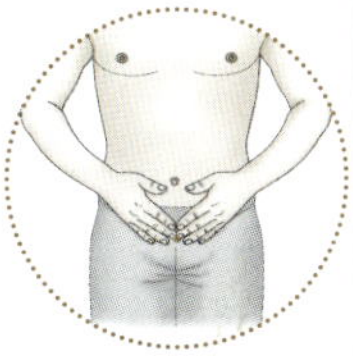

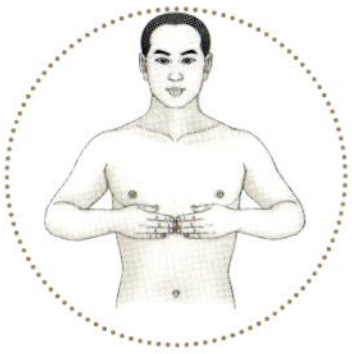

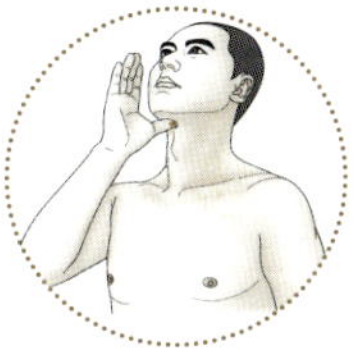

取穴图解目录

145 会阴穴 专治男女性功能障碍

主治 腰酸 阴道炎 月经不调 便秘

据《针灸甲乙经》记载会阴穴是："任脉别络，侠督脉、冲脉之会。"《聚英》中云："卒死者，针一寸，补之。溺死者，令人倒驮出水，针补，尿屎出则活。余不可针。"《普济方》云："女子经不通，男子阴端寒冲心。"《铜人腧针灸图经》曰："会阴、谷道瘙痒。"以上描述，说明了会阴穴的性质、作用。经常按摩这个穴位，可以治疗男女性功能障碍。因为按摩会阴穴能促进内分泌，治疗性冷淡，所以，性生活呆板、精力减退的人，可以经常按摩会阴穴。

命名：会，交会的意思；阴，指阴液。"会阴"的意思是指由人体上部降行的地部阴液在此交会。本穴物质来自人体上部的降行水液，至本穴后为交会状，所以名"会阴"，也名下阴别穴、屏翳穴、金门穴、下极穴、平翳穴、海底穴。

部位：属任脉第一穴位，在肛门和阴囊根部（女性是大阴唇后联合部）连线的中点处。

主治：（1）按摩这个穴位，有醒神镇惊、通调二阴的作用，对溺水窒息、产后昏迷不醒具有明显的疗效；（2）经常按摩这个穴位，能够治疗男女性功能障碍、生殖器官疾病，对阴痒、阴痛、阴部汗湿、阴门肿痛、小便难、大便秘结、闭经、阴道炎、睾丸炎、阴囊炎都有良好的疗效；（3）长期按摩这个穴位，对癫狂、疝气、腰酸、气虚、畏寒、月经不调都具有很好的调理和保健功能；（4）配三阴交穴，有强阴醒神的作用，能治疗产后暴厥；配鱼际穴，有养阴泻热的作用，能治疗阴汗如水流；配中极穴、肩井穴，有行气通络、强阴壮阳的作用，能治疗难产、胞衣不下、宫缩无力、产门不开等症状。

自我取穴按摩法

① 正坐，腰背后靠，或者两脚分开，呈半蹲状态；
② 用左手中指的指腹按压穴位，右手中指的指腹按压在左手的指甲上；
③ 两手的中指交叠，用指腹用力揉按，有酸胀的感觉；
④ 每天早晚用左右手轮流交叠按揉穴位，每次各按揉1～3分钟。

取穴 按摩

精确取穴

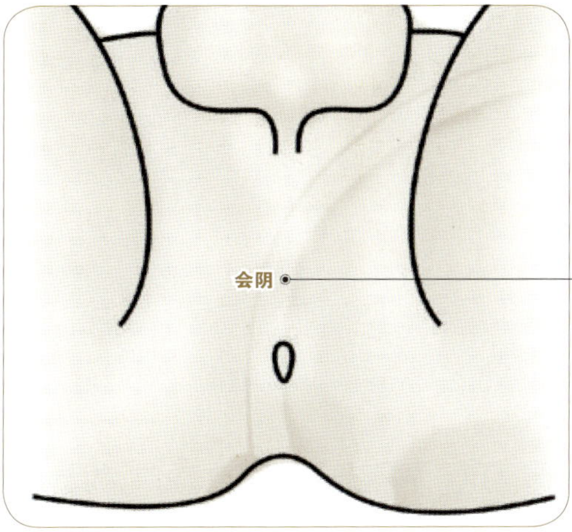

会阴穴位于人体的会阴部，男性当阴囊根部（女性为大阴唇后联合部）与肛门连线的中点处

取穴技巧

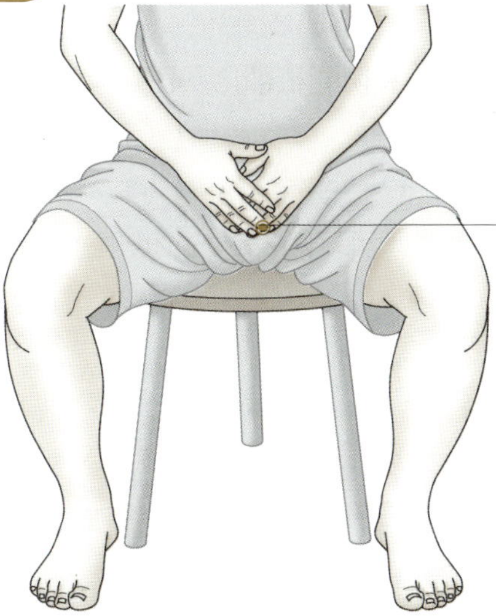

正坐，腰背后靠（或两脚分开，半蹲），左手中指指腹所在穴位即是该穴

功用

疏导水液，生发任脉经气

配伍治病

癫狂病：会阴配神门

溺水窒息：会阴配水沟

自我按摩

左手中指指腹按压在穴位上，以指腹出力揉按，有酸胀的感觉。每天早晚左右手指交叠互换，各揉按 1 ~ 3 分钟。

程度	中指压法	时间/分钟
重	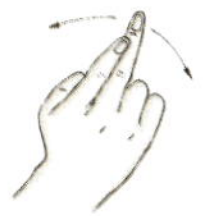	1 ~ 3

146 中极穴 妇科疾病不用愁

主治 尿频 尿急 生理病

据《针灸甲乙经》记载中极穴是："足三阴、任脉之会。"《类经图翼》中云："孕妇不可灸。"意思就是说怀孕的女性千万不能针灸这个穴位。这个穴位是治疗各种女性妇科疾病的主要穴位，像月经不调、痛经、赤白带下、子宫脱垂等，都可以通过长期坚持按压这个穴位，得到很好的治疗。此外，这个穴位对于男性遗精、阳痿等男性生理和性功能方面的疾患，也有很好的调理与保健作用。

命名：中，与外相对，这里指穴内；极，屋的顶部横梁。"中极"的意思是指任脉气血在此达到了天部中的最高点。本穴物质为曲骨穴传来的阴湿水汽，上升至中极时，达到其所能上升的最高点，所以名"中极"，也称气原穴、玉泉穴、膀胱募穴、气鱼穴。

部位：属任脉的穴位，在下腹部，前正中线上，当脐中下4寸处。

主治：（1）按摩这个穴位，有助汽化、调胞宫、利湿热的作用，能治疗遗精、阳痿、月经不调、痛经、带下、子宫脱垂、早泄、产后恶露不止、胞衣不下、水肿等病症；（2）长期按摩这个穴位，对遗溺不禁、疝气、不孕、崩漏、白浊、积聚疼痛、阴痛、阴痒、阴挺等症状，也具有很好的调理和保健作用；（3）配膀胱俞穴，有调理脏腑气机的作用，能治疗膀胱气化功能不足引起的小便异常；配关元穴、三阴交穴、阴陵泉穴，有化气行水的作用，能治疗尿潴留、淋症；配阴交穴、石门穴，有活血化瘀的作用，能治疗闭经、恶露不止；配中封穴、脾俞穴、小肠俞穴、章门穴、气海穴、关元穴，有调养肝脾、调理冲任的作用，能治疗白带、白浊、梦遗、滑精。

自我取穴按摩法

① 正坐或仰卧，双手放在小腹上，手掌心朝下，用左手中指的指腹按压穴位，右手中指的指腹按压左手中指的指甲上；
② 用两手的中指同时用力揉按穴位，有酸胀的感觉；
③ 每天早晚轮流用左右两手按揉穴位，每次揉按1～3分钟。

取穴 按摩

精确取穴

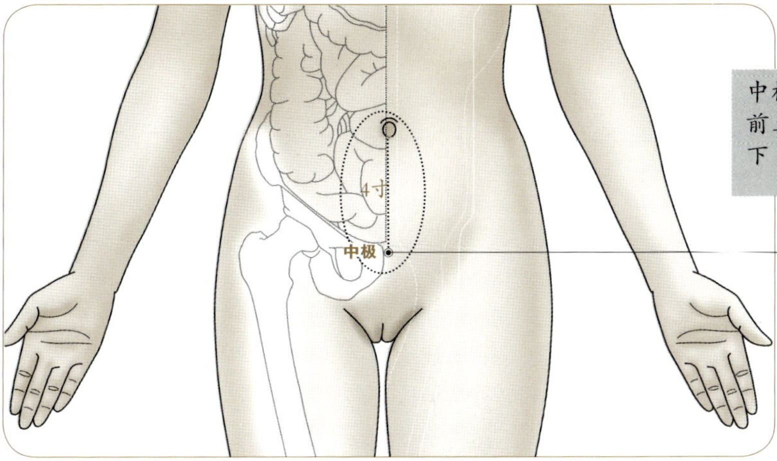

中极穴位于下腹部，前正中线上，当脐中下4寸

取穴技巧

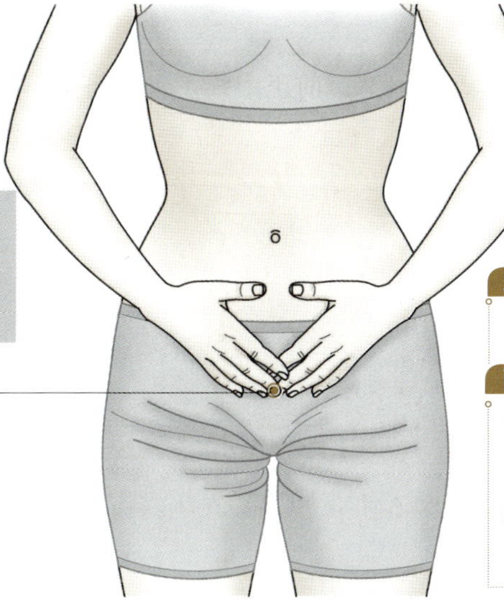

正坐，双手置于小腹，掌心朝下，左手中指指腹所在的穴位即是该穴

功用

募集膀胱经水湿

配伍治病

治阳痿、早泄：中极配大赫、肾俞、阴交

遗溺不止：中极配阴谷、气海、肾俞

自我按摩

以左手中指指腹按压穴位，右手中指指腹按压左手中指指甲上，同时用力揉按穴道，有酸胀的感觉。每次左右手中指分别在下，各揉按1～3分钟。

程度	中指压法	时间/分钟
重	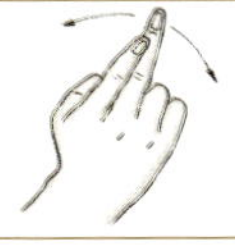	1～3

147 关元穴 男子藏精女子蓄血之处

主治 阳痿 早泄 月经不调 崩漏

关元穴又称丹田，据《针灸甲乙经》记载其为“足三阴、任脉之会”；《太平圣惠方》云：“引岐伯云，但是积冷虚乏病，皆宜灸之。”《类经图翼》云：“此穴当人身上下四旁之中，故又名大中极，乃男子藏精，女子蓄血之处。”《扁鹊心书》曰：“每夏秋之交，即灼关元千壮，久久不畏寒暑。人至三十，可三年一灸脐下三百壮；五十，可二年一灸脐下三百壮；六十，可一年一灸脐下三百壮，令人长生不老。”由此可见，这个穴位对人体具有重要意义。经常按摩这个穴位，能够治疗男性性功能障碍，如阳痿、早泄、遗精、气虚、体弱等，对女性月经不调、痛经、带下等症状，也有很好的调理与保健作用。

命名：关，关卡的意思；元，元首的意思。“关元”指的是任脉气血中的滞重水湿在此处不得上行。因为本穴物质为中极穴吸热上行的天部水湿之气，到达本穴后，大部分水湿被冷降于地，只有小部分水湿之气吸热上行，此穴位就如同天部水湿的关卡一样，所以名“关元”。

部位：属任脉的穴位，在人体的下腹部，前正中线上，当脐中下3寸，就是这个穴位。

主治：（1）按摩这个穴位，有培肾固本、调气回阳的作用，能够治疗阳痿、早泄、月经不调、崩漏、带下、不孕、子宫脱垂、闭经、遗精、遗尿、小便频繁、小便不通、痛经、产后出血、小腹痛、腹泻、痢疾、完谷不化等症状；（2）长期按摩这个穴位，对全身衰弱、尿路感染、肾炎、疝气、脱肛、脑卒中、尿道炎、盆腔炎、肠炎、肠粘连、神经衰弱、小儿消化不良等疾患，都有很好的疗效，而且有调理、改善的功能。

自我取穴按摩法

① 正坐或仰卧，双手放在小腹上，手掌心朝下，用左手中指的指腹按压穴位，右手中指的指腹按压左手中指的指甲上；

② 用两手中指同时用力揉按穴位，有酸胀的感觉；

③ 每天早晚左右手轮流按揉穴位，先左后右，每次各按揉1～3分钟。

取穴 按摩

精确取穴

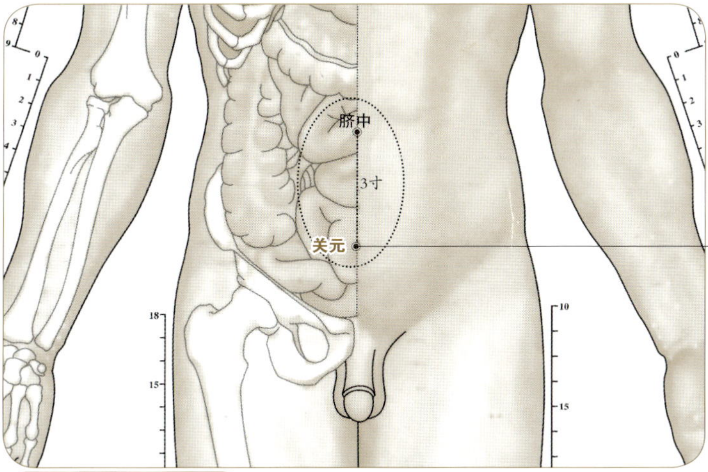

人体关元穴位于下腹部，前正中线上，当脐中下3寸

取穴技巧

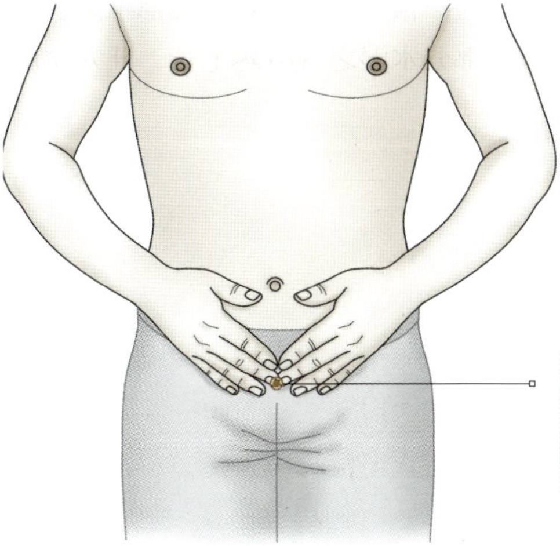

功用

募集小肠经气血，传导任脉水湿

配伍治病

中风脱证：关元配气海、肾俞、神阙

虚劳、里急、腹痛：关元配足三里、脾俞、公孙

正坐，双手置于小腹，掌心朝下，左手中指指腹所在位置的穴位即是

自我按摩

以左手中指指腹按压穴位，另手中指指腹按压左手中指指甲上，同时用力揉按穴位，有酸胀的感觉。每次左右手中指分别在下，各揉按1～3分钟，先左后右。

程度	中指压法	时间/分钟
重	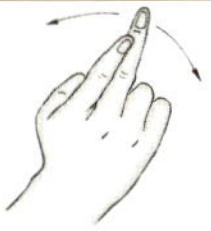	1～3

148 阴交穴 腹泻不止轻揉阴交

主治 腹满水肿 泄泻 阴痒 小便不利

不知你有时是否会遇到腹泻不止的情况，此时，只要轻揉阴交穴，就能够使腹泻的症状迅速得到缓解。据《黄帝八十一难经》云：“下焦者，当膀胱上口，主分别清浊，主出而不纳，以传导也，其治在齐（脐）下一寸。”《外台秘要》曰：“任脉、冲脉、足少阴之会。”《普济方》曰：“灸不及针……针入八分，得气即泻，泻后宜补。”

命名：阴，阴水之类；交，交会的意思。“阴交”的意思是指任脉、冲脉的上行水汽在此交会。本穴物质中有气海穴传来的热胀之气，有冲脉夹肾经而行的水湿之气外散传至本穴，二气交会后，形成了本穴的天部湿冷水汽，所以名“阴交”，也称少关穴、横户穴、少目穴、丹田穴、小关穴。

部位：这个穴位在人体的下腹部，前正中线上，当脐中下1寸。

主治：（1）按摩这个穴位，有调经固带、利水消肿的作用；（2）按摩这个穴位，能够治疗腹痛、绕脐冷痛、腹满水肿、泄泻、疝气、阴痒、小便不利、奔豚、血崩、带下、产后恶露不止、小儿陷囟、腰膝拘挛等疾患；（3）长期按摩这个穴位，对鼻出血、肠炎、睾丸神经痛、子宫内膜炎等疾病，都具有良好的治疗、保健、调理作用；（4）配涌泉穴，有行水通淋的作用，能治疗小肠气撮痛连脐、小便淋漓不尽；配石门穴，有通经活血的作用，能治疗崩中漏下、小腹硬痛；配行间穴，有养阴清热、行气化湿的作用，能治疗痞气、肠鸣腹痛；配阴陵泉穴、带脉穴，能治疗赤白带下；配子宫穴、三阴交穴，治疗月经不调、崩漏；配天枢穴、气海穴，治疗腹胀肠鸣、泄泻。

自我取穴按摩法

① 正立，先把左手四指并拢，手掌心朝内，手指尖朝下，四指放在小腹上，大拇指放在神阙穴下方的部位就是该穴位；

② 把双手的大拇指叠加，轻轻按在穴位处，有酸胀的感觉；

③ 每天早晚按揉穴位，每次各按揉1～3分钟。

取穴 按摩

精确取穴

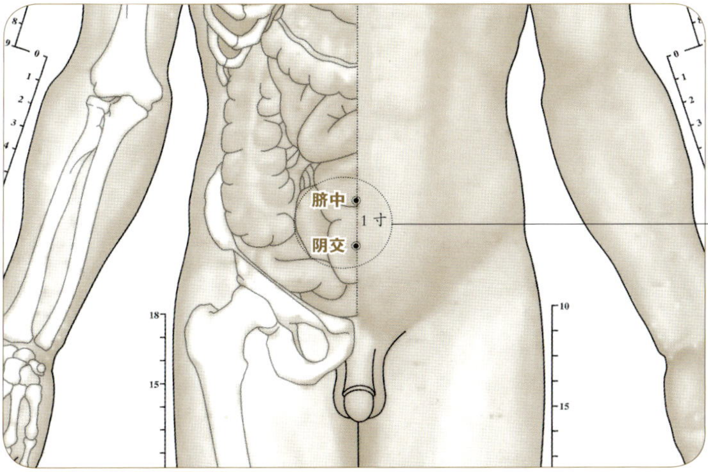

该穴位于人体的下腹部，前正中线上，当脐中下1寸

取穴技巧

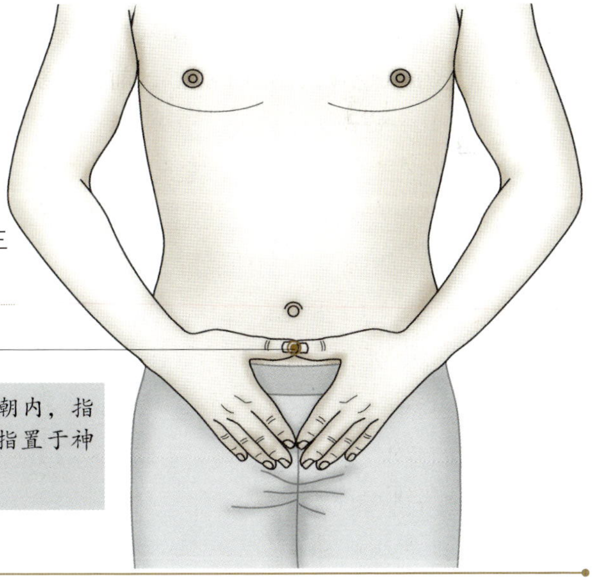

功用

收引浊气

配伍治病

赤白带下：阴交配阴陵泉、带脉

月经不调、崩漏：阴交配子宫、三阴交

正立，先将左手四指并拢，掌心朝内，指尖朝下，四指放置于小腹处，拇指置于神阙穴下方的穴位即是

自我按摩

将双手的拇指叠加轻按于穴位处，有酸胀的感觉。每次各揉按1～3分钟。

程度	拇指压法	时间/分钟
轻	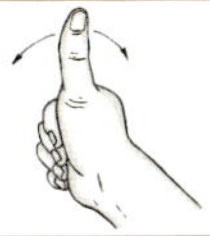	1～3

第十四章 任脉经穴

149 神阙穴 肠炎腹痛腹泻有特效

主治 腹满水肿 泄泻 阴痒 小便不利

神阙穴是人体任脉上的重要穴位之一，是人体的长寿大穴。它与人体的生命活动密切相关。母体中的胎儿是靠胎盘呼吸的，属于先天真息状态；婴儿脱体后，脐带被切断，先天呼吸中止，后天肺呼吸开始，而脐带、胎盘紧连在脐中，没有神阙穴，生命就不复存在。经常按摩神阙穴，可以使人体真气充盈、精神饱满、体力充沛、腰肌强壮、面色红润、耳聪目明、轻身延年，并对腹痛肠鸣、水肿膨胀、泻痢脱肛、脑卒中脱症等有独特的疗效。《类经图翼》中云："故神阙之灸，须填细盐，然后灸之以多为良，若灸之三五百壮。不惟愈疾，亦且延年，若灸少，则时或暂愈，后恐复发，必难救矣。但夏月人神在脐，乃不宜灸。"《神灸经纶》云："凡卒中风者，此穴最佳。罗天益云：中风服药，只可扶持，要收全功，灸火为良。盖不惟追散风邪，宣通血脉，其於回阳益气之功，真有莫能尽述者。"

命名：神，尊、上、长的意思，这里指父母或先天；阙，牌坊的意思。"神阙"的意思是指先天或前人留下的标记。此穴位也称脐中穴、脐孔穴、气合穴、命蒂穴等。

部位：属任脉的穴位，在人体的腹中部，肚脐中央。

主治：（1）按摩这个穴位，有温阳固脱、健运脾胃的作用，对小儿泻痢有特效；（2）按摩这个穴位，能够治疗急慢性肠炎、痢疾、脱肛、子宫脱垂、水肿、脑卒中、中暑、不省人事、肠鸣、腹痛、泻痢不止等疾病；（3）配关元穴，有温补肾阳的作用，能治疗久泄不止、肠鸣腹痛；配百会穴、膀胱俞穴，有升阳举陷、回阳固脱的作用，能治疗脱肛；配石门穴，有温阳利水、通经行气的作用，能治疗大腹水肿、小便不利。

自我取穴按摩法

① 正坐或仰卧，双手轻搓直到微热，用左手手掌的掌心对准肚脐，覆盖在肚脐上，右手手掌的掌心向下，覆盖在左手的掌背；

② 双手的手掌同时用力揉按穴位，有酸痛感；

③ 每天早晚左右手轮流在下按揉穴位，先左后右，每次各揉按1～3分钟。

取穴 按摩

精确取穴

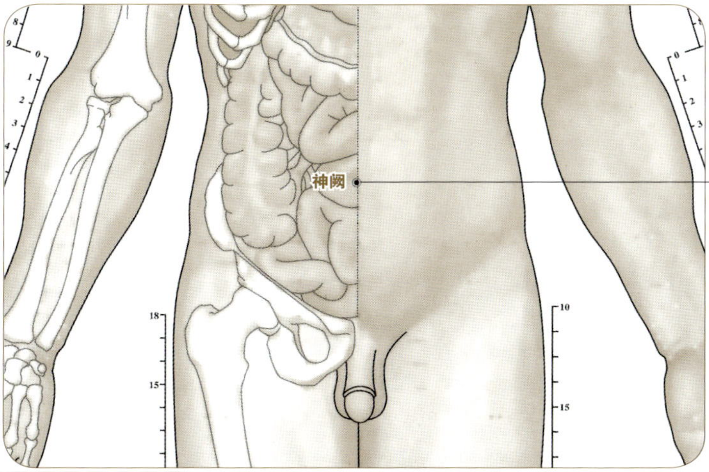

该穴位于人体的腹中部，脐中央

取穴技巧

功用

温阳固脱，健运脾胃

配伍治病

泻痢便秘、绕脐腹痛：神阙配公孙、水分、天枢、足三里

脱肛、小便不禁：神阙配长强、气海、关元

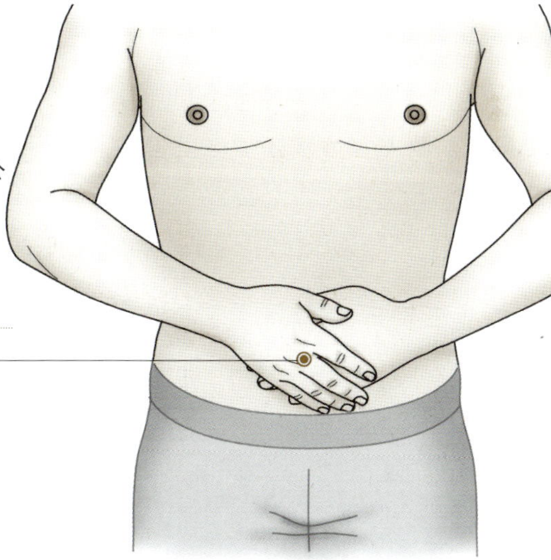

在肚脐正中取穴即可

自我按摩

用左手手掌，掌心对准肚脐，覆盖在肚脐上，右手手掌覆盖于左手掌背，双手掌同时出力，揉按穴位，有酸痛感。每次左右手在下互换，各揉按1～3分钟。

程度	全手压法	时间/分钟
轻	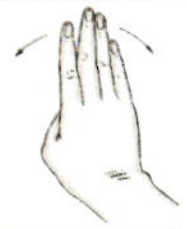	1～3

150 上脘穴 增加你的胃动力

主治 胃脘疼痛 呕吐 呃逆 食不化

此穴位名出自《针灸甲乙经》，在《脉经》中记载其名上管，别名胃脘，属任脉，是任脉、足阳明、手太阳之交会。《针灸甲乙经》中云：“任脉、足阳明、手太阳之会。”《类经图翼》云：“孕妇不可灸。”《普济方》云：“针入八分，先补后泻，神验。如风痫热病，宜先泻后补，立愈。”《金匮要略·腹满寒疝宿食病脉证治》曰：“宿食在上脘，当吐之，宜瓜蒂散。”

命名：上，上部的意思；脘，空腔的意思。“上脘”的意思是指胸腹上部的地部经水在此聚集。本穴物质为胸腹上部下行而至的地部经水，聚集本穴后再循任脉下行，经水如由此进入任脉的巨空腔，所以名“上脘”，也称上管穴、胃管穴、胃脘穴、上纪穴。“胃管”的意思是指穴内的地部经水可直接作用于胃腑气血的阴阳虚实。“上纪”指本穴对胸腹体表的气血有抓总提纲的作用。本穴物质为地部经水，它不仅来自于任脉上部经脉的冷降之水，还有手太阳、足阳明二经的冷降水液，所以是足阳明、手太阳任脉之交会穴。

部位：这个穴位在人体上腹部，前正中线上，当脐中上5寸。

主治：（1）按摩这个穴位，具有和胃降逆、化痰宁神的作用；（2）长期按摩这个穴位，对反胃、呕吐、食不化、胃痛、纳呆、腹胀、腹痛、咳嗽痰多、积聚、黄疸、虚痨吐血、胃炎、胃扩张、膈肌痉挛、肠炎具有良好的疗效；（3）配中脘穴，有行气止痛、健胃消食的作用，能治疗胃脘疼痛、饮食不化；配丰隆穴，有理气止痛、清热化痰的作用，能治疗心痛呕吐、伤寒吐蛔；配神门穴，有清热化痰、宁心安神的作用，能治疗发狂奔走、失眠烦躁。

自我取穴按摩法

① 正坐，双手伸向胸前，手掌放松，大约呈瓢状，手掌心向下，中指的指尖所在的部位就是该穴位；
② 双手的中指同时用力按揉穴位，有刺痛感；
③ 每天早晚，两手上下交替揉按穴位，每次揉按1～3分钟。

取穴 按摩

精确取穴

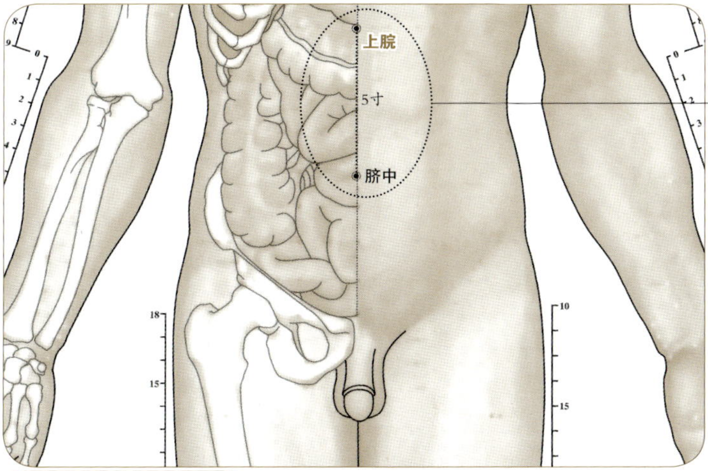

该穴位于人体的上腹部，前正中线上，当脐中上5寸

取穴技巧

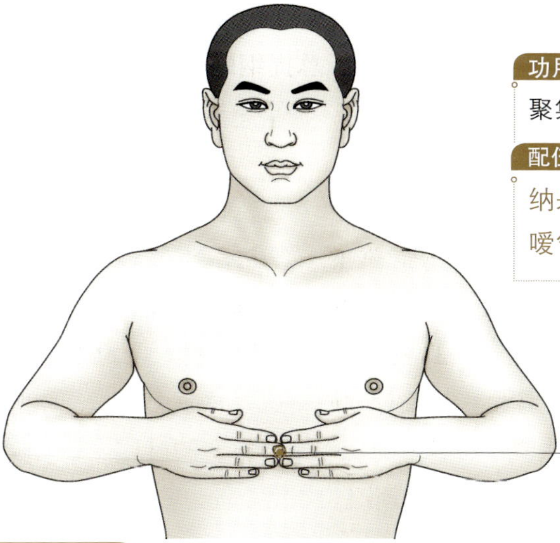

功用

聚集及传导地部水液

配伍治病

纳呆：上脘配丰隆

嗳气吞酸：上脘配天枢、中脘

正坐，伸双手向胸，手掌放松，约呈瓢状，掌心向下，中指指尖所在位置的穴位即是

自我按摩

双手中指同时出力揉按穴位，有刺痛的感觉。每次各揉按1～3分钟，先中指左上右下，后右上左下。

程度	中指压法	时间/分钟
重	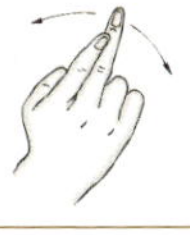	1～3

151 膻中穴 减肥不点增肥点

主 治 支气管哮喘 支气管炎 咳嗽

如果遇到稍食即吐、胸闷、胸郁、形体羸瘦、气虚体弱这样的情况，只要按压膻中穴，就有很好的调理和保健功效。《黄帝八十一难经》云："上焦者，在心下下鬲，在胃上口，主纳而不出，其治在膻中。"《普济方》云："膻中为气之海，然心主为君，以敷宣散令。膻中主气，以气有阴阳，气和志适，则喜乐由后；分布阴阳，故官为臣使也。"《类经图翼》云："禁刺，灸七壮，刺之不幸，令人夭。"《针灸大成》云："足太阴、少阴、手太阳、少阳、任脉之会。"

命名：膻，羊膻气或羊腹内的膏脂，这里指穴内气血为吸热后的热燥之气；与外相对，指穴内。"膻中"指任脉之气在此吸热胀散。本穴物质为中庭穴传来的天部水湿之气，至本穴后吸热胀散，变为热燥之气，如羊肉带辛膻气味一样，所以名"膻中"，也称元儿穴、胸堂穴、上气海穴、元见穴。

部位：属任脉的穴位，在人体的胸部，当人体正中线上，两乳头之间连线的中点。

主治：（1）按摩这个穴位，有调气降逆、宽胸利膈的作用，能够治疗支气管哮喘、支气管炎、咳嗽、气喘、咯唾脓血、胸痹心痛、心悸、心烦等疾病；（2）长期按压此穴位，对乳腺炎、乳汁过少、肋间神经痛等病症，有很好的调理和保健作用；（3）配曲池穴、合谷穴治疗急性乳腺炎；配内关穴、三阴交穴、巨阙穴、心平穴、足三里穴治冠心病、急性心肌梗死；配中脘穴、气海穴治疗呕吐反胃；配天突穴，治哮喘；配乳根穴、合谷穴、三阴交穴、少泽穴治产后缺乳；配肺俞穴、丰隆穴、内关穴治咳嗽痰喘；配厥阴俞穴、内关穴治心悸、心烦、心痛。

自我取穴按摩法

① 正坐或仰卧，双手伸向胸前，手掌放松，大约呈瓢状，手掌心向下，中指的指尖放在双乳连线的中点位置，这个部位就是该穴位；

② 双手的中指同时用力按揉穴位，有刺痛的感觉；

③ 左右两手的中指轮流在下按揉穴位，先左后右，每次各按揉1～3分钟。

取穴 按摩

精确取穴

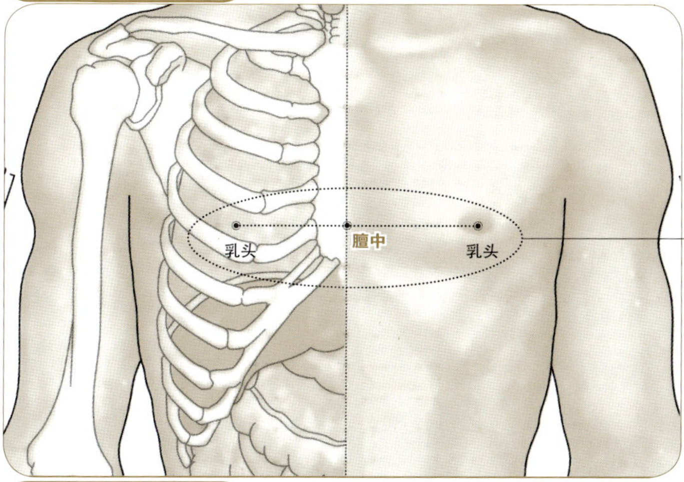

膻中穴位于胸部，当前正中线上，平第四肋间，两乳头连线的中点处

取穴技巧

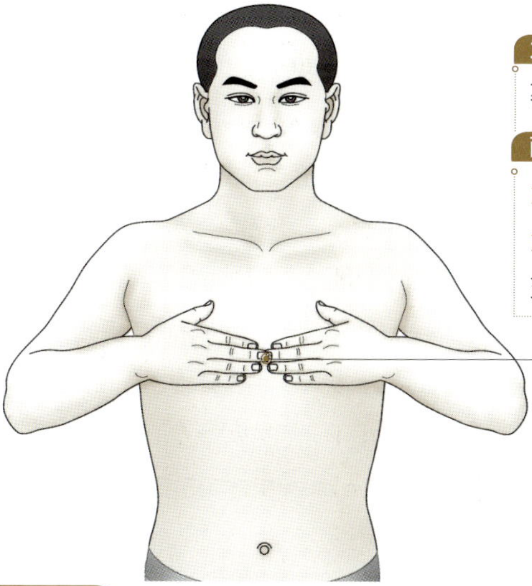

功用

募集心包经气血

配伍治病

急性乳腺炎：膻中配曲池、合谷

急性心肌梗死：膻中配内关、三阴交、巨阙

正坐，伸双手向胸，手掌放松，约呈瓢状，掌心向下，中指指尖置于双乳连线的中点位置即是

自我按摩

双手中指同时出力揉按穴位，有刺痛的感觉。每次各揉按 1 ~ 3 分钟，先中指左上右下，后右上左下。

程度	中指压法	时间/分钟
重	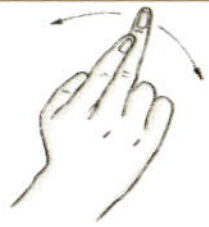	1 ~ 3

152 廉泉穴 治疗舌头不听使唤

主治 言语不清 舌根急缩 舌下肿痛 舌缓流涎

如果因为受了风寒或者脑卒中之后，舌头不能转动、不能说话，或者大舌头、舌肿难言；虽然想讲话，然而口水却不断流出的情况，可以按压廉泉穴，就能够起到缓解症状的作用。据《针灸甲乙经》记载其为："阴维、任脉之会"；《类经图翼》中云："然则廉泉非一穴，当是舌根下之左右泉脉，而且为足少阴之会也。"

命名：廉，廉洁、收廉的意思；泉，水的意思。"廉泉"的意思是指任脉气血在此冷缩而降。本穴物质为天突穴传来的湿热水汽，至本穴后散热冷缩，由天之上部降至天之下部，本穴如同天部水湿的收廉之处，所以名"廉泉"，也称本池穴、舌本穴、结本穴。"本池"指本穴为任脉水湿的收聚之地；"舌本"指本穴聚集的天部水湿为任脉气血的来源根本。因为任脉气血在此位处天之下部，天之上部的气血为空虚之状，阴维脉的气血随之而入，所以此穴也是阴维脉、任脉的交会穴。

部位：这个穴位在人体的颈部，当前正中线上，结喉上方，舌骨上缘凹陷处。

主治：（1）按摩这个穴位，能够治疗舌下肿痛、舌根急缩、舌纵涎出、舌强、脑卒中失语、舌干口燥、口舌生疮、暴喑、喉痹、聋哑、咳嗽、哮喘、消渴、食不下等疾患；（2）长期按摩这个穴位，对言语不清、口腔炎等症状，都有很好的疗效；（3）配然谷穴，有养阴活络的作用，主治舌下肿难言，舌纵涎出；配天井穴、太渊穴，有疏风解表的作用，能治疗感冒、咳嗽、喉痹；配金津穴、玉液穴、天突穴、少商穴，能治疗舌强不语、舌下肿痛、舌缓流涎、暴喑。

自我取穴按摩法

① 正坐或者仰卧，伸出左手，手掌心向右，手指尖向上，大拇指弯曲，用拇指指尖按揉下巴下穴位，这个部位就是该穴；

② 大拇指弯曲，用指尖从上往下按揉下巴下穴位，有酸、麻、胀的感觉；

③ 用左右手的大拇指交替按揉穴位，先左后右，每次各按揉1～3分钟。

取穴 按摩

精确取穴

廉泉穴位于人体的颈部，当前正中线上，结喉上方，舌骨上缘凹陷处

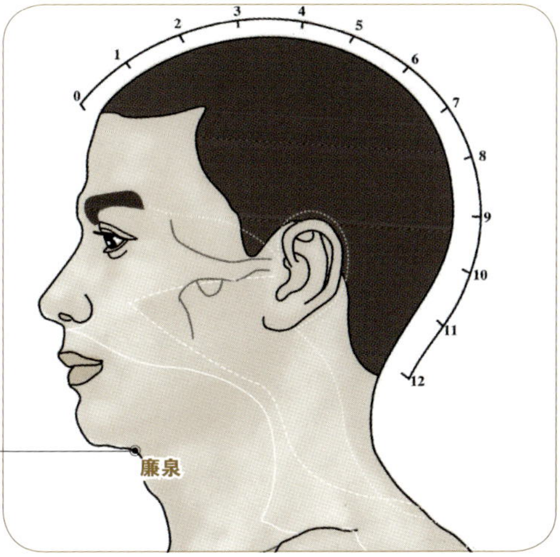

取穴技巧

正坐，伸左手，掌心向右，指尖向上，弯曲大拇指，用指指尖扣按下巴下穴位即是

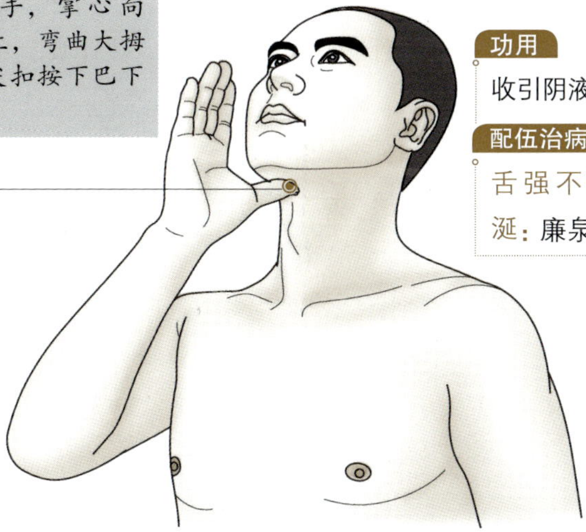

功用

收引阴液

配伍治病

舌强不语、舌下肿痛、舌缓流涎：廉泉配金津、玉液、天突

自我按摩

弯曲大拇指，由上往下，用拇指指尖扣按下巴下穴位，有酸、麻、胀的感觉。每次用左右大拇指各揉按 1 ~ 3 分钟，先左后右。

程度	拇指压法	时间/分钟
轻	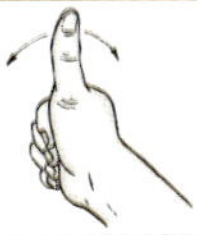	1 ~ 3

图书在版编目（CIP）数据

经络穴位按摩全图解/《健康大讲堂》编委会主编
.—哈尔滨:黑龙江科学技术出版社,2014.7
ISBN 978-7-5388-7978-0

Ⅰ.①经… Ⅱ.①健… Ⅲ.①经络—穴位按压疗法
—图解 Ⅳ.①R224.1-64

中国版本图书馆CIP数据核字(2014)第162674号

经络穴位按摩全图解

JINGLUO XUEWEI ANMO QUANTUJIE

主　　编　《健康大讲堂》编委会
责任编辑　关士军
封面设计　吴展新
出　　版　黑龙江科学技术出版社
　　　　　地址：哈尔滨市南岗区建设街41号　邮编：150001
　　　　　电话：(0451)53642106　传真：(0451)53642143
　　　　　网址：www.lkcbs.cn　www.lkpub.cn
发　　行　全国新华书店
印　　刷　深圳市雅佳图印刷有限公司
开　　本　711mm×1016mm　1/16
印　　张　22
字　　数　200千字
版　　次　2014年11月第1版　2014年11月第1次印刷
书　　号　ISBN 978-7-5388-7978-0/R·2366
定　　价　39.80元